住院医师内科读本

Residents' Handbook for Internal Medicine

张立民 编著

浙江工商大学出版社
ZHEJIANG GONGSHANG UNIVERSITY PRESS

图书在版编目(CIP)数据

　　住院医师内科读本/ 张立民编著. —杭州 ：浙江工商
大学出版社，2017.12
　　ISBN 978-7-5178-1448-1

　　Ⅰ．①住… Ⅱ．①张… Ⅲ．①内科—常见病—诊疗—
汉、英 Ⅳ．①R5

　　中国版本图书馆 CIP 数据核字(2015)第 300751 号

住院医师内科读本

张立民 编著

责任编辑	吴岳婷　刘　韵	
封面设计	李瑞敏	
责任校对	穆静雯	
责任印制	包建辉	
出版发行	浙江工商大学出版社	
	(杭州市教工路 198 号　邮政编码 310012)	
	(E-mail:zjgsupress@163.com)	
	(网址:http://www.zjgsupress.com)	
	电话:0571-88904980,88831806(传真)	
排　　版	杭州朝曦图文设计有限公司	
印　　刷	杭州半山印刷有限公司	
开　　本	710mm×1000mm　1/16	
印　　张	18.75	
字　　数	400 千	
版 印 次	2017 年 12 月第 1 版　2017 年 12 月第 1 次印刷	
书　　号	ISBN 978-7-5178-1448-1	
定　　价	48.00 元	

序

在与国际医学接轨中，我国住院医师规范化培训工作业已启动，说明了我国对医学人才培养已进入正规化，这无疑对我国医学事业的发展具有十分重要意义。

张立民主任医师从繁重的医疗工作中抽身出来，不辞劳苦，编著了《住院医师内科读本》（以下简称《读本》），我阅后，甚为欣慰，《读本》不仅内容新颖，范围广泛，全面系统，而且繁简有度，深入浅出，规范实用。

住院医师在成长为专科医师之前的 5 年时间里，必须全面掌握系统内科学各种常见疾病的诊断和治疗，对血液、肿瘤、精神疾患，也必须掌握其纲要，心脑血管疾病、呼吸、消化、内分泌、肾脏疾病相互关系也十分密切。在社会—心理—生物医学新模式下，心理因素影响着疾病的发生与转归，已是公认的事实。这是《读本》编著的基本思想。

张立民主任医师是一位对事业执着、对病人热爱、医德高尚、难得的内科医学家，也是一位临床心理学家，在 50 余年的临床和教育工作中，积累了丰富临床经验。他参阅了大量文献，认真、仔细和慎重地编著了《读本》。

阅读改变人生，交流是缔造学术创新的阶梯。《读本》非常适合作为住院医师规范化培训的参考书籍，是住院医师和实习医师必读的一本好书。今推荐给大家，是为序。

浙江大学医学院附属第一医院
著名心脏病学专家、终身教授、博士生导师
黄元伟
2015 年 12 月

前　言

　　青年医师是医院日常工作的主力军,是医院未来的掌门人,肩负着祖国医学事业的兴旺之责,人民健康、生命之责。你们的辛苦付出,除了夜以继日繁重的临床工作,尚须带着一日的劳累,在灯下苦苦研读,准备着明天危重病案的破解,疑难手术的攻克。

　　你们的青春在医学的长河中流淌,发光发热。当你们到达我的年龄时,有多少病人在纪念着你,崇拜着你。是你把他们从绝望的边缘带回到了美好的人间,这是多么的伟大和光荣。但这是以千辛万苦为代价的,因而必须终生学习。

　　各位生逢其时,网络时代的到来,开启了学习方便之门。但是,网络替代不了文本,参考书本仍是我们必需的精神粮食,从书中积累知识,使得我们诊疗工作得心应手。仅此寄语青年同道,共勉之。

　　本人2009年编著的《社区内科医生读本》已过去了六年,医学又向前跨越了一大步,无论诊断和治疗有了较多更新。今编著《住院医师内科读本》,算是《社区内科医生读本》升级版。与第一版相比,删除了解剖生理,内容有了较大的扩充,增加了感染性疾病与寄生虫病等章节。应该说,所列疾病,本人基本上都熟悉并诊治过。换句话说,二级医院及社区的青年医师完全有能力对大多数疾病完成诊治工作,从而减轻三级医院繁重的医疗负担,只有少数疾病需转至三级医院,如冠心病介入、脑卒中溶栓与手术、某些烈性感染性疾病诊治等,至于血液、肿瘤、精神等专科疾病则需转入专科医院进行规范诊治。但二级医院及社区医师必须对其有所认识和具有早期筛查的能力。

　　自20世纪80年代以来,疾病谱已有很大差异,慢性病发病率迅速上升,某些感染性疾病、寄生虫病发病率已大幅下降,有的甚至已是罕见病,但不能肯定它们不会卷土重来。因此本书做了繁简不同的全面照顾。

　　关于诊治内容尽量参照国内外《指南》《共识》,但其中也不乏个人50余年来临床工作中的实际体会,文责自负。本书可作为住院医师规范化培训的辅助读物,由于水平有限,不当之处,在所难免,望批评赐教。

最后万分感谢吾师黄元伟教授数十年来对我的关爱和教导,并多次为我出版的书刊作序。借此,也感谢经常给我帮助的著名内分泌学家童钟杭教授、著名神经病学家张扬达教授。如今他们年事已高,祝他们健康长寿。

同样感谢浙江工商大学出版社刘韵主任、吴岳婷编辑、为此书出版而付出辛勤劳动的相关人员以及帮我打电子稿的南一堂门诊任林芳、巫战猛、刘诚三位医生,她(他)们的敬业精神我将铭记。

本书由我工作多年的浙江大学医学院附属第二医院余杭分院(杭州市余杭区第一人民医院)资助,使得本书得以顺利出版,在此也表示感谢。

张立民

2015 年 12 月

目 录

3

第一章 心血管疾病

心血管疾病(CVD)一直是中国人群位居第一的死亡原因,据《中国心血管病报告 2013》发布:全国心血管病患者 2.9 亿,总死亡率 268.92/100000,高血压患者 2.7 亿。而人群心血管病发病率和死亡率的变化趋势,主要取决于人群心血管病危险因素水平和危险因素的控制程度,且这些心血管危险因素有明显聚集现象。对患者应进行全面的危险评估,进而采取多种危险因素干预策略,针对各项危险因素进行达标治疗,生活方式干预和药物治疗并重,其结果将大大降低心血管疾病的发生与改善预后。

现已明确,CVD 与心理障碍关系密切,大多伴有焦虑、抑郁。心理障碍与 CVD 之间互为因果,心理障碍影响着 CVD 的治疗与预后。洛维斯基教授提出了行为心脏学(Behavioral Cardiology)、中国胡大一教授提出了双心医学(Psychocardiology)的概念,开创了 CVD 诊断和治疗的新篇章。

第一节 常见症状

心 悸

心悸是一种自觉心脏跳动的不适感觉或心慌感,这种自我感觉由于个体敏感性不同而差异很大,心悸时心跳可快、可慢或不齐。按病因可分:

生理性心悸:健康人剧烈运动、精神紧张、饮酒、喝浓茶引起的心悸称生理性心悸;神经症患者心悸,常查不出原因,可称功能性心悸。

病理性心悸:各种心律失常最为常见,心力衰竭、高血压等器质性心脏病,以及心脏以外的其他全身性疾病如甲状腺机能亢进、嗜铬细胞瘤、严重贫血、高血糖、电解质紊乱、某些药物作用等。病理性心悸引起时,除心悸外,常伴其他相关全身症状。如胸闷、气急、端坐呼吸、下肢浮肿等症状。

非器质性心悸常无不良后果;具有严重基础心脏疾患及猝死家族史患者,持续心悸可危及生命;纠正心悸的根本措施是病因治疗。

晕厥(昏厥)

晕厥常发生于直立时,发作前有短暂或瞬间全身或上腹不适、头晕、目眩、耳

鸣、脸色苍白、恶心、冷汗等先兆症状,系一过性大脑供血不足所致。按病因可分:

心源性晕厥:多数由于心动过缓(如高度房室传导阻滞、病态窦房结综合征)或突然发生一过性心室颤动导致短暂意识丧失,患者没有反应和失去正常姿态,历时数秒至数分钟后意识恢复,称心源性晕厥(心源性脑缺血综合征),有时晕厥后可发生短暂心律失常。

劳力性晕厥:心脏流出道或流入道梗阻,如主动脉瓣狭窄、肥厚梗阻性心肌病,当劳力时不能增加心排血量,或伴有周围血管扩张引起者称劳力性晕厥。

血管性晕厥:由于心脏压力感受器病变使心脏加速作用减弱,长期卧床、长期站立或服用某些药物后(如降压药、抗抑郁药)采取直立姿势时周围血管扩张,使全身动脉压下降引起体位性低血压,称血管性晕厥(颈动脉窦晕厥、直立性晕厥、体位性晕厥)。

低血糖晕厥:血糖值<2.8mmol/L(50mg/dl)可引起晕厥。

低血容量性晕厥:休克、大出血、吐泻、利尿剂或血管扩张剂过量应用可引起低血容量性晕厥。

神经源性晕厥:脑血管先天性畸形、颈椎病(颈性猝倒)、高血压等引起的一过性脑缺血发作或偏头痛引起基底动脉缺血,可发生晕厥。除晕厥症状外常伴有典型的一过性感觉和运动障碍,称神经源性晕厥(脑性晕厥)。

其他:如吞咽性晕厥、咳嗽性晕厥、排尿性晕厥、过度换气(如癔症)、强烈情绪刺激、剧烈疼痛等引起晕厥称迷走血管性晕厥。

晕厥通常由于脑血流灌注不足,整个中枢神经功能不全,多数属良性,少见的病因包括恶性心律失常或流出道梗阻,有潜在危险性。晕厥首先须与眩晕、癫痫等鉴别,然后明确晕厥原因,特别要排除心源性晕厥。晕厥本身无须处理,主要是病因治疗。

水　肿

由于组织间隙中有过多的体液积聚造成组织肿胀称水肿。水肿常分布于全身称全身性水肿,也可非对称性地局限于身体某一部位称局部性水肿。体液积聚在心包腔,胸、腹、关节腔内时称积水。水肿发生机理复杂,轻重程度不同,不同病因引起的水肿,其临床特点不尽相同。按病因可分:

【全身性水肿】

特发性水肿:病因不明,可能与血管神经、内分泌失调有关,多见于女性,属良性水肿,但认识上未统一。由于水、盐内环境稳定性下降,以致在疲劳、体位(如长时间坐船、坐汽车、坐飞机)、长途跋涉、饮食等因素作用下产生浮肿,表现为清晨起床时的眼睑浮肿,傍晚时的踝部水肿,经休息可减轻,而无病因可查,一般无须处理,必要时可辅以小剂量利尿剂;偶有须与罕见遗传性血管性水肿鉴别。

心源性水肿:主要是右心或左心功能不全的表现,常见于肺心病或其他心脏病导致的全心衰竭。水肿常逐步形成,初表现为尿量减少、肢体沉重、体重增加,水肿自下垂部位开始,以踝部最明显,为凹陷性浮肿,严重时可同时伴有心悸、劳力性呼吸困难、端坐呼吸、夜间阵发性呼吸困难、肺部啰音(左心衰竭)、颈静脉怒张,肝颈逆流征阳性,肝肿大,甚至产生胸、腹水(右心衰竭)。

肾源性水肿:肾炎患者常表现为早晨起床时的眼睑及颜面部水肿,肾病综合征患者可表现为明显的全身性水肿,严重患者出现胸、腹水。患者可有高血压、蛋白尿、小便异常或肾功能变化。

肝源性水肿:肝硬化患者可出现不同程度的踝部及面脸部水肿,肝硬化失代偿期可出现胸、腹水;可同时伴有肝病的其他临床表现及肝功能异常。

其他:营养不良性水肿(低白蛋白血症);贫血性水肿;药源性水肿(如钙拮抗剂);甲状腺机能减退的黏液性水肿;妊娠期或月经前期水肿;癌性水肿;医源性水肿(静脉输液过量);等等。

【局限性水肿】

局部组织的感染性炎症、过敏、慢性静脉瓣功能不全引起的血管神经性水肿、血管炎、血栓闭塞性静脉炎、甲亢引起的胫骨前水肿、下肢急性淋巴管炎、上腔静脉阻塞综合征*等均可引起局限性水肿。

*上腔静脉阻塞综合征:是上腔静脉阻塞引起的一系列症状和体征。病因有:纵膈肿瘤、动脉瘤、淋巴瘤、气管两侧肿大淋巴结引起上腔静脉压迫及炎性病变、上腔静脉血栓等引起上腔静脉阻塞。症状有咳嗽、声嘶、多血质、颈静脉怒涨、胸壁静脉扩张。乳房水平以上胸部、颈、头部及两上肢水肿。

【下列情况应予注意】

突然起病,气急、咯血、呕血、黄疸、肝脾肿大、胸腹水,单侧肢体肿胀伴触痛,有严重心脏病史等均需查明病因。治疗首先是明确病因,按病因治疗及对症处理。

心律失常

心律失常指心脏搏动的速率或节律异常。心脏具有四个基本生理特征:自律性、激动性、传导性和收缩性,其中之一产生异常均可引起心律失常。正常窦性心律起源于上腔静脉和右心房交界处的窦房结,以60—100次/分的频率放发冲动,并按一定传导速度和顺序下传至左右心房、房室结、左右心室肌纤维,引起一个心动周期。整个心脏传导过程由神经传导纤维完成。

任何心脏疾病,包括先天性结构异常或功能异常(如离子通道病变)都可扰乱心脏节律而致心律失常。按病因可分:

1.各种器质性心脏病,引起者最多。

2.内分泌代谢疾病:甲状腺机能亢进、甲状腺机能减退、电解质紊乱(特别是低钾、高钾、低镁)。

3.感染:病毒性心肌炎、中毒性心肌损害等。

4.中毒性:如洋地黄中毒,抗心律失常药、锑剂、毒蕈中毒等。

5.其他:如麻醉、手术、创伤、妊娠、酒精、咖啡因、低氧血症、颈椎病及神经源性等都可引起心律失常。

临床表现

很大一部分心律失常发生于无明显心脏病变和健康的人身上。如窦性心律不齐、窦性心动过速、早搏、不完全性右束支传导阻滞等。症状轻重程度不一,轻者可无自觉症状,也可出现胸闷、心悸、咽喉不适、心慌等,严重心律失常可产生血流动力学障碍,产生心力衰竭、休克、晕厥、甚至猝死。不影响心功能的心律失常称"良性心律失常",一般无须治疗;有血流动力学障碍或影响心功能,甚至危及生命征象者称"恶性心律失常",需要治疗,甚至要积极治疗。

诊断　心律失常诊断主要依据心电图、动态心电图、心脏电生理监测。

【常见心律失常类型及治疗】

窦性心动过速(窦速):心率≥100次/分,通常150次/分以内,节律规则。分生理性(如运动、情绪激动)和病理性(有病因可查,如感染高热、甲亢、心衰等)。治疗取决于基本病因,必要时可给予小剂量钙通道阻滞剂、β-受体阻滞剂和地高辛等。经处理后,心率持续＞130次/分的器质性心脏病者提示预后不良。

窦性心动过缓(窦缓):心率＜60次/分,节律规则。可见于运动员或强体力劳动正常人。一般无须处理。有病因可查时,按病因处理,必要时可用阿托品片0.3—0.6mg,2—3次/d。

病态窦房结综合征:与窦房结功能不全相关的一组综合征,临床表现差异很大,轻者可无症状,可表现为头晕、眼花、乏力、心悸、晕厥等症状。冠心病、特发性窦房结纤维化(退行性)是最常见的病因。其特征是运动或发热时,心率不能相应增快,常在90次/分以下。另有一类型称快—慢综合征,患者在室上速、房扑、房颤发作后有不同时间的窦房传导抑制,在回复窦性心律之前,有一个间歇期(心脏停搏)。缓慢而不规则的脉搏提示可能存在病态窦房结综合征。怀疑时可做阿托品试验:记录一次心电图后,即静推阿托品1mg,再以2导联记录1分钟、3分钟、6分钟心电图。最快心率＜90次/分时,即为阳性,注意假阳性,24小时动态心电图,电生理测定等能帮助诊断。治疗:有症状患者需安装起搏器。预后取决于多个因素。

早搏(过早搏动):指提早出现(插入)于两个正常心动周期之间的异位搏动,从而干扰和延迟了下一个心动周期(代偿间歇)。脉搏会出现间歇性的不规则。

早搏按起源部位分为房性、结性(房室结性)、室性,以室性为多。规律地一次窦性搏动之后出现一次早搏称二联律;其后有两次早搏称成对早搏,心电图上早搏的P波或QRS波产生形态不同时,称多源性早搏。运动或摒气早搏反消失者,生理性居多,运动后早搏增多或出现气急、心悸等症状常为病理性。早搏的临床意义应根据有无器质性心脏病、心功能状态、有无遗传性离子通道疾病、电解质紊乱、过量药物使用(地高辛、抗心律失常药)等进行鉴别。24小时动态心电图(DCG)可提示早搏频率,24小时总早搏数、形态,房早还是室早,是否为多源性,有无二联律、三联律及/或多种心律失常并存,有无S-T段及T波改变。

治疗由室上性病灶引起的各种心律失常,如无症状无须治疗。1a、1b类药物现已很少使用,在用药前应评估抗心律失常药物有增加严重心律失常危险性。有好转则减量维持,直至有停药指征。

房性早搏、结性早搏：倍他乐克 12.5—25mg，1—2 次/d；异搏定 40—80mg，2—3 次/d。

室性早搏：胺碘酮，心衰治疗时，β受体阻滞剂，胺碘酮为安全。禁用洋地黄类药物。单形性、形态很少变化、频发室早，如药物治疗效果不佳可考虑导管消融。有症状、高负荷的室性早搏需积极处理。频发室性早搏可引起心功能下降，甚至引起可逆性心肌病。在无器质性心脏病患者中，也可使心脏不良事件发生率增高。

心房扑动（房扑）：较房颤为少，可发生于任何器质性心脏病患者。某些阵发性房扑患者无病因可查，心房率为 240—400 次/分（300 次/分左右），多伴某种程度房室传导阻滞，呈 2：1.4：1 或少见的 3：1.5：1 传导阻滞。症状、治疗同房颤，最有效治疗是电复律，从 50J 开始，但房扑心室率较难控制，所需药量较大。

心房颤动（房颤）：绝大多数系局部电激动快速释放，心房肌肉电冲动紊乱地折返于心房内引起的一种心律失常，可引起心排血量减少，持续快室率房颤可引起扩张性心肌病，血栓栓塞事件。

病因：

1.心源性：可发生于任何器质性心脏病，高血压、心肌病、二尖瓣、三尖瓣病变、心肌炎、心包炎及较少见的肺栓塞等。常提示左心房病变。

2.非心源性：甲状腺机能亢进、慢性阻塞性肺疾病等。

3.病因不明。

按房颤规律分类：

阵发性房颤：房颤持续时间＜48 小时或可自动转复成正常窦性心律。阵发性房颤可转化为持续性房颤和永久性房颤。部分阵发性房颤患者查不出病因。

持续性房颤：房颤持续＞1 周或需要治疗以转复成正常窦性心律。

孤立性房颤：是指年龄＜60 岁，无原因可查的房颤。

永久性房颤：不能被转复成窦性心律。

房颤症状与心动过速相似。听诊时心脏的节律完全紊乱、快慢不一、心音强弱不一，脉率少于心室率（短绌脉），心室率在 70—80 次/分左右，称缓慢节律房颤。此时患者可无症状，心室率≥130 次/分称快室率房颤，可诱发血流动力学障碍症状群和心衰。在无心房收缩情况下可引起心排血量降低和血管栓塞事件，最常见是脑栓塞，其他脏器及周围血管也可发生栓塞。

心脏状况不同选用心室率控制的药物也不同，根据是否合并心力衰竭以及不同抗心律失常药物的特点来选药。

1.控制心室率：快室率房颤首先应控制心室率。（1）西地兰 0.4mg/n.s 10ml 缓慢推注 3 分钟，必要时 2 小时后可再推注半量，心室率减慢后可口服地高辛 0.125—0.0625mg，1 次/d 维持，房颤伴心衰为首选。（2）β-受体阻滞剂、钙通道阻滞剂（如地尔硫䓬、维拉帕米）。主要控制运动状态下心室率，对永久性房颤，伴有高血压、缺血性心脏病、急性心肌梗死（可选择静脉注射 β-受体阻滞剂）及心脏手术后为首选，禁用于失代偿期心力衰竭，对伴有支气管哮喘、慢性阻塞性肺疾病患者选用钙通道阻滞剂比 β-受体阻滞剂更为合理，甲亢伴房颤患者可选用非选择性 β-

受体阻滞剂、钙通道阻滞剂、地高辛。(3)对于心室率＞100次/分，无心力衰竭，患者情况良好或其他药物控制无效或有上述药物使用禁忌症时可用胺碘酮。应注意快室率房颤患者控制心室率比复律更为重要。

2.复律治疗：(1)药物复律：奎尼丁对房扑和房颤的复律作用十分明确，但因其有较多的禁忌证和可引起低血钾致尖端扭转性室速，产生所谓奎尼丁晕厥之副作用，故少用。其他有胺碘酮、普罗帕酮、莫雷西嗪，这类药物不使用于有器质性心脏病和左心功能不全者，β受体阻滞剂在心室率控制后可使用。(2)非药物复律：电复律、射频消融术。心衰合并房颤患者可置入 ICD 或 CRT-D(心腔再同步化治疗除颤器)。

3.预防血管栓塞事件：抗凝治疗是房颤管理的重要环节。抗血小板抗凝药物应用，华法林为首选，但个体剂量常难调整，易并发出血，应定期监测血浆凝血酶原时间，国际标准化比值(INR)维持在 2.0—3.0 左右，＞3.0 发生出血事件增加，最严重是脑出血。对华法林有禁忌征患者可用口服抗凝药(OAC)Xa 因子抑制剂替代，如阿呱沙坦 2.5mg 2 次/d，其他有利伐沙班、依度沙班，直接凝血酶抑制剂达比加群酯等，这些药物出血危险性相对较低，不必频繁监测凝血，≥75 岁、有中重度肾功能不全患者应减少剂量。非瓣膜病变引起的房颤可进行左心耳封堵术。

室上性心动过速(室上速)：异位心律起源于心房或房室结，主要包括阵发性房室折返(顺传)及房室结折返心动过速(逆传)多见。心率 160～240 次/分，1∶1 房室传导，心律绝对规则，突然发生突然终止为其特点。体检无其他发现，持续数分钟、数小时，或＞24 小时。有的伴有预激(WPW)综合征，即在窦性心律时伴有短 P-R 间期和在 QRS 波群中出现含糊向上的 δ 波(挫折)。WPW 综合征主要是特发性，多见于年轻人，预后好。也可发生于肥厚性或其他类型心肌病，WPW 综合征伴有心房颤动时属内科急症，有器质性心脏病及老年人室上速易诱发低血压和心力衰竭。

治疗：一律平卧，以防低血压加剧。

1.非药物治疗(刺激迷走神经)：适用于无器质性心脏病患者。刺激咽喉部使产生恶心呕吐反射、咳嗽、颈动脉窦按摩(明显低血压者禁用，床旁准备阿托品 0.5mg 备用)，双眼球压迫等方法可终止发作。

2.药物治疗：(1)对狭 QRS 波群心律可用非二氢吡啶类钙通道阻滞剂，如异搏定 5mg/n.s 10ml 缓慢静推 5 分钟，未终止者可再用 5mg/n.s 250ml 静滴，总量不超过 15mg；地尔硫草 0.25—0.35mg/kg；对宽 QRS 波群心律必须与室性心动过速鉴别，可用普鲁卡因胺或胺碘酮.或使用 50J 同步心脏复律。(2)β受体阻滞剂，有高血压、心绞痛、交感神经兴奋更适用，美托洛尔，5mg/n.s 20ml 缓慢静注；艾司洛尔，负荷量 0.5mg/min，维持量 0.05—0.2mg/kg/min。(3)三磷酸腺苷(ATP)，6mg/n.s 5ml 快速静推，如无效再推 12mg，有哮喘、冠心病、WPW 综合征不宜选用，有报道引起猝死者。(4)阿拉明 5—10mg/n.s 10ml 缓慢静推(有高血压者禁用，老年人慎用，伴低血压者最佳)，有报道引起猝死者；普鲁帕酮 70mg/n.s 50ml 缓慢静推，发作终止，即停止静推，如未终止，15 分钟后可再推 35mg。(5)伴低血压、心衰者，西地兰，0.4mg/n.s 20ml 缓慢静推，半小时后无效，可再推半量，总量

＜1.2mg。上述处理应有心电图监测。

3.对药物治疗难以控制的室上速均应同步心脏电复律或食道调搏。间歇期应建议接受射频消融术。

室性心动过速（室速）：是指心室率≥120次/分，≥3个连续室性早搏。症状取决于发作持续的时间、心室率、QRS波群形态、有无结构性心脏病等因素而有很大不同，从无症状、仅有心悸感直至有血流动力学障碍症候群（胸闷、气急、头晕、低血压、心衰等）甚至死亡。若心率＜100次/分的反复室速称缓慢性（加速性）室速，预后较为良好，若无血流动力学障碍可不治疗。病因：多数有结构性心脏病、心肌梗死病史、长Q-T综合征（系常染色体显性遗传病，以反复发作尖端扭转型室速导致晕厥为特征，可转为室颤导致猝死）、电解质紊乱（低钾、低镁）、严重酸中毒、低氧血症和药物不良反应（如洋地黄中毒），为心脏急症。室速可呈单形性、多形性；非持续性（＜30秒）、持续性（＞30秒）。未经及时终止的室速会恶化成室颤致心脏骤停。

治疗：

1.一般治疗：吸氧、卧床休息、重症监护。

2.药物治疗：

（1）持续性单形性室速（SMVT）：多见于器质性心脏病，也见于特发性室速，血流动力学稳定或无Q-T间期延长的多形性室速患者可用利多卡因50mg（1mg/kg）/n.s 20ml快速静推，若无效，3—5分钟后重复注射一次，有效后200mg/n.s 250ml静滴维持，最大速度＜4mg/分钟，24小时总量＜2g，剂量过大，可有毒性反应，且常需1小时后起效，已少用；胺碘酮首剂150mg/n.s 40ml静推＞10分钟，以后150mg/n.s 250ml静滴，24小时总量＜1.2g；有急性血流动力学障碍应进行直流电复律。

（2）非持续性室速（NSVT）：①心脏结构正常的，有症状，通过假腱索进行折返的，可用维拉帕米；局灶性的（源于心室乳头肌）可用β受体阻滞剂，对β-受体阻滞剂无反应可用胺碘酮，β-受体阻滞剂可与胺碘酮合用，SMVT、NSVT均可导管消融。②心脏结构异常的，常见于缺血性心脏病，无症状可不治疗，急性心肌梗死后48小时出现NSVT提示预后不良；多形性NSVT，β受体阻滞剂＋ICD。

（3）多形性持续性室速（PVT）多见于缺血性心脏病，应排除ACS，若为可逆性病因引起的，可先用药物治疗：①β受体阻滞剂。②奎尼丁：可用于特发性、Brugada综合征。③β受体阻滞剂＋维拉帕米/氟卡胺。

3.非药物治疗：（1）ICD置入是基本治疗。（2）直流电复律是终止室速发作的最有效手段；特别是低血压性室性心动过速。（3）导管消融对于合并或不合并结构性心脏病的症状性室性心律失常，是一项有效的治疗措施。长期治疗：通常使用植入式心脏复律除颤器（ICD）。

治疗基础疾病，处理并发症。

心室扑动（室扑）：室扑是室颤的前状态。由心室肌产生环形激动引起。如不及时恢复很快转为室颤。其病因和处理同室颤。

心室颤动（室颤）：心室肌纤维突然发生快速而不协调的乱颤。心脏失去排血功能,原发性室颤多见于有结构性心脏病患者,此时脉搏触不到、心音消失、血压降至0,患者发生晕厥,若不立即纠正,于数分钟内死亡(心源性猝死)。常是各种恶性心律失常及临终前的结果。无结构性心脏病患者,短暂或持续发作,若处理及时、正确,有转律可能。处理:拳击心前区胸壁3次(体外除颤),有条件应立即电除颤,单向波用360J,双向波用150—200J,进行心肺复苏术(CPR),ABCD抢救(见后)。

房室传导阻滞(AVB):由于房室结病变,心脏冲动自窦房结下传至房室结受到了阻力,不能继续往前传导或一部分往前传导。可分不完全性、间歇性或完全性AVB。按传导阻滞程度分:

Ⅰ°AVB:P—R间期≥0.2秒,无症状,病理意义不大,老年人常见,无须治疗。

Ⅱ°Ⅰ型AVB(mobitzⅠ型、文氏现象):即P—R间期进行性延长,直至最后有1个QRS波脱落。在年轻人及运动员人群中可能属生理性,无须治疗,对有症状伴心动过缓在排除可逆因素后,需安装起搏器。Ⅱ°Ⅱ型AVB(mobitzⅡ型、莫氏现象):冲动在房室结内呈2:1.3:1甚至4:1的方式受到阻滞,即P波正常,每2个、3个或4个P波后出现形态正常、P—R恒定的QRS波。属病理性,患者可无症状,也可感头晕、甚至晕厥。有转为高度或完全性房室传导阻滞危险,需安装起搏器。应注意有时mobitzⅠ型和mobitzⅡ型鉴别困难。

Ⅲ°AVB(高度房室传导阻滞、完全性房室传导阻滞):即窦房结的冲动完全被房室结阻滞而不能下传、、正常QRS波消失,而出现心室自搏心律(兴奋来自希氏束),P波和QRS波完全分离,心室率通常为40～70次/分。患者可感乏力、头晕、心室率<40次/分时可发生晕厥(心源性脑缺血综合征)。

治疗:按病因处理,对症处理可用:阿托品0.5mg/654-2 10mg 3次/d;氨茶碱0.1/片 3次/d;大多数患者需安装起搏器。

【心律失常紧急处理原则】

首先是识别和纠正血流动力学障碍,纠正和处理基础疾病和诱因,抗心律失常药物应用应权衡利弊,当药物治疗不满意时,应及时选择非药物方法。

【抗心律失常药物】

按Vaughan Willams分类。

Ⅰ类:为Na通道阻滞剂(膜稳定药物),均可使室性心动过速恶化,在结构性心脏患者中更易发生,抑制心肌收缩力,一般不推荐使用,除非无其他可替代药物,仅使用于无结构性心脏患者,按Na通道动力学作用又分为:

Ⅰa:阻断复极的K通道,可使Q-T间期延长,可引起尖端扭转型室速。奎尼丁、普鲁卡因胺、丙吡胺。主要用于室速、房颤转律,副作用大,已少应用。

Ⅰb:不是很强的抗心律失常药物,抑制室性心律失常,利多卡因、慢心律(美西律)。

Ⅰc:较强抗心律失常药物,普罗帕酮、莫雷西嗪、氟卡胺,可用于房性和室性心律失常。

Ⅱ类:β受体阻滞剂(β-B):主要作用于慢通道组织,降低窦房和房室结自律性而减慢心率,一般耐受性良好,禁用于心动过缓、未控制的心力衰竭及哮喘患者,美托洛尔、氨酰心安、索他洛尔、比索洛尔、卡维地洛等,易致心动过缓。

Ⅲ类:主要是 K 通道阻滞剂,可使 Q—T 间期延长,有致室性心律失常危险,特别是尖端扭转型室速。可用于除尖端扭转型室速以外的任何快速心律失常,胺碘酮、溴卞胺,作用时间长,长期应用易致肺纤维化、甲亢、甲减等;决奈达隆系非碘化胺碘酮衍生物,对甲状腺功能影响较小。

Ⅳ类:钙通道阻滞剂(CCB):在慢通道组织中抑制 Ca 依赖动作电位,使心率减慢,P-R 间期延长,维拉帕米、地尔硫草(硫氮草酮),有高血压适用,室上速佳。

其他抗心律失常药物:

洋地黄类药物:地高辛,为正性肌力药,常用于快速率房颤、心力衰竭。静脉负荷量 0.4—0.6mg/n.s 10ml 静推,口服维持量 0.25—0.0625mg/d。

洋地黄中毒:目前多采用小剂量治疗,中毒现象罕见。症状:食欲减退,恶心呕吐;心律失常,频发室性早搏,常呈二联律,房室传导阻滞及窦性心动过缓多见。Ⅰ°AVB 提示洋地黄作用,而非中毒表现。治疗:立即停用洋地黄;氯化钾静滴及/或口服;苯妥英钠 0.1/n.s 250ml 静滴对洋地黄中毒致心律失常有效。

＊心电图形态特点请参阅专著。

心力衰竭(心功能不全、心衰)

心力衰竭是由多种不同病因心脏血管疾病进行性发展的最终结果,是引起心功能不全的一组复杂综合征。由于心肌收缩力减弱,引起舒张功能障碍或收缩功能障碍,通常两者均有,心排血量降低,不能满足身体需要的病理生理状态。

【分类】

按病理生理分左心衰竭、右心衰竭和全心衰竭。

按发病过程分急性心力衰竭和慢性心力衰竭。

按心脏功能分舒张功能不全性心衰和收缩功能不全性心衰。

左心衰竭:常表现为急性,也可表现为慢性左心功能不全状态。后者典型临床表现是劳力性呼吸困难,因肺淤血、肺活量降低引起,严重时出现夜间阵发性呼吸困难,此时患者常于睡梦中突然憋醒,被迫坐起、气喘,数分钟后缓解,舌下含服硝酸甘油片可缓解。急性左心衰时表现为发作时间显著延长,剧烈咳嗽,咳出粉红色泡沫痰,哮喘、脸色苍白、大汗,两肺满布粗湿啰音,产生急性肺水肿,可促发呼吸衰竭而危及生命。严重的慢性左心衰竭患者可出现胸腔积液,先累及右胸腔,进一步可累及两侧胸腔,加重呼吸困难。冠心病、高血压性心脏病、各种缺血性心肌病均可引起。

右心衰竭:常表现为慢性,体循环静脉压增高、淤血,典型临床表现是身体下垂部位水肿,最早在踝部,急性加重期有食欲减退、腹胀腹痛、腹泻等胃肠淤血表现,乏力,体征有端坐呼吸、口唇紫绀、全身性水肿、颈静脉怒涨、肝颈逆流征阳性、充血性肝脏大、肝功能异常、血胆红素增高、蛋白质丢失等。肺心病、风心病、扩张性心肌病等均可引起。其他可见于肺栓塞、右室心肌梗死、原发性肺动脉高压等。

全心衰竭:以左心衰竭为主者多见,或长期左心衰竭引起右心衰竭而致全心衰。

病因

主要是由各种器质性心脏病引起。感染、发热、劳累、精神刺激、心律失常、高血压未控制、妊娠等因素是心脏病诱发心衰的主要诱因。急性失代偿性心衰常伴有中度或重度肾功能障碍，甚至肾衰竭，称心肾综合征。伴肾衰时称心肾衰竭。

【心功能评定】

美国纽约心脏病学会(NYHA)心衰分级方案：

1级：体力活动不受限止，日常活动不引起症状（心功能代偿期）。

2级：体力活动轻度受限，一般活动可引起乏力、心悸、呼吸困难等症状（心衰1度）。

3级：体力活动明显受限，轻度活动即引起上述症状（心衰2度）。

4级：体力活动严重受限，休息时也有症状（心衰3度）。上述分级是按照患者呼吸困难和疲乏程度的主观感觉来衡量。

6分钟步行试验：即患者在平地行走6分钟距离所产生的症状来判断心功能。

对心功能评定客观方法是进行多普勒心脏彩色超声波(UCG)测量，左室射血分数(EF)＜50％为心功能不全，＜35％为严重心功能不全和心脏指数。高龄老人EF≥50％时亦可出现心衰，称左室射血分数正常性心衰，以老年高血压性心脏病、冠心病、糖尿病性心肌病患者多见。

血、尿脑钠肽(BNP)水平对区分心力衰竭病因和全身状态有帮助。

治疗

1.一般治疗：休息；营养支持，限钠和生活方式改变；多学科照料和教育，有专家认为在药物治疗同时，重视一般治疗的患者更能保持良好生活质量；急性加重期应予氧气吸入；纠正病因、清除诱因、预防感染；必要时应接种流感疫苗和肺炎球菌多介疫苗，以减少呼吸道感染几率。

2.药物治疗：纠正心衰药物治疗。原则是强心、利尿、扩血管、神经内分泌调控，心衰治疗关键是抑制交感神经和肾素—血管紧张素—醛固酮系统(RAS)兴奋性及支持治疗，控制心室率在55—65次/分左右。目前主张多种药物综合治疗以提高疗效。具体应用如下：

(1)利尿剂：是心衰治疗的基础药物，是唯一能控制心衰患者体液滞留药物，可在数小时或数天内发挥作用而使症状缓解。可单用螺内酯或与氢氯噻嗪/呋噻咪联用，初期使用以小剂量开始，螺内酯20—40mg/d、氢氯噻嗪12.5—25mg/d、呋噻咪10—20mg/d，根据需要增加剂量，肺部啰音消失，水肿消退，以最小剂量维持，长期应用及增加剂量应注意低血钾、高血钾和肾功能异常。必要时应检测血钾，或同时应用10％氯化钾液10ml，2—3次/d或氯化钾缓释片1片，1—2次/d。其他髓袢利尿剂如布美他尼、托拉噻米注射剂可酌情使用。利尿剂只能控制症状，不能改善心脏重塑和生存率。利尿剂与ACEI联用时作用减少。

(2)血管紧张素转换酶抑制剂(ACEI)/血管紧张素Ⅱ受体拮抗剂(ARB)：适用于高血压性心脏病等缺血性心肌病患者左心衰，肾功能不全者忌用。

(3)β-受体阻滞剂：Ⅱ度以上心力衰竭者需待肺部啰音消失，水肿消退后才可应用，需应用数周至数月才能使临床症状缓解，初始剂量宜小，从6.25mg/d开始逐渐增量至 50mg/d,目标剂量是心室率维持在 50—60 次/分左右,需长期应用才能改善临床情况及左室功能和心脏重塑。

(4)洋地黄类:西地兰,0.4—0.6mg/n.s 10ml,缓慢静推 3 分钟。起效后改口服地高辛,首剂可 0.25mg/d,第二、三天可改为 0.125mg/d,长期维持量为 0.125—0.0625mg/d,或隔日一次,左、右心衰,全心衰均可应用。症状较轻者可小剂量口服,肺心病致心衰尽量少用,心肌梗死泵衰不用或慎用,房颤合并心衰佳。

(5)血管扩张剂(如硝酸酯类)消心痛 10mg/片,3 次/d,单硝酸异山梨醇酯:20mg/片,1—2 次/d,单硝酸异山梨醇酯缓释片 30mg/片,1 次/d 等,常用于高心病、冠心病左心衰。重症患者及高血压急症可用静脉制剂。

(6)特异性 f 通道阻滞剂:伊伐布雷定,适用于窦性心律、心率≥70 次/分、EF<35%的慢性心衰(Ⅱ—Ⅲ级)患者,可单独应用或与 β-β 联用。

近代有纠正顽固性心衰介入疗法如双室起搏;急性心梗后心衰可进行主动脉球囊反搏和外科手术治疗如心肌病减容术、人工心脏装置以及心脏移植等。

直立性低血压(姿位性低血压)

直立性低血压是一种由于多种情况引起血压调节异常的表现,不属特殊疾病,正常人的血压值变异范围很大,随年龄、性别、体质及环境因素等而异。一般认为:成人血压低于 90/60mmHg 时称低血压。所谓直立性低血压指卧位时血压正常,站立后 1 分钟内血压降低,收缩压下降>20mmHg,舒张压下降>10mmHg 或两者均下降,并可出现头昏、眩晕、黑矇甚至晕厥,平卧后迅速恢复。引起直立性低血压的因素很多,按病因可分:

1.心脑血管疾病:如脑血管病、糖尿病植物神经病变、重度主动脉瓣狭窄、二尖瓣狭窄。

2.低容量性:低血容量、大出血、吐泻。

3.其他:严重营养不良、某些内分泌疾病以及药物如抗抑郁药、血管扩张剂、袢利尿剂、长期卧床等引起。

4.不明原因:年轻人常无病因可查。

约 20%老年人可发生直立性低血压,若合并其他器质性疾病的老年人更为常见。应尽早查明病因给予治疗。

休 克

休克是当机体受到各种病理因素影响而造成心排血量不足或周围血流分布异常,导致有效循环血量急骤减少,引起重要器官组织的缺氧和血流灌注不足,出现急性循环衰竭(ACF),因而难以维持生命状态的一组综合征,属常见急症。在血压未降低之前,局部微循环已经衰竭,细胞缺氧导致无氧酵解,此时乳酸水平增高,故乳酸水平增高是早期休克的诊断依据。严重休克时血压可降至 0。按病因可分为低血容量性休克(由于血循环容量不足)、分布性休克(因血管扩张引起)、心源性和梗阻性休克(由于原发性心输出量下降),以及综合因素所致。

临床表现

可由休克状态本身或原有病症引起,基础疾病表现可能是诊断休克重要线索,尿量减少是重要提示。患者从最早的精神萎靡、淡漠、疲乏、烦躁、激动或嗜睡,出汗并有四肢湿冷、脸色苍白、脉搏细速、呼吸急促,直到脉搏触不到,晚期神志昏迷,少数出现多脏器功能衰竭,弥漫性血管内凝血(DIC)。心跳初快后慢最后停跳而死亡。休克严重程度、发展快慢与休克类型有关,如过敏性休克可致猝死,感染性休克发展相对缓慢。

诊断

休克诊断主要依据临床症状体征:包括心率>100次/分;呼吸>20次/分;收缩压<90mmHg或从基础血压下降30mmHg;尿量<0.5ml/(kg·h)。

接诊时除血、尿常规(无尿时插导尿管),血糖、血电解质、血气分析、肾功能检测和心电图等常规检查外,其他对诊断有需要的检查应根据患者状态而定。

【休克的分类与治疗】

休克治疗关键是早期识别和做出病因诊断,以便及时进行干预治疗。

一般治疗:

包括平卧(头低位)、保暖、吸氧、静脉通道开放等基础措施,立即心电监护;原发病治疗等,按不同休克类型做相应处理。

1.低血容量休克:如失血、脱水、烧伤、胃肠道穿孔、急性胰腺炎、糖尿病酮症、过量利尿药服用等;常有电解质紊乱。治疗:主要是迅速扩容,改善低灌注状态。维持水、电解质、酸碱平衡。严重低血容量而致休克者,都有水、电解质、酸碱代谢障碍,从而导致周围循环衰竭。首先是扩容而不首先用增压剂,只有在血容量已基本纠正,而血压上升仍不理想,未达到80/60mmHg以上,且已有排尿,考虑存在内毒素血症,才酌情考虑使用增压剂。开始排尿是血容量基本恢复可靠指标,尿量>30ml/h,提示肾血流灌注已恢复。可靠的方法是中心静脉压测定,正常值为10—12cmH$_2$O。当休克基本纠正,而仍有心衰状态时,可酌情应用西地兰。重症休克患者在输液过程中除晶体液外,应适当补充胶体液:低分子右旋糖酐、人血白蛋白、代血浆,甚至使用血浆或全血。*出血性休克治疗详见消化道出血节。

2.心源性休克:最常见病因是急性心肌梗死,基础病理生理是左心衰或泵衰竭。治疗:(1)止痛:急性冠脉综合症伴剧烈心绞痛时可用吗啡5—10mg,或杜冷丁50—70mg肌注(需注意可能引起呼吸抑制)。(2)纠正低氧血症:面罩吸氧,必要时可用机械辅助呼吸。(3)血管活性药物应用:①多巴胺20—40mg/n.s 250ml静滴,初速20滴(约1ml)/min,每15—20分钟调整剂量,也可以20mg—40mg/n.s 50ml微泵推注,50ml/h开始。②阿拉明(间羟胺)10—20mg/n.s 250ml静滴,常与多巴胺合用,比例为1:1或1:2。③去甲肾上腺素0.5—1mg/n.s 250ml静滴,初速20滴/min,高度房室传导阻滞者首选。④硝酸甘油10—20mg,单硝酸异山梨酯20—40mg/n.s 250ml静滴,初速为8—10滴/min或30—100μg/min,急性心肌梗死适用。其他如酚妥拉明(立其丁),应与增压剂联用,多巴酚丁胺用于伴有心衰患者;扩容,维持水、电解质、酸碱平衡。

3.分布性休克:包括感染性休克、过敏性休克、神经源性休克、梗阻性休克。

(1)感染性休克:各种重症感染如败血症、脓毒血症、重症肺炎、中毒性菌痢,内毒素大量吸收引起全身性炎症反应综合征等,常同时伴有低血容量休性克。治疗:①足量敏感抗生素联合静脉应用(常凭经验用药),避免使用肾毒性抗生素。②扩容纠酸,同低血容量性休克治疗。③增压剂应用,可参考心源性休克治疗。④在有效抗生素治疗情况下,症状严重者可酌情短期给予糖皮质激素以抑制炎症反应之应激。

(2)过敏性休克:特异体质患者接触特殊致敏药物引起。治疗:①立即停止过敏源接触,开放静脉通道。②立即皮下注射 0.1‰肾上腺素 0.3—0.5ml,继以0.5—1ml/n.s 100ml 静滴,是救治本病首选药。③地塞米松 20mg/n.s 10ml 静推,可不稀释,接肾上腺素后立即应用,继以地塞米松 40mg 或甲基强的松龙 120—240mg 或氢化可的松 200—400mg/n.s 250ml 静滴。④去甲肾上腺素、血管增压素、阿拉明等可酌情使用。⑤补充血容量。

(3)神经源性休克:如严重脑脊髓损伤、剧痛、精神刺激引起。治疗以病因治疗为基础。

(4)梗阻性休克:由于回心血量受阻、减低或心脏流出道梗阻导致心排血量急剧减少引起的休克,如缩窄性心包炎、心脏压塞、肺栓塞、张力性气胸、心房肿瘤等引起。治疗以病因治疗为基础。

有时休克是多因素、混合性的,依据原发病有所侧重。晚期休克常出现呼吸衰竭,可使用呼吸兴奋剂以维持呼吸频率,甚至机械辅助呼吸。

急性多脏器功能衰竭综合征(MODS)

病因

急性多脏器功能衰竭综合征是由各种严重感染、大手术、创伤等强烈致病因子刺激引起,通常在 24 小时内,有两个或两个以上器官或系统序贯性地发生功能衰竭的一组综合征。由于重要脏器功能代偿不足,若治疗不及时,死亡率高。

临床表现

复杂多样,取决于原发病及受累器官而定,任何器官都可累及,以肺部最为常见或为始动部位,常诱发急性呼吸窘迫综合征(ARDS),形成恶性循环影响其他器官,常累及心、肾、肝、胰、胃肠、中枢神经,以心、肺、肾衰竭最常见。共同表现是生命体征不稳定,如呼吸困难、血压下降、休克、心力衰竭、少尿、吐泻、腹痛、凝血因子下降、出血倾向,神智改变及一般衰竭。器质性疾病及恶性肿瘤晚期、高龄患者发生时常属临终状态。若序贯发生的器官功能不全,未达衰竭程度则称多脏器功能不全综合征。

治疗

需立即转入重症监护病房,积极治疗原发病,纠正脏器功能衰竭。

猝死（心脏骤停）

　　猝死指非创伤性心脏原因导致的不可预测的突然死亡，是任何致命性病症的最终结果。关于猝死时间界定世界上并不统一，WHO定义为自出现症状至死亡在6小时内，美国国家心脏与血液学会规定为24小时内。是一临床综合征。

　　病因

　　1.心源性猝死（SCD）：猝死病因中一半以上是心源性猝死，其中90％以上由冠心病或恶性心律失常引起，占心血管病死亡总数60％以上。这些患者中多有较严重的冠状动脉粥样硬化性心脏病及冠脉内粥样斑块形成，猝死发作时的心律失常多数是心室颤动及其后的心搏停顿。其他如心脏瓣膜病、高心病、肺心病、心肌病、主动脉夹层、窦房结或传导系统纤维化、长Q—T间期综合征均可引起。要预见即将发生的心脏性猝死常常是不可能的，无症状性心肌缺血，特别具有潜在危险性。冠心患者诱发猝死的危险因素有情绪激动、大量吸烟、饱餐、劳累、剧烈运动、电解质紊乱（低血钾、高血钾）、大小便过度用力等。

　　2.非心源性猝死：如卒中、肺栓塞、支气管异物、痰液或血块阻塞气管致窒息、大量饮酒、消化道大出血、脏器穿孔破裂、电击、溺水、药物副作用、运动员猝死。

　　临床表现

　　可发生在白天活动时，也可发生在睡眠中，多数人猝死前无明显预兆，少数人可有短暂先兆如突然心前区剧痛、脸色灰白、大汗淋漓、血压下降、频发室性早搏或室速；或突然神智改变，呼吸困难、叹息样呼吸，或一声大叫、全身强直性痉挛后，迅即心跳、呼吸停止，瞳孔散大，心电图呈室颤波或直线状态，患者若能及时现场进行心肺复苏（CPR），或有生还希望。

　　治疗

　　1.院外急救："猝死"现象发生时，切忌立即搬动，应就地进行初步抢救；首先让患者仰卧，头后仰，抢救人员用左手放在患者左胸骨旁心前区，用右手拳击左手三次，即体外拳击除颤法；然后以每分钟80—100次速度进行胸壁心脏挤压，即体外心脏按摩，同时使患者张口，清除口鼻分泌物，口对口进行人工呼吸，吹气时捏住患者鼻孔，间歇时放开患者鼻孔，频率约每分钟16—20次/分左右；立即打120呼救电话。急救医师来到现场经初步心肺复苏救治后，立即送附近有条件医院进行继续心肺复苏处置。近年来院内猝死患者心肺复苏术虽有很大发展，复苏成功率稍有提高，但死亡率、致残率仍高。院外猝死患者有机会转入院内后的复苏成功率仍低，因患者在心跳停止后的4—6分钟时间内即可进入不可逆的生物学死亡（脑死亡）。

　　2.心肺复苏生命链（CPR）：2005年美国心脏学会（AHA）关于心血管系统指南中的基础生命支持—心肺复苏生命链规则指出基础生命支持识别应包括心脏猝死，心脏病发作、卒中、异物气道阻塞、溺水、触电。

　　首先评估机体反应性和呼吸状况（望、听、触）：确定患者有无反应→拨打120取出AED**→开始心肺复苏，畅通气道→检查呼吸，如无呼吸，缓慢吹气2次（每次 1 秒),胸部按压,使胸部起伏→查脉搏(颈动脉搏动),若有脉搏,每 5—6 秒吹气 1 次共 5 次,每隔 2 分钟检查一次脉搏。若无脉搏,胸外按压→若有心电监护设备和 AED→①有室速、室颤,进行心脏除颤一次,继续心脏复苏;②心跳暂停,进行 CPR→等待专业人员到达进行 ABCD 抢救***。

＊复苏新概念:分期应对,重视循环重建,早期开始低温(32—34℃)治疗,能改善心脏停搏患者预后,复苏后治疗重在恢复重要器官有效灌注。

＊＊AED:体外自动除颤器:120 电话必须告知急救中心人员携带体外自动除颤器。

＊＊＊A.气管插管,畅通气道:仰头举颌,如怀疑患者颈部及脊髓损伤,则双手托举下颌,意即维持气道畅通。吹气要求:每次吹气超过 1 秒,吹气方式:口对口,口对鼻,要看见胸部起伏,避免快速或用力吹气。胸部按压要求:频率 100 次/分,按压深度 4—5cm,按压胸骨完全回缩,按压和放松时间一致。按压和通气比例为 30∶2(可连续胸部按压)。

B.确认和固定通气设备,给氧,维持呼吸。(院内应立即给予机械辅助呼吸)

C.建立静脉通路,维持循环。考虑给予肾上腺素 0.5—1.0mg(0.01mg/kg),静脉注射大于 2 分钟,3—5 分钟后可重复一次;或单剂去甲肾上腺素 0.5—1.0mg(也可用多巴酚丁胺 10—20mg)静脉注射大于 2 分钟,对电击和肾上腺素或去甲肾上腺素无效的室颤/室速患者,可考虑给予胺碘酮 300mg(5mg/kg)静脉注射＞10 分钟,必要时再给 150mg,可稀释后应用。

D.寻找并治疗可逆原因。

第二节　常见疾病

原发性高血压

高血压是指收缩压(SBP)和/或舒张压(DBP)持续异常升高的一组症候群。高血压(HP)是最常见心血管病,是全球范围内的重大公共卫生问题。18 岁以上人口中高血压患病率为 18.8%,60 岁以上者占 35%。

病因

迄今为止病因仍未完全阐明,多数由许多因素综合作用结果,与遗传基因、环境因素密切相关。患者中一半以上有明确的家族史,父母亲中的一人患高血压,子女中常多人患高血压,常于青、中年期发病。下列危险因素与发病相关:超重和肥胖、高盐饮食、吸烟、饮酒、高血脂、高血糖、不健康生活方式包括缺乏运动、长期超负荷工作等。高血压发病机理复杂,患者都存在神经—体液—内分泌失调。其中关系最密切的是交感神经系统活性亢进,肾素—血管紧张素—醛固酮系统(RAS)分泌异常,内皮细胞功能障碍、氧化应激、很多血管活性物质、炎性介质是其中介。血压增高引起的血流动力学异常,表现为心搏出量和/或外周血管阻力增加、血管顺应性降低,而且常伴有血脂、血糖、血尿酸及高体质指数等多种物质代谢障碍。主要受累器官是:脑、视网膜、心、肾及外周动脉,导致进行性动脉硬化。高血压是一组引起全身性血管代谢障碍的综合征,常伴高胰岛素血症和胰岛素抵抗,所以有人提出"代谢性高血压"的概念,它是全身性血管病。由于后负荷增加,左心室逐渐

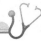

肥大,舒张功能不全,左心室扩张,可引起继发性扩张性心肌病,几乎所有腹主动脉瘤患者患有高血压。高血压与冠心病(心肌梗死)、肾脏疾病(尿毒症)、卒中(特别是脑出血)三大危重症密切相关。

临床表现

绝大部分原发性高血压起病缓慢,很长时间呈良性经过,习惯称缓进性高血压(良性高血压),占大多数。极少数患者起病急剧,血压显著增高,舒张压持续≥130mmHg,称急进型高血压(恶性高血压),多在中青年发病,病情严重,迅速发展,1—2年内可出现重要脏器如心、脑、肾器官功能衰竭。原发性高血压症状轻重悬殊,但其表现是全身性的。

神经精神系统表现:短暂或持续的头痛、头晕、头胀,随着血压降低而症状改善。失眠、注意力不集中。后期,严重患者可发生卒中、高血压脑病。

心血管系统表现:心悸、胸闷、疲乏、心律失常,由于左心室肥大,最终引起高血压性心脏病。在很长时间内功能可代偿(代偿期),在某些情况下如劳累、感染、情绪激动、心律失常、孕娠等可引起心衰(失代偿期),以急性左心衰为主。部分患者可合并冠状动脉粥样硬化性心脏病。

肾脏表现:夜尿增多,由于肾动脉硬化,肾小球过滤率降低,出现镜下血尿、微量白蛋白尿、蛋白尿、慢性肾功能减退,直至肾功能衰竭,称高血压肾病(缺血性肾病)。

高血压常引起全身小动脉硬化,包括视网膜动脉硬化,周围小动脉硬化。所以高血压是心、脑、肾等靶器官损害的主要原因之一。高血压与糖尿病关系密切,有的患者继高血压之后出现糖尿病;有的继糖尿病之后出现高血压,相关机理不明。

高血压患者早期并无症状,常在体检及在其他疾病诊疗过程中被发现,很多患者直至出现并发症如急性心肌梗死、卒中、尿毒症、糖尿病时才被发现。高血压患者在出现症状时,提示已有器官损害。最常见是头晕、头痛、心悸、胸闷、活动后气急、疲乏、夜尿增多等非特异性症状。

【特殊人群高血压】

中青年期高血压:以交感神经过度激活为典型特征,常伴心动过速,以舒张期高血压居多,可伴焦虑。

老年期高血压:1.以收缩期高血压为主,血压波动性大,特别当情绪激动或紧张时心跳加快,血压可明显增高;2.容易发生体位性低血压,特别是长期卧床、餐后、严重患者可以晕厥。3.高血压昼夜节律及心率发生变异;4.大约40%为单纯收缩期高血压;5.出现心、脑、肾、眼底等靶器官损害及同时伴有其他老年病如糖尿病、肺心病等较青年人多;到后期常出现器官功能衰竭如心衰、卒中、尿毒症、眼底视网膜剥离、出血等。

妊娠高血压(妊娠高血压综合征):是指妊娠20周后发生高血压,蛋白尿及水肿的一组综合征。血压≥140/90mmHg,或血压较孕前/孕早期SBP升高≥25mmHg,DSP≥15mmHg。仅有高血压,伴或不伴水肿,无蛋白尿,称妊娠高血压,可诱发子痫,影响胎儿生长发育,引起死胎。

测量血压要求

应在平静状态下,不同时段内,测量三次血压值均高于正常值才能诊断高血压。目前认为家庭自测血压较医院测量血压更为正确。首次测量血压,应分别测量两上肢血压、两上肢血压值相差收缩压＞30mmHg,舒张压＞15mmHg 时应检查较低侧上臂动脉有无狭窄。必要时尚应测平卧位血压(平卧位血压反而增高,有可能为直立性低血压)。有时还要加测立位血压值。进行 24 小时动态血压仪检查更有参考价值,可指导服药时间(时辰服药)。同时应注意白大衣高血压,即患者去医院或在医师面前血压突然增高,平时血压可不高。

诊断

成人高血压的定义和分类*

分　　类	收缩压 mmHg	舒张压 mmHg
正常血压	<130	<85
高血压前期	130—139	85—89
1 级高血压	140~159	90~99
2 级高血压	160~179	100~109
3 级高血压	≥180	≥110
单纯收缩期高血压	≥140	<90
单纯舒张期高血压	≤140	>90

* 主要依据 JNC8(美国高血压监测、评估和治疗委员会);ASH/IAH(美国社区血压管理指南)。

* 目前我国小儿和青少年高血压值尚无统一标准。参考值为:≤2 岁,≥112/74mm 时;3—5 岁≥116/76mmHg;6—9 岁≥122/78mmHg;10—12 岁,≥126/82mmHg。

危险度分层

WHO/ISH 在高血压诊断标准中按患者具有影响预后的危险因素多少与靶器官损害程度做了危险度分层,以利指导治疗,评估预后。

1.影响预后的危险因素:(1)收缩压和舒张压水平(1—3 级)。(2)男性＞55 岁、女性＞65 岁。(3)吸烟。(4)总胆固醇＞5.7mmol/l(220mg/dL)。(5)糖尿病。(6)早期心血管疾病家族史。(7)高密度脂蛋白降低、低密度脂蛋白增高。(8)肥胖。

2.高血压所致靶器官损害:(1)左心室肥厚。(2)微量蛋白尿和/或轻度血肌酐上升(1.2—1.5mg/dL)。(3)颈动脉彩超示有动脉壁增厚或斑块。

3.高血压相关临床情况:(1)脑血管疾病:卒中、一过性脑缺血发作。(2)心脏疾病:心肌梗死、心绞痛、心力衰竭、冠状动脉血管重建术。(3)肾脏疾病:糖尿病肾病、肾功能受损或衰竭(血肌酐＞2.0mg/dL)。(4)血管疾病:夹层动脉瘤、有症状性动脉疾病、重度高血压性视网膜病变(出血、渗出、视神经乳头水肿)。

4.用定量化判定高血压预后的危险分层。

高血压预后的危险分层

高血压及其危险因素	危险度
1级高血压;无其他危险因素	低危险度
1级高血压伴1—2个危险因素;2级高血压伴无或有1—2个危险因素	中危险度
1—2级高血压伴≥3个危险因素;有糖尿病 有靶器官损害;3级高血压无其他危险因素	高危险度
3级高血压伴1—2个以上危险因素;有糖尿病;有靶器官损害; 无论1,2,3级高血压出现相关临床情况	极高危险度

【难治性高血压的界定】:已按最佳剂量服用≥3种降压药物。包括一种利尿剂,且在改善生活方式和依从性良好的情况下,血压仍不能控制;需服用≥4种降压药物才能使血压达到目标值。应查明原因:依从性是否完好;是否为白大衣高血压;有无相关危险因素;有无服用能干扰降压的药物应用;积极排除继发性高血压。

高血压患者诊断时,除病史、体格检查外,必须进行下列实验室检查:血、尿常规、血脂、血钾、肾功能、眼底检查、心电图、心超、胸片,24小时动态血压、动态心电图、心脏彩色超声波,必要时应做继发性高血压相关检查,以便分析病情,鉴别诊断,制定治疗方案。24h动态血压及日间与夜间的血压节律变化具有强大心脑血管事件预测能力,因此血压控制不佳的患者以及血压虽然正常,但存在难以解释的心、脑、肾等靶器官损害者均应接受动态血压监测,尤其应密切关注夜间睡眠时的血压状态。一般高血压患者0—5点血压降低,尤以3点为最低,6点以后血压逐渐回升增高称构型高血压,但有些患者夜间血压非且不降,反而增高者称非构型高血压。了解夜间血压情况对调整用药有指导意义,即时辰服药。

治疗

1.非药物治疗:提倡健康生活方式,加强对高危人群教育,开展社区慢病管理是重要预防措施。即全面干预行为方式和消除危险因素;减少吸烟,控制饮酒,低盐饮食,少吃腌腊制品,多吃蔬菜、水果,调节情绪,适当运动,保持理想体重等等。

2.药物治疗:降压是治疗根本。目标是平稳、早期、长期、有效、联合、降低总危险度,延缓和保护靶器官损害,保持代偿功能状态,降低心脑血管事件发生率,保持良好生活质量。降压、控制心率与抗动脉粥样硬化综合干预是高血压治疗新策略。高血压患者中舒张压每下降10mmHg,冠心病事件(心梗等)发生减少28%,收缩压每下降5mmHg,减少24%。

【降压药物分类】

一线用药:是基本用药,5类降压药均可用于初始治疗,在治疗剂量范围内不良反应少。

利尿剂:以噻嗪类利尿剂为代表。噻嗪型利尿剂有氢氯噻嗪、氯噻酮;噻嗪样利尿剂,吲达帕胺,吲达帕胺缓释片,较噻嗪型利尿剂半衰期更长,更有效减少心血管事件,降压作用好。在预防心脑血管事件的作用与ACEI、ARB相仿。老年收缩期高血压、心衰患者首选。副作用小,有轻度激活RAS系统作用。有痛风、高脂蛋白血症不用。有致低血钾危险,必要时应监测血钾。剂量宜小。可与其他降压药联用,但不宜与β-B联用于糖尿病、高血脂患者。大剂量可引起体位性低血压,对肾功能不全,肾小球过滤率(GFR)<30ml/min时不宜使用噻嗪类利尿剂。保钾利尿剂有螺内酯、氨苯蝶啶、阿米洛利(醛固酮受体拮抗剂),利尿作用弱,有降压及心血管保护作用,有致高血钾危险,与氢氯噻嗪联用可避免低血钾与高血钾。

β-受体阻滞剂(β-B):具有异质性,可分三类。第一类:非选择性,作用于β$_1$和β$_2$阻滞剂,如普奈洛尔,仅用于甲亢伴心动过速患者。第二类:选择性作用于β$_1$受体,如美托洛尔、阿替洛尔、比索洛尔等常用。第三类:同时作用于β和α受体如卡维地洛、拉贝洛尔等。具有剂量依赖性,应个体化,从小剂量开始,逐渐增加剂量,目标剂量为心率55—65次/分,不低于55次/分。冠心病、心绞痛、心肌梗死病史、心跳过快者合适,哮喘发作期、中、重度慢性阻塞性肺疾病。Ⅱ·以上房室传导阻滞、心动过缓,Q-T间期≥0.24s,病态窦房结综合征、周围血管病、严重心衰者不用,副作用有头痛、心动过缓(静息心率<55次/分)、房室传导阻滞、心衰症状加重、肺功能损害,能掩盖糖尿病患者低血糖症状。可与其他药物联用。β-B+CCB+ACEI/ARB高血压合并冠心病首选。

钙通道阻滞剂(CCB):非二氢吡啶类,有苯烷类,维拉帕米;苯噻氮䓬类,有地尔硫䓬(硫氮䓬酮);二氢吡啶类,有第一代短效硝苯地平,易致心动过速,面部潮红,第二代尼群地平、尼莫地平、氨氯地平、非洛地平。尼莫地平降压作用弱,主要用于脑血管病、特发性耳聋、偏头痛、老年认知功能障碍。适应证基本同ACEI。维拉帕米、地尔硫䓬对心脏传导阻滞,心动过缓,严重心衰患者不用。副作用有头痛、皮肤潮红、踝部浮肿,偶有心动过缓、齿龈增生(地尔硫䓬)、便秘、尿频、肝酶升高等。易致高血钾,禁用于妊娠,血管性水肿,可与其他降压剂联用,硝苯地平与β-B联用,可避免心率过快。

血管紧张素转换酶抑制剂(ACE1):贝那普利,培哚普利,福辛普利,西拉普利,依那普利,雷米普利。可用于各期高血压,有心衰、心肌梗死后,糖尿病性肾病尤为适宜,有双侧肾动脉狭窄、尿毒症患者禁用,副作用有咳嗽、皮疹、便秘等。可与其它降压药联用,应避免与ARB同时使用。ACEI/ARB+利尿剂(氢氯噻嗪、螺内酯)+CCB对高血压伴有中、重度心衰效果更好。

血管紧张素Ⅱ受体拮抗剂(ARB):缬沙坦、氯沙坦、厄贝沙坦、替米沙坦;复合片有厄贝沙坦+奥美沙坦酯、氯沙坦+氢氯噻嗪、缬沙坦+氨氯地平。适应证同ACEI,本药特点是服用4周后才产生平稳达峰降压。副反应少,咳嗽较ACEI明显少。ARB+利尿剂后,降压时间明显缩短。

二线用药:治疗范围窄,很少用,有较多不良反应,特别是体位性低血压。

α-阻滞剂(α-B):有哌唑嗪、特拉唑嗪、多沙拉嗪等;前列腺肥大者适用,可用于妊娠高血压,一般不单独用,伴糖尿病高血压患者,血压难以下降者可配合用,严重心衰、体位性低血压不用;副作用有"首剂晕厥",即初次服用如剂量大可产生严重低血压,应从小剂量开始。

直接中枢作用药:甲基多巴、可乐定,常用于妊娠高血压、肾性高血压、难治性高血压。

直接血管扩张药:肼屈嗪。

交感神经阻滞剂:呱乙啶。

肾素抑制剂:阿利克仑,对肾性高血压或肾素增高性高血压有效。

【人群血压控制目标值】:一般人群(<60 岁),CKD、脑卒中,<140/90mmHg;糖尿病、冠心病,<65 岁,<130/90mmHg,65—79 岁,<140/90mmHg;年龄≥80岁,<150/90mmHg。初始参考计量:婴幼儿为成人量 1/4,学龄前儿童 1/3,少年儿童 1/2,青少年为成人量。

*参考 2015AHA(美国心脏学会)/ASH(美国高血压学会)

【高血压治疗时应注意掌握以下原则】:

1.重视非药物治疗方法:属Ⅰ级、无家族史、无器官并发症高血压患者,可先进行 3—6 个月非药物治疗,对Ⅱ级以上高血压,虽无心、脑、肾脏器损害者仍应及时接受药物治疗。

2.剂量应个体化,要缓慢降压,降压速度不宜太快,从小剂量开始,逐渐达到目标剂量,加强不良反应监测。

3.对患者进行心脑血管疾病危险度的评估,高血压治疗应在心脑血管事件发生之前。遵循个体化原则,找出最佳方案;联合治疗应作为 2 级和 3 级高血压的一线治疗。对血压正常高值的冠心病、脑血管病、糖尿病、或慢性肾脏疾病患者给予适度降压治疗,可减少卒中及心脑血管事件。

4.适当组合、联合用药,能减少药物副作用,每种药物剂量可减少。有如下几种组合:(1)合并稳定性冠心病:β-B＋CCB。(2)合并心衰、CKD:ACEI/ARB＋CCB/β-B＋利尿剂。(3)合并糖尿病、代谢综合征:ACEI/ARB＋CCB。(4)老年:利尿剂＋CCB/ACEI/ARB。(5)氨氯地平 5—10mg＋缬沙坦 160mg/贝那普利10—20mg/d,可治疗血压不能有效控制的患者。

5.需终身服药,不能突然停药和间断服药,血压控制正常后,以最小剂量长期维持。

6.同时合理治疗相关疾病,如:高脂蛋白血症调脂,糖尿患者降糖,肥胖减重。

7.下列药物能降低降压药效果:糖皮质激素,非甾体类消炎药,中枢神经兴奋药,拟交感神经药物,口服避孕药,促红细胞生成素、甘草等。

儿童及青少年高血压治疗:以 ACEI、CCB 为主,其副作用少,也可用利尿剂、β-B、α-B。

女性高血压治疗:非孕期高血压 5 类降压药均可使用,肥胖女性常伴胰岛素抵抗,以 ACEI、ARB、β-B 为主,不宜同时服用口服避孕药,对围绝经期综合征高血压患者,经前 1—2 天至经后 1—2 天可给予小剂量利尿剂,酌情加用镇静剂或抗焦虑药。妊娠高血压综合征:预防抽搐,积极降压。禁用 ACEI、ARB 及利尿剂。可用降压药有:硝苯地平、哌唑嗪、肼苯达嗪、可乐定。妊娠 3 个月后经治疗血压持续≥160/100mmHg,建议终止妊娠,孕 5—7 个月可选用甲基多巴、拉贝洛尔。妊娠高血压先兆子痫患者,产后血压已正常 6 周,可停用降压药。妊娠期血压目标值尚无统一定义,一般仍为<140/90mmHg。

附 继发性高血压

继发性高血压是某些器质性疾病临床症状之一,所以更正确的定义是症状性高血压。

病因可分:1.肾实质性:见于各种慢性肾脏疾病。2.内分泌性:嗜铬细胞瘤,原发性醛固酮增多症,甲状腺机能亢进症,甲状腺机能减退症,甲状旁腺机能亢进症,库欣氏综合征,肢端肥大症,先天性肾上腺皮质增生,肾素分泌瘤等等。3.心血管性:主动脉粥样硬化性病变,主动脉瓣关闭不全,大动脉炎,体循环动静脉瘘,动脉导管未闭。4.神经源性:脑肿瘤、脑出血、呼吸性酸中毒、睡眠呼吸暂停低通气综合征等。5.其他:妊娠高血压、真性红细胞增多症、药源性等。其临床表现与诊断见各原发疾病。

高血压急症

病因

高血压急症是指血压突然增高或持续增高≥200/120mmHg,引起急性或亚急性脑功能障碍,危及生命而需紧急降压处理的一种征象,不是一个独立疾病。常伴有进行性靶器官(主要为脑、心血管、肾)功能障碍。

缓进型高血压、急进型高血压(恶性高血压)、继发性高血压(常见有嗜铬细胞瘤、妊娠子痫)均可引起。诱发因素为:劳累、剧烈情绪变化、寒冷刺激等。

临床表现

高血压脑病:急性发作的剧烈头痛、眩晕、视力丧失(黑朦)、烦躁不安、嗜睡、癫痫样发作,可有短暂性偏瘫或昏迷等神经系统症状表现。可出现脑水肿,眼底出血、渗出及视神经乳头水肿;既往无靶器官损害,无视网膜改变,病情一般较轻,则称为紧急高血压(高血压次急症)。

心脏表现为:心动过速、气急、端坐、脸色苍白、出汗、呼吸困难、心脏扩大、肺水肿等急性左心衰症状,甚至引起急性心肾功能衰竭。

急性肾功能衰竭表现:少尿、无尿,血肌酐水平上升。

诊断

既往有脑、心血管、肾脏疾病、高血压史,未治疗或已治疗者突然出现上述症状,应考虑此症。需进一步检查眼底、头颅 CT、MRI、心超、心电图、血常规、尿常规、血糖、肾功能、血气、血电解质,必要时应测血、尿儿茶酚胺、肾素等,以明确病因。

治疗

目标:降低血压,改善重要脏器灌流,纠正心、脑、肺、肾功能。

1.一般治疗:平卧休息,保持安静,避免躁动,吸氧。

2.重症监护:严密观察神智变化、生命体征,定时测量血压、心率、呼吸。病理生理情况评估:血容量和颅内压(有无喷射状呕吐,剧烈头痛)。

3.查明病因,按病因治疗。

4.降压药物应用:严重患者需用静脉降压药,使其数分钟或 1—2 小时内血压下降至安全值≤160/100mmHg 或降低原血压值的 20—25%(高血压急症);病情较轻患者则可用口服降压药使其数天内达到降压目的(高血压次急症)。根据病因病情选用下列药物,立其丁(酚妥拉明)5—10mg 或压宁定 30—60mg 或硝酸甘油 10—20mg 或单硝酸异山梨醇酯 5—10mg/n.s 250ml 静滴或微泵输入,初始剂量 10—20 滴/分;神智清醒者可舌下含服硝苯地平(心痛定)10mg,有冠心病、心绞痛时可用硝酸甘油 5mg 舌下含服;有明显颅内高压(脑水肿)时可酌情使用呋噻咪 20—40mg,静推,及(或)20％甘露醇 250ml(肾性高血压或肾功能不全者忌用)。

5.对症治疗及处理并发症,维持水、电解质、酸碱平衡。

冠状动脉粥样硬化性心脏病(冠心病)

*冠状动脉是心肌营养血管,其主干自主动脉直接分出,左、右冠状动脉,左冠状动脉,又分前降支,供应左心室前壁及侧壁室间隔;回旋枝供应左心室后壁及下壁,右冠状动脉供应右心室及下壁一部分血供。

动脉硬化是指动脉壁增厚,失去弹性所引起疾病的总称,分非动脉粥样硬化和动脉粥样硬化,非动脉粥样硬化主要与年龄相关的主动脉及其分支的纤维化,如高血压、糖尿病和肾脏病变引起的动脉硬化。动脉粥样硬化可累及全身动脉血管,是散在的、进展性、多系统全身慢性炎症。最主要累及冠状动脉、脑动脉、肾动脉及周围大动脉。最常见,最严重。

冠心病是指冠状动脉粥样硬化及冠状动脉痉挛或永久性狭窄,导致心肌相对或绝对缺血,缺氧引起的心肌损害的心脏病。属缺血性心脏病,是中、老年人中最常见的一种心脏病,男性多于女性。

病因

未完全阐明,其发病机制极为复杂,目前认为内皮功能受损是其启动因子,低密度脂蛋白胆固醇(LDL-C)是罪魁祸首,炎症反应贯彻疾病始终,与高血压、糖尿病、高血脂密切相关,其发病危险因素同高血压病。动脉粥样硬化的特点是隐匿起病,病变不规则地分布在不同的冠状动脉血管内,血流湍急的血管分叉处最易发生,并突出腔内,使血管腔狭窄,影响血流,但狭窄大于 50％以上时才发生症状。脂质在血管壁沉积形成动脉粥样斑块,动脉粥样斑块是冠心病最重要病理基础,动脉粥样易损斑块**上的血管内膜帽易受到喘急血流的损伤可以产生溃疡或破口,从而激活血小板和一系列凝血过程,在溃疡或破口表面形成由血小板、胆固醇、低密度脂蛋白和纤维蛋白形成的急性血栓阻塞冠状动脉,就会产生相应血液供应部位的心肌发生梗死。C-反应蛋白(CRP)水平增高提示斑块不稳定,伴有炎症,比 LDL-C 水平增高,更能预测缺血事件。

*心血管疾病链示意:危险因素(高血压、脂代谢异常、糖尿病、胰岛素抵抗、吸烟)→内皮功能障碍→动脉粥样硬化→冠心病→心肌缺血→冠脉血栓形成→心肌梗死→心律失常、心肌细胞缺失→心脏重构→心室扩张→心衰→终末期心脏疾病。

**易损斑块:是指濒临破裂,进而发生血栓和/或迅速进展的斑块。主要病理学特点表现为:斑块脂质核心＞斑块体积40％;大量巨噬细胞和 T 淋巴细胞浸润;平滑肌细胞和胶原含量明显减少;斑块内部有明显新生血管生成和斑块内出血,后者与斑块破裂显著相关。

临床表现

根据冠心病不同临床表现和主要并发症可分下列主要类型,但不是绝对不变,可相互、先后交叉或同时存在。

1.无症状性(隐匿性)冠心病:在冠心病中发生率很高,主要指在心电仪器等检查时,可以发现有心肌缺血存在,但患者无症状或症状轻微,特别是既往无冠心病史者,诊断易遗漏,更具危险性。

2.心律失常:冠心患者有时仅以心律失常为唯一表现,但心律失常不一定就是冠心病,常伴有高血压,心律失常类型以室性心律失常、房颤及传导障碍—完全性或不完全性束支及房室传导阻滞为多见,通常伴有 S—T 段、T 波缺血性表现的慢性冠状动脉血供不足之存在,即提示心肌损害之心电图表现,有高血压者可伴左心室肥大之表现,快室率心律失常可诱发心力衰竭,主要是左心衰。

3.心绞痛:(另述)

4.急性冠脉综合征:(另述)

5.慢性心功能不全:冠心病除急性心肌梗死时发生的心力衰竭外,部分患者可仅表现为缓慢进行和持续、心电图检查反复存在慢性冠状动脉血供不足的证据伴心功能不全症状。有高血压者常伴左心室肥大及反复发作左心衰竭,同时存在的心律失常如快室率房颤,室上速、室速是心力衰竭常见诱发因素。

6.猝死:猝死最常见原因是心源性猝死,心电不稳定发生室性颤动所致,主要由冠心病急性心肌梗死引起,但研究证明也可以没有心肌梗死,而仅仅是心脏传导障碍如高度房室传导阻滞、病态窦房结综合征、窦性静止引起的心跳骤停或由持续室速,扭转型室速诱发的室颤所致的心跳停搏。冠心病猝死大多发生在院前。运动性猝死发病原因也多为心血管异常。

诊断

高血压、高血脂、糖尿病、肥胖、代谢综合征、吸烟是冠心病易患人群,应列为首要检查对象,心电图检查是检测无症状冠心病简单而常用方法。发生心肌梗死者诊断冠心病无疑,但心绞痛诊断有时并不容易。对无症状冠脉缺血、心衰、心律失常在诊断冠心病前必须排除其他原因引起的器质性心脏病,除临床症状、体征外,24 小时动态心电图、多普勒心脏彩色超声波、心脏负荷试验(活动平板运动试验)、心脏核素扫描、冠脉 CT 造影、DCT(光学相干体层扫描术)等多种检查可供使用,选择性冠状动脉造影术是诊断冠心病的金标准。

治疗

目标:关注整体心血管疾病的发病危险。按三级防治:

1.一级预防:预防冠心病发生也就是消除冠心病危险因素,提倡健康生活方式,美国心脏协会主张:(1)戒烟。(2)运动:强调身体力行,每周至少 3—4 次运动,每次至少有 30 分钟耗氧运动。(3)控制体重,超过标准体重 120%,要开始饮食疗法减重。(4)控制血压<130/90mmHg。(5)调脂。(6)控制血糖。对有心血管危险因素:男性≥45 岁、女性≥55 岁、高血压、糖尿病、HDL-C<1.04mmol/L≥、BMI≥28K8/m²、早发心脑血管疾病家族史、吸烟等)的高血压患者应抗血小板治

疗,可使用阿司匹林 75—100mg/d。不推荐在阿司匹林基础上常规应用氯吡格雷作为所有冠心病患者的一级预防措施。

2.二级预防:患冠心病后,要积极防治使其避免产生严重并发症。主要是对易损斑块的药物干预。在一级预防基础上增加:(1)抗凝、抗血小板粘附:阿斯匹林口服,75~150mg/d,可长期服用,应注意其对胃粘膜损害及血液毒性作用,<30 岁,>80 岁不用。有禁忌证患者可用替格雷洛或氯吡格雷,其他抗凝药物如复方丹参滴丸、麝香保心丸、通心络、双嘧达莫等可考虑使用;对于存在急性心肌梗死风险的稳定性冠心病高危患者,建议长期应用替格雷洛或氯吡格雷联合阿司匹林,复合终点事件(心肌梗死、脑卒中、心血管疾病死亡)的发生率有所降低。(2)β-B、ACEI、ARB,长期应用能显著降低心脏事件。(3)抗氧化自由基、减少内皮损伤及扩血管药物应用:如麝香保心丸、通心络、黄杨宁、银杏叶等制剂。(4)心肌细胞营养药:曲美他嗪,对改善心肌缺血和骨骼肌运动耐力具有正性作用,缓解心绞痛。(5)硝酸酯类扩血管药物应用,如硝酸甘油片舌下含服、硝酸甘油贴膜、长效消心痛、单硝酸异山梨醇酯、单硝酸异山梨醇酯缓释片、莫诺美地等,有心绞痛者尤为重要。(6)他汀类药物:除降低血胆固醇外,可有效减少冠状动脉斑块内膜质负担,有效改善内皮功能、抗炎、抗氧化、抗血栓形成和维持平滑肌细胞等调脂外作用。

3.三级预防:即积极治疗各种并发症,坚持规范、合理治疗。

心绞痛

心绞痛多见于 40 岁以上男性,是一组慢性心肌缺血综合征。

病因

心绞痛是由于心肌需氧与供氧之间暂时失去平衡引起心肌短暂缺血或冠状动脉痉挛的一种临床综合征。

临床表现

心绞痛疼痛症状应明确 4 点:疼痛部位、疼痛与运动关系、疼痛特点、疼痛持续时间。疼痛常位于胸骨后或心前区的一种压榨感、紧缩感、烧灼感、沉闷感或窒息样感觉,旧称"狭心症"。少数不典型患者可向颈部、左肩、左前臂直至小指和无名指放射,也有向下颌、牙齿、上腹部放射,发作时常迫使患者停止活动而休息,持续数分钟,一过性的心前驱不适感觉通常不是心绞痛,发作时休息或舌下含服硝酸甘油片或消心痛片,1—2 分钟内疼痛即可缓解。下列因素常可诱发:劳累、爬高、寒冷、饱食后,情绪激动、心律失常等,诱因消除,疼痛也可消失,也有无明确诱因而发作者。具有典型症状者称典型心绞痛,疼痛及/或部位不典型者称不典型心绞痛。如表现为胃胀、嗳气、腹部不适的消化系统症状,心绞痛分类对指导治疗和判断预后有重要性。

【国际卫生组织分类】1.劳力性心绞痛:(1)稳定型。(2)初发型。(3)恶化型。2.自发性:(1)卧位型。(2)变异型。(3)中间综合征。(4)心肌梗塞后。3.混合型。

【Braunwald 分类】1.稳定型。2.不稳定型。3.变异型。

1. 劳力型心绞痛:

(1)稳定性心绞痛:具有典型心绞痛特点,病情长时间保持稳定,临床最常见。

(2)初发型:病程在一月内,或既往有发作,已数月不发。

(3)恶化型:发作次数、严重程度、持续时间突然加重,较小运动量即可诱发,含服硝酸甘油效果不佳。

微血管性心绞痛(MVA):指有典型劳力型心绞痛,但冠状动脉造影正常,系冠状动脉微血管功能不全所致。

2. 自发性心绞痛(不稳定型心绞痛):无明显诱因或在休息时及夜间发作。

(1)卧位型心绞痛:可无诱因,患者在平卧安静休息时发作,症状重,心电图,S—T段压低明显,属重症不稳定型心绞痛。

(2)变异型心绞痛:休息时发生,多于夜间或凌晨发作,发作过程中心电图 S—T段抬高,常伴室性心律失常,含服硝酸甘油有效。

(3)中间综合征:指 24 小时内心绞痛频繁发作,持续时间长达 30 分钟以上,酷似心肌梗死,但心电图仅出现可逆性 S—T段抬高或明显压低,无异常 Q 波,心肌酶谱值正常或轻度异常,此型转变为心肌梗死机会多,目前亦将之归为不稳定型心绞痛(最重型)。

(4)心肌梗死后心绞痛:发生心肌梗死后心绞痛消失,但在 1 个月内又发生的心绞痛。

3. 混合型心绞痛:劳累、休息时均可发生,心绞痛阈值变化很大。

诊断

临床症状典型者诊断不难,但有时并不容易,须与颈椎病引起的颈性心前区疼痛(颈性心绞痛)、心脏神经症、肋间神经痛、胃食管反流病、严重贫血等鉴别。

心绞痛与情绪关系密切,患者虽具有典型"心绞痛"症状,但静态心电图检查无明显 ST—T 波改变,平板运动试验阴性,冠状动脉造影不能提示冠心病诊断,无冠心病易患因素时,应注意患者有无抑郁、焦虑障碍,在冠心病用药的同时,给予抗焦虑、抑郁药治疗常可见效。

治疗

参阅冠心病 2 级预防,不稳定心绞痛参阅急性冠脉综合征。

附　心脏神经症

心脏神经症多见于青年女性,无器质性心胶病,但存在多科心脏症状。常表现为下列 1 种或多种症状:1. 自觉心悸、心慌,无心律失常。2. 某些无病因可以解释的心动过速或各种心律失常,如早搏、室上性心动过速(折返型)、特发性房颤发作、Ⅰ°或Ⅱ°Ⅰ型房室传导阻滞等。3. 常在安静时发生与劳累无关的胸闷、气促,喜用深呼吸缓解。4. 与心率相关的 ST—T 波改变。治疗可用 β-B、小剂量抗焦虑、抑郁药,心理干预。

急性冠脉综合征(ACS)

急性冠脉综合征(ACS):包括急性心肌梗死、不稳定性心绞痛和心源性猝死。泛指冠心病的急性冠状动脉事件,最常见为急性心肌梗死,有高度危险性。

全球每年有1千多万新发病例。中国及许多发展中国家发病率呈急骤上升趋势。

病因

90%以上是由冠状动脉粥样硬化斑块破裂、出血或其他原因所致冠脉急性血栓造成闭塞血管，使其相应血供心肌发生急性坏死引起的一组临床综合征。ACS患者存在着血小板活化及纤溶活性异常，是冠心病最严重并发症，有人统计死亡患者中60%死于猝死，即在院外就发生的原发性心室颤动。病变累及由心外膜直至心内膜的整个心肌，出现典型异常Q波，称透壁性梗死，未累及整个心室壁或仅累及心内膜下，一般无异常Q波，称非透壁性梗死（无Q波心梗、心内膜下心梗）。心房颤动与心肌梗死风险增加相关。

临床表现

发病急，病情严重。临床症状根据闭塞血管位置和粗细不同，梗死的部位、范围也不同，因而症状严重程度差异很大。如广泛前壁梗死症状重、预后差，膈面及局限性侧壁梗死症状轻，预后相对较好。典型疼痛性质同心绞痛，突然发生，但程度重，时间长，常超过30分钟，含服硝酸甘油无效，或仅能短时间缓解。严重患者表现出烦躁不安、恐惧、面色苍白、肢体发凉，大汗、脉搏细弱，呼吸困难；心律失常，部分患者早期可表现短时间血压增高，随即血压降低，甚至出现心源性休克、可同时伴急性左心衰竭，称泵衰竭，肺水肿，其他症状有发热、恶心、呕吐、眩晕、晕厥等。老年人临床表现常不典型，且部分患者由于对疼痛不敏感，可不表现为疼痛，称无痛性心梗，或仅表现为呼吸困难。疼痛位于心窝部称腹痛型心梗，误诊为胃痛、胆石症（有的甚至手术）延误致死者不少。心脏听诊，心音遥远或心尖部可闻及柔和的收缩期吹风样杂音，提示乳头肌功能不全，若听到摩擦音提示有心包积液，若伴其它杂音提示同时伴有其它器质性心脏病，在NSTEMI更常见。不稳定型心绞痛极易发生心肌梗死，心源性休克最常见的原因是心肌梗死。

诊断

1.心电图是最主要诊断依据，应在急诊入院10分钟内完成，典型表现是：S—T段弓背状上抬，冠状T波及异常Q波，称S—T段抬高性心肌梗死（STEMI）；心梗时亦可表现为S—T段压低、倒置或两者并存，无Q波称非S—T段抬高型心肌梗死（NSTEMI），多见，约占ACS1/4。

2.血清心肌酶谱：应在急诊入院即刻检测，出现症状3—6小时后复查，以观察其动态演变。异常增高（超过正常对照值上限的99百分位），18—24小时内升至顶峰。心电图及心肌酶谱有一定演变规律，因此，若诊断有困难时应多次复查心电图及心肌酶谱，动态分析才免于漏诊。

【不同类型心肌梗死的临床分类】

Ⅰ型：自发性心肌梗死，与由于原发的溃疡、斑块破裂、裂纹、糜烂而引起的冠脉血栓形成相关，多数有严重冠脉病变，少数仅表现为轻度冠脉狭窄。

Ⅱ型：心肌梗死是继发于心肌的供氧和耗氧不平衡所导致的心肌缺血，如冠脉痉挛、重体力劳动、贫血、冠状动脉栓塞，心律失常或低血压。

Ⅲ型:心脏性猝死,有心肌缺血的症状(心绞痛)和新出现的 S—T 段抬高或新的左束枝传导阻滞(LBBB),但未及采集血样之前就死亡。

Ⅳ型:心肌梗死与由于缺血性冠状动脉事件而进行的冠状动脉介入术(PCI)相关。

Ⅴ型:心肌梗死与由于缺血性冠状动脉事件而进行的冠状动脉搭桥术(CABG)相关。

梗死后综合征:少数人在心肌梗死后的 3 个月内出现原因不明的发热、心包炎、肺炎、胸膜炎,持续数天或数周。可能与心肌坏死物吸收引起机体应激有关,应与再次梗死鉴别,可用激素,禁忌抗凝治疗,预后良好。

陈旧性心肌梗死:EKG 检查出现病理性 Q 波,可见于既往有局灶性心肌梗死,有症状已治愈;也可见于既往不记得有心肌梗死,无任何症状,心肌酶谱指标正常。

急性心肌梗死典型 EKG 定位诊断

梗死部位	EKG 变化(指有典型改变)
广泛前壁	V_1—V_5
前间隔	V_1—V_3
局限前壁	V_3—V_5
前侧壁	V_5—V_7
下壁	Ⅱ、Ⅲ、avF
下间壁	Ⅱ、Ⅲ、avF、V_1—V_8
下侧壁	Ⅱ、Ⅲ、avF、V_5—V_7
高侧壁	Ⅰ、avL
后壁	V_7—V_8;V_1—V_2 R 波增高

*隔面,右室心梗 EKG 不易诊断。

*S—T 段抬高在 V2—C3 导联≥0.2mv(男)或≥0.15mv(女)和/或其他导联≥0.1mv,两个相邻导联新出现的 S—T 段压低≥0.05mv 和/或在 R 波为主或 R/S>1 的两个相邻导联 T 波对称性倒置≥0.1mv。

治疗

包括不稳定型心绞痛。

目标:缩小梗死面积,降低梗死危险,预防再梗死、缺血事件和其他并发症发生,防止死亡。

治疗流程:包括最初评估、诊断、危险分层和心律/心率监测。

血流重建方法选择:(药物溶栓、PCI、CABG)。在此基础上,各类辅助治疗药物在急性期和出院后长期的合理使用至关重要,可参阅 2015ESC(欧洲心脏病学会 NSTE-ACS 指南)等。

1.一般治疗:绝对卧床休息 24 小时,下床时间按治疗手段和治疗效果而定;放松情绪,保证睡眠,必要时给予适量镇静剂或抗焦虑药,高浓度面罩吸氧;低盐低脂饮食;保持大便畅通,切忌用力大便;解除疼痛;心电连续监测。

2.入院后应以最快速度(绿色通道)进入导管室,进行冠状动脉造影,根据病情及生理病理状态做介入(PCI)或手术治疗的评估:如冠脉动脉内支架植入术,冠脉搭桥术(CABG)。

3.药物治疗：

(1)溶栓：无论进行或不进行 PCI 患者均应进行规范溶栓治疗,对提高心肌梗死再灌注治疗的比例和成功率非常重要。重组组织型纤溶酶原激活剂(rt-PA)为首选,重组人尿激酶次选,不推荐链激酶。

(2)抗凝：低分子肝素(依诺肝素、比伐卢定、磺达肝癸钠)或普通肝素,NSTE-MI 患者,PCI 术后不建议继续抗凝治疗。

(3)抗血小板,血小板糖蛋白(GP)Ⅱb/Ⅲa 受体拮抗剂,P_2Y_{12} 抑制剂：替格瑞洛/普拉格雷为首选。氯吡格雷次选;可与阿斯匹林联合应用,所有 STEMI 或 NSTEMI 均需接受抗血小板治疗。

(4)抑制 RAS 系统：β_1 受体阻滞剂、ACEI。应在 24 小时内开始启动,以下情况列为禁忌：心力衰竭、低血压、休克、P-R 间期>0.24s、Ⅱ°以上 AVB、哮喘。

(5)处理各种并发症：如心律失常、休克、心衰;维持水、电解质(钾>4mEq/L、镁>2mEq/L)、酸碱平衡等。

(6)他汀类药物应用。

4.心梗患者痊愈出院后应按二级预防处理。双联抗血小板治疗：替格雷洛/普拉格雷联合阿司匹林应用,至少一年。β-B 应用,控制血糖、血脂及血压等,并在医师全面管理下进行心脏康复训练,提高生活质量。

＊冠脉内自身骨髓干细胞(BMSC)移植,正在研究中。

＊心肌酶谱检查：

对急性心肌梗死有诊断及预后判断价值,急性心肌梗死时显著增高。横纹肌溶解综合征(他汀类药物治疗罕见并发症)、挤压伤、甲减、心衰、肾衰、卒中、肺栓塞、心肌炎、烧伤、败血症、射频消融术、起搏和心脏复律等均可有不同程度增高,应注意鉴别。

肌钙蛋白 I(cTnI)　敏感性同 cTnT;

肌钙蛋白 T(cTnT)　最敏感指标,心梗发病 3 小时后增高,可持续 1—2 周;

hs-cTnT(高敏肌钙蛋白 T);

血清磷酸肌酸激酶(CK、CPK)正常值 0—130u,发病 6 小时内出现,24 小时达高峰,48—72 小时后消失;

血清磷酸肌酸激酶同工酶(CK-MB)、正常值 0.0—25.0μ/L,同 CK,敏感性、特异性最高;

血清乳酸脱氢酶(LDH)正常值 109—245μ/L,发病后 8—12 小时升高,2—3 天达高峰,1—2 周恢复正常(非特异性);

谷草转氨酶(AST)正常值<40μ/L,发病后 6—12 小时升高,24—48 小时达高峰,3—6 天后正常(非特异性)。

慢性肺源性心脏病(肺心病)

肺心病在老年心脏病中,是继冠心病、高心病之后的第三位。

病因

肺心病是继发于肺部疾病,因长期患慢性阻塞性肺疾病、哮喘及严重肺结核、胸膜及肺血管性疾病所产生肺组织结构和/或功能异常引起。由于长期循环阻力增加、慢性缺氧、肺泡压增高、肺动脉高压（肺动脉压＞20mmHg，经右心导管测定），使右心房、室负荷增加，右心房、右心室肥大，最后发生右心衰竭。并不继发于左心衰竭。

临床表现

早期无症状，后期主要是慢性阻塞性肺疾病症状，呼吸困难、乏力、咳痰伴右心衰症状，可发生心律失常，以房颤最为常见。平时可呈心功能代偿期，病程进行性发展，最终产生右心房和右心室扩张和肥大。患者常在急性呼吸道感染时迅速产生右心衰而出现失代偿期症状，此时除有右心衰症状体征外，严重患者常伴发呼吸衰竭、肺性脑病、代谢紊乱等危重症状。若经正确及时治疗一般可获得暂时缓解。

诊断

主要依据典型临床症状，心脏听诊时，肺动脉瓣第二音亢进，肺动脉瓣区有时可闻及Ⅰ—Ⅱ级收缩期吹风样杂音。功能性三尖瓣关闭不全，严重时可发生右心室奔马律，叩诊横膈下降，两肺中下部可闻及广泛干湿啰音或伴哮鸣音，肺尖部同时闻及细湿啰音时，可能合并有肺结核存在之可能。心电图提示有右心房增大的肺性P波及右心室肥大征，X线胸片可有肺动脉圆锥膨出，及右心室肥大征，心影狭长。血气分析、肺功能、心电图、心脏超声波（肺动脉收缩压≥40mmHg可诊断肺心）、MRI肺动脉显像等检查可确定诊断。

治疗

详见慢性阻塞性肺疾病、右心衰竭节。

＊肺动脉高压（PH）：病因及分类十分复杂。其诊断标准：在海平面、静息状态下，用右心导管测得平均肺动脉压＞25mmHg、运动状态下＞30mmHg，可诊断为肺动脉高压。其中最常见是继发性肺动脉高压，如：慢性肺源性心脏病。特发性肺动脉高压（IPH）：旧称原发性肺动脉高压，病因不明，其发病与遗传、自身免疫异常和肺血管内皮损伤等综合因素有关。其临床表现类似肺心病，治疗效果不佳。近年来，双重内皮素受体拮抗剂（波生坦）已用于IPH治疗。

心脏瓣膜病

任何心脏瓣膜都可发展成狭窄或关闭不全，发病缓慢，在出现症状前很长时间就开始有血流动力学改变。最常见的是单个瓣膜狭窄或关闭不全，但多个瓣膜病变可能共存，且单个瓣膜可能同时有狭窄或关闭不全。

病因

以风湿性最常见，其次为先天性、功能性及老年退行性改变。瓣膜病变以二尖瓣、主动脉瓣最常见。

临床表现

心脏瓣膜病的病因、体征、临床表现

	二尖瓣狭窄	二尖瓣关闭不全	主动脉瓣狭窄	主动脉瓣关闭不全	三尖瓣狭窄	三尖瓣关闭不全	肺动脉瓣狭窄	肺动脉瓣关闭不全
病因	风湿性、退行性钙化、细菌性心内膜炎、结缔组织病、先天性、常伴有二尖瓣关闭不全	风湿性、二尖瓣脱垂、功能性、退行性钙化、急性心内膜炎、急性乳头肌断裂	风湿热、退行性钙化、先天性、可伴主动脉瓣反流或二尖瓣反流	风湿热、心内膜炎、主动脉夹层、梅毒、结缔组织病	风湿热、肺心、先天性、SLE、左房粘液瘤、缩窄性心包炎	风湿性、先天性、功能性、乳头肌功能失调、感染性心内膜炎、可合并二尖瓣病变	先天性单瓣膜狭窄罕见	风心病、先心病、心内膜炎引起继发性肺动脉高压
望诊	颈静脉扩张、二尖瓣面容、紫绀	/	/	周围血管征：毛细血管搏动征阳性、颈动脉搏动增强。心尖区抬举性搏动。	颈静脉搏动、肝脏收缩期搏动	颈静脉搏动	心前区隆起、杵状指（重度）	/
触诊	胸骨左下缘收缩期抬举性搏动、舒张期震颤	心前区局限收缩期抬举性搏动、收缩期震颤（猫喘）	胸骨右上缘收缩期震颤、细迟脉*、脉压增大	脉压增宽、水冲脉、心尖部、主动脉瓣区收缩期震颤	/	严重时右颈静脉搏颤、肝脏搏动、收缩期搏动	胸骨旁抬举性搏动	/
叩诊	左心缘增大、心腰消失、肺动脉圆锥膨出（梨形扩大）	心界向左下扩大	左心室向左下移位	/	/	右心室扩大	右心室肥大征	/

续　表

	二尖瓣狭窄	二尖瓣关闭不全	主动脉瓣狭窄	主动脉瓣关闭不全	三尖瓣狭窄	三尖瓣关闭不全	肺动脉瓣狭窄	肺动脉瓣关闭不全
听诊	S1↑,S2分裂,P2↑,舒张早期开瓣音,心尖区舒张期隆隆样杂音,二尖瓣钙化时杂音减轻或消失,左侧卧位明显,Graham-steel杂音,快室率房颤	S1↓,P2↑,心尖区全收缩期吹风样杂音,响亮,向左腋下,左肩胛传导,腱索断裂时杂音呈海鸥样或乐音,心尖区有舒张期隆隆样杂音(短,轻)	A2↓,喷射性粗糙响亮收缩期杂音,放射至颈部,严重狭窄时杂音降低,心尖区鸥鸣样杂音	A2↑,主动脉瓣区舒张型递减型吹风样杂音,向心尖传导,股动脉枪击音或双重杂音,Austin-Flint杂音*	P2正常或消失,舒张中晚期短促隆隆样杂音,吸气增强	P2↑,S2分裂,胸骨左下缘全收缩期吹风样杂音	P2↓,胸骨左缘第二肋间可闻及全收缩期的粗糙喷射样杂音(喷射音)伴震颤。	胸骨左缘第二肋间可闻舒张早期吹风样杂音,向胸骨右缘放射,右心搏量增张时增加,胸骨左缘可闻及收缩期喷射性杂音
临床表现	隐匿进展,声音嘶哑,肺动脉高压,心房颤动,血栓栓塞,早期左心衰,后期右心衰,咯血,全心衰,房颤	急性:急性心衰,心源性休克,猝死。慢性晚期:左心房扩大,心悸,肺动脉压,呼吸困难,疲乏,右心衰,房颤	晕厥,心绞痛,呼吸困难,心律失常,心衰,猝死。	急性:心衰,心源性休克。慢性:心悸,劳力性呼吸困难,端坐呼吸,夜间阵发性呼吸困难,胸痛,个体差异大	静脉淤血,肝明显增大,水肿,腹水,伴有二尖瓣狭窄,静脉淤血症状减轻	晚期出现右心衰,房扑房颤	轻度:无症状;重度:胸痛,晕厥,紫绀	肺动脉高压表现

* S1=尖区第一音;S2=尖区第二音;P2=肺动脉瓣第二音;A2=主动脉瓣第二音。
↑:表示亢进;↓表示减轻。细迟脉,脉搏缓慢上升,细小而持续。
* Graham-steel杂音:指胸骨左缘第2—4肋间闻及舒张早期吹风样杂音,向二尖瓣区传导。由肺动脉扩张,肺动脉瓣相对关闭不全引起。
* Austin-Flint杂音:由于左心室扩张引起二尖瓣相对狭窄,产生舒张期柔和吹风样杂音。

诊断

根据临床症状体征,特别是听诊,可做出初步诊断;结合胸片、心电图、心超大多能明确诊断。

治疗

本病无特效治疗,以对症及并发症处理为主,如抗心律失常、心力衰竭治疗。

很多瓣膜病变可进行瓣膜置换等手术治疗。

慢性风湿性心脏瓣膜病(风心病)

风心病发病年龄较早,迄至老年期才被发现患有风心病者也有。

病因

风心病多由隐匿性甲型溶血性链球菌感染后引起Ⅳ型变态反应所致,病理改变主要侵犯心脏瓣膜。

临床表现

风湿热症状多数不明显,病程任何阶段均可发生急性风湿热。发病部位最常见是二尖瓣狭窄或/伴关闭不全。主动脉瓣狭窄或/伴关闭不全次之,单纯三尖瓣病变少见。风心患者最常发生的心律失常类型是早搏、房颤,后者是引起血栓栓塞事件的危险因素。早期有左心房肥大,可发生左心衰,劳力性呼吸困难,端坐呼吸,夜间阵发性呼吸困难,疲乏。可并发咯血,有时咯血量大。扩大的左心房压迫喉返神经时,可引起声音嘶哑,后期由于肺动脉高压而至右心室肥大,可发生右心衰。若左心房内有血栓,脱落时可发生脑栓塞而致偏瘫。心内膜链球菌感染时,可引起亚急性细菌性心内膜炎。上呼吸道感染、心律失常、情绪激动、劳累过度、妊娠可诱发心衰。

诊断

患者可呈二尖瓣面容(面颊潮红),颈静脉扩张,心脏听诊有特征性杂音——二尖瓣区舒张期隆隆样杂音或伴吹风样收缩期杂音,舒张期震颤提示二尖瓣狭窄伴关闭不全,肺动脉瓣第二音增强,心电图有左心房增大的二尖瓣P波,重度二尖瓣反流时,S—T段可深度压低及T波倒置,易误认为冠心病,X线胸片心脏呈梨形增大,从形态上讲,应与扩张性心肌病鉴别,心超对风心病有诊断价值。瓣口面积>1.5cm^2,为轻度狭窄;1.0—1.5cm^{2}为中度狭窄;<1.0cm^{2}为重度狭窄。

治疗

无特效药物治疗,主要是治疗并发症,如心律失常及心衰。介入手术如二尖瓣球囊扩张术有一定适应证,瓣膜置换术则应根据年龄及病情决定,后者是唯一矫正病变的治疗。

二尖瓣脱垂

病因

二尖瓣和腱索的黏液样变性最常引起二尖瓣脱垂。通常为特发性退行性变,但也可能通过常染色体显性遗传或罕见的X-性连锁的隐性方式遗传。黏液样变性也可能由结缔组织病引起马方综合征、Ehlers-Danlos 综合征。二尖瓣脱垂在 Grave's 病、风湿性心脏病患者中更常见。如果存在乳头肌功能不全或风湿性腱索断裂，无黏液样变性的二尖瓣瓣叶也可脱垂。二尖瓣反流是二尖瓣脱垂最常见的并发症。

临床表现

大多数二尖瓣脱垂无症状。有些患者感到有非特异性症状如：胸痛、呼吸困难、心悸、头晕、晕厥感、偏头痛、焦虑。典型的二尖瓣脱垂不引起望诊或触诊方面的心脏体征，仅可闻及清脆的收缩晚期咯喇音。患者取左侧卧位时在左胸心尖听诊最容易识别。

诊断

体征＋超声心动图。

治疗

通常不需要治疗，必要时可使用 β-受体阻滞剂。

先天性心脏病

先天性心脏病是指先天性心脏血管畸形的一组疾病。主要是儿童期疾病演变而来。成人先心病都系轻度，无/或少有症状。儿童期先心病未经治疗或虽手术矫正而未完全纠正，在成年后可逐渐演变成重度肺动脉高压。

病因

先天性心脏病系多因素疾病，遗传因素及子宫内环境因素相互作用的结果，由于胚胎期心脏结构发育障碍和环境因素所致的疾病。传统分无紫绀型和紫绀型两大类。按病理生理可分：

1. 无分流型：无异常通道，不产生血液分流，无紫绀。如单独肺动脉瓣口或主动脉瓣口狭窄等。

2. 左至右分流型：指血液从左侧心腔不同部位通过异常通道流入静脉血中，无紫绀。如房间隔缺损、室间隔缺损，动脉导管未闭等，十分常见。

3. 右至左分流型：静脉血自右室心腔不同部位，通过异常通道流入左室心腔动脉血中，有紫绀。如法乐氏四联症等。

亦有左至右，右至左分流同时存在者。

临床表现

先天性心血管畸形种类极其繁多，复杂性，复合性畸形也十分常见。症状轻重悬殊。无紫绀者症状轻，有紫绀者症状重，随畸形的类别而不同。常见症状有：气急、咳嗽、咯血、胸痛、疲乏、头晕、晕厥、下蹲习惯、浮肿等。发育差、体重轻，易发生呼吸道感染，心力衰竭，心律失常，感染性心内膜炎，血栓栓塞和猝死。本病预后随畸形类别，严重程度，是否在适当时机进行了畸形矫治等情况不同而有很大差别。

诊断

听诊时，室间隔缺损心前区可闻及响亮而粗糙的收缩期杂音，动脉导管未闭胸骨左缘可闻及粗糙的连续性杂音,房间隔缺损肺动脉瓣区可闻及 2—3 级收缩期杂音,最具诊断价值。紫绀、杵状指是紫绀型先心病典型体征。心脏都有不同程度扩大。胸片、EKG、心超可明确诊断,MRI、CT 心导管造影、断层显像、螺旋 CT 对明确畸形结构有价值。

治疗

产前干预是目前降低先心病患儿出生率最有效的手段。

1.最根本办法是介入治疗或手术纠正。2.并发症及对症处理。

心肌炎

心肌炎是指心肌细胞心内膜、心外膜局限性或弥漫性的急性、亚急性或慢性炎性病变。常为全身性疾病的心脏表现,是年青人常见心脏病之一。

病因

1.感染性心肌炎:任何病原体均可引起,以病毒和细菌感染为主。

(1)病毒性心肌炎(VMC):病原以柯萨奇 B 组病毒、埃可病毒等肠道病毒为主,腺病毒、巨细胞病毒、疱疹病毒、流感、副流感、麻疹、腮腺炎病毒也可引起。近年来认为丙型肝炎病毒、HIV 的感染与心肌炎发生有相关性。本节仅简述病毒性心肌炎。

(2)中毒性心肌炎:常见病原有分枝杆菌、白喉、布鲁氏杆菌、梭状菌、金黄色葡萄球菌、肺炎链球菌、立克次氏体等。系全身严重感染性疾病由于毒素及炎症介质引起的心肌损害。

2.药物性心肌炎:是特殊药物对心脏的毒性作用,如治疗血吸虫病的药物酒石酸锑钾、某些抗肿瘤药物。

3.结缔组织病相关性心肌炎:任何自身免疫性疾病如风湿热、类风湿性关节炎、系统性红斑狼疮等均可引起心肌浸润而致心肌损害。

临床表现

临床经过不同症状各异。取决于病变广泛程度与部位,机体反应性,病毒种类等因素。多数患者以上呼吸道感染样起病,表现发热、疲乏、全身酸痛、咽痛、头晕,可伴有胃肠道症状:食欲不振、恶心、呕吐,偶有腹痛、腹泻(病毒性肠炎)。数天后表现为胸闷、心悸、心前区疼痛或出现心律失常,晕厥、心力衰竭、心源性休克甚至猝死。症状轻重悬殊,轻者可无临床症状,只有进行心电图、病毒抗体检测才能诊断,称亚临床心肌炎;病毒感染后数天或 1—2 周后出现心脏症状及心律失常者称急性病毒性心肌炎,临床症状及心电图异常在 6 个月内恢复;心肌炎表现持续 6 个月以上称慢性病毒性心肌炎;年青人不明原因持续存在或间歇出现的心律失常,一般情况良好者,常被怀疑为心肌炎后遗症。重症(暴发型)心肌炎:指急性起病,临床症状严重,心率增快与体温不对称,心动过缓或出现奔马律(胎心率),可迅速出现心衰、低血压或猝死,恶性心律失常常为猝死原因之一。心律失常最为常见,各型心律失常均可出现,房性、室性早搏最常见,其次如房颤、房速、室速、房室传导阻滞、病态窦房结综合征等。心电图明显异常,低电压、S—T、T波改变,可出现Q波;X线胸片、心超示心脏扩大,或伴心包积液(急性心包心肌炎)。

诊断

凡遇以感冒样症状及/或胃肠道症状起病患者,出现心悸、胸闷时一律应排除之,除非证明不是。血白细胞可增高或正常,淋巴细胞比例增加,血沉明显增快。心脏听诊心尖区第一心音明显减低有诊断意义。心脏可轻度扩大。EKG可见心肌缺血(损害)表现:S—T段下降,T波明显倒置或心律失常,心超可见左心室收缩及舒张功能异常,室壁节律运动性失调等;病毒抗体动态检测阳性或滴度持续增高是确诊依据。X线、MRI、核素心肌灌注显像常被应用于诊断。

治疗

1.一般治疗:按心脏病一般原则处理,卧床休息不少于4周,营养支持。

2.药物治疗:(1)抗病毒治疗不少于4周。(2)糖皮质激素应用,意见未统一,若病情重,有高度房室传导阻滞、心力衰竭和休克时同意应用者多。(3)抗心律失常药物应用。(4)心肌营养药。(5)提高免疫机能可用干扰素或胸腺肽,重型患者可辅助应用。

3.对症、支持、并发症治疗。

心内膜炎

病因

心内膜炎主要由细菌,其次为病毒、霉菌等病原体侵袭心瓣膜形成赘生物而发病者。分:

1.非感染性心内膜炎,如系统性红斑狼疮、风湿热、类风湿关节炎等所致。罕见。

2.感染性心内膜炎又分:(1)急性细菌性心内膜炎,可见于正常心脏。(2)亚急性细菌性心内膜炎(本文简述)。

亚急性细菌性心内膜炎:多见于原有器质性心脏病如风湿性心脏病或瓣膜置换术后,少见于先天性心脏病。近年来偶见于无心脏瓣膜疾病者。

临床表现

亚急性细菌性心内膜炎的症状和体征并无特异性,发病隐匿,病原以B型草绿色溶血性链球菌为主。心脏手术、拔牙、吸毒为常见诱因。长期发热、心脏杂音改变,右心室心内膜炎可无心脏杂音、出血点(皮肤、粘膜、睑结膜等处)、进行性贫血、呼吸困难,为其主要临床表现。容易并发栓塞(肺栓塞、脑栓塞)、心律失常、心力衰竭。不及时诊断死亡率高。

诊断

诊断困难,不明原因长期发热患者应及时疑及,特别是原有器质性心脏病患者。多次血培养,骨髓培养有诊断意义,心超有赘生物更具诊断意义。

治疗

1.一般治疗:休息,营养支持。

2.药物治疗:(1)足量敏感抗生素治疗,疗程不少于6周或更长。(2)维持水、

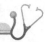

电解质、酸碱平衡。

3.对症、支持、并发症处理。

心包炎

病因

心包炎是全身疾病的一部分或由邻近组织病变蔓延而来,心包炎可与心内膜炎、心肌炎合并存在(全心炎),但多数是单独存在。分急性心包炎和慢性心包炎。

急性心包炎(渗出性心包炎):

1.非感染性心包炎:病因繁多,如创伤、心力衰竭、心肌梗塞后、尿毒症、甲状腺机能减退性心脏病、维生素 B_1 缺乏性心脏病、红斑狼疮等自体免疫病,风湿性心包炎(已少见)。化疗药物、恶性肿瘤如间皮瘤、恶性淋巴瘤、纵隔障肿瘤等心包转移所致者渗出液常为血性。

2.感染性心包炎:年青人中以特发性(非特异性)渗出性心包炎为多,病因不明,有人认为是病毒感染引起,明确病因时则称病毒性心包炎,经治疗预后良好。其次为结核性,发病隐匿,早期诊断不易,可为血性渗液,一旦诊断往往已是慢性期。化脓性细菌引起者称化脓性心包炎,其他真菌、寄生虫病皆可引起,罕见。

急性心包炎常以病毒性、结核性、全身性疾病的心包积液及肿瘤为鉴别重点。以特发性渗出性心包炎为多。

慢性心包炎:病程>6个月,发展较慢,急性心包炎可演变成慢性心包炎。

1.慢性粘连性心包炎:急性心包炎后心包呈轻度粘连,无症状者,无临床意义。

2.慢性渗出性心包炎:急性非特异性心包炎后少量积液可长期存在,预后良好,少有临床意义;老年人可表现为无症状少量积液。

3.慢性缩窄性心包炎:结核性心包炎由于未能及时诊断,患者就诊时心包已呈明显粘连及增厚,疤痕形成,心包失去伸缩功能,表现为心包填塞(心排血量减少型心衰),出现奇脉。是慢性心包炎的常见类型,预后差。

临床表现

无特异性,主要为心包积液。心悸、胸闷、气急、下肢浮肿等为常见症状,严重时可出现心包填塞、低血压、休克或肺水肿,急性者可伴发热。原发病相关症状。

诊断

心脏听诊可有心包摩擦音,心音低钝,呼吸音降低,左腋下可闻捻发音,X线胸片、心电图、心超为常用检查方法,急性期血白细胞总数可增高,可正常,病毒性者淋巴比例增高,血沉增快,C-反应蛋白(CRP)增高。穿刺液常规检查非常重要,血性者多为结核性或肿瘤转移引起。

治疗

1.按病因治疗。

2.穿刺放液减压、心包穿刺引流术、心包内药物注射,非特异性者可注射糖皮质激素。

3.缩窄性心包炎,手术是唯一治疗方法,手术后心衰仍然长期存在者预后差。

心肌病

病因

心肌病可分原发性心肌病,继发性心肌病。

原发性心肌病,习惯称心肌病(又称特发性心肌病),指迄今原因不明一组心脏病。2008年1月欧洲心脏病协会将心肌病定义为非冠心病、高血压、瓣膜病和先天性心脏病等原因所引起的心肌结构功能异常。按其病理改变分为5型:以扩张性心肌病、肥厚梗阻型心肌病、限制型心肌病为多见,致心律失常型右室心肌病以及未分类型心肌病,后两型罕见。同时又可分为家族性(遗传性)和非家族性(非遗传性)。其心肌重量增加可为正常人1倍以上,各心腔普遍性增大。中年起病居多。老年人中最常见的是扩张性心肌病。

临床表现

本病起病十分缓慢,呈进行性加重,很难明确起病日期。症状并无特异性。

1.扩张性心肌病(DCM):是由于心室显著扩张、全心扩大和收缩功能不全引起全心衰竭,以右心衰竭为主的一组心肌病。常表现为呼吸困难、乏力和周围性水肿。心律失常常见,恶性室性快速型心律失常时可引起猝死。

2.肥厚梗阻性心肌病:大多数肥厚梗阻性心肌病的病因是遗传的。系染色体显性遗传。以显著的心室不对称性肥厚及舒张功能异常为特点。症状包括胸痛、劳力性呼吸困难、发作性晕厥或猝死。也是年轻运动员猝死的常见原因。

3.限制性心肌病:少见。由于心室适应性下降引起舒张期充盈受阻,肺静脉压增高,心室肌肉变得僵硬为特点。可单心室或双心室同时受累,以左心室受累最为常见。病变可以是弥散性的或非弥散性。病因可有结缔组织病或少见的基因病引起。症状主要是劳力性呼吸困难、乏力、水肿,症状与缩窄性心包炎相似,很少有心绞痛,无晕厥,可发生心律失常。

继发性心肌病:各种病因的心脏病最后都可引起心肌肥厚、扩张、纤维化,引起心腔扩大而致心肌病。严重冠心病有时会产生心肌扩张和心肌收缩力下降,称缺血性心肌病。其他疾病引起的心肌疾病有糖尿病、尿毒症、酒精性、淀粉样变性、糖原累积症、围产期心肌病、甲状腺机能亢进症、甲状腺机能减退症等引起的房颤、快速型心律失常等表现,又称心动过速型心肌病,特征为左心室明显扩张,左室射血分数(EF)显著下降,心衰是其主要表现,但可逆。室早性心肌病:出现大量频发室早,可致心脏扩大,心功能下降,排除其他原因引起的心脏扩大可称室早性心肌病。

诊断

采取排除法,无特异诊断标准,早期易误诊,X线胸片表现为全心脏扩大呈球形,与心包腔积液相似,应予鉴别。心电图示心房,心室扩大表现,早期以左心房、左心室肥大为主,多普勒彩色心超对诊断有价值,不能排除冠心病时可作冠脉造影。

治疗

扩张型心肌病:除原发病治疗外(明确原发病常常是困难的),其它治疗与心衰相同,部分患者需要抗凝治疗或安装 ICD、双室起搏、心脏移植。

肥厚梗阻性心肌病:β-受体阻滞剂长期治疗能延缓病程,从小剂量开始逐渐加量,严重心力衰竭禁用。化学消融或外科手术(左室心肌减容术)解除流出道梗阻可能有帮助。

限制性心肌病:无有效治疗方法,对症治疗。

雷诺氏病(雷诺氏综合征)

病因

不明。主要是血管神经功能失调,交感神经功能亢进,引起血管痉挛的现象。

临床表现

多发生于青年女性,其特征是由局部寒冷诱发的指(趾)皮肤色泽间歇性改变,由苍白变紫绀而转为潮红,某些患者可无潮红,局部加温即可恢复正常。发作时指(趾)可有冷感、麻木、刺痛、灼痛等异常感觉,两手对称,脉搏正常。严重病例可引起局部皮肤营养障碍。

诊断

根据临床典型症状、体征便可诊断。是临床诊断性疾病。但需与下列疾病鉴别:由自身免疫性疾病如 SLE、硬皮病、皮肌炎、结节性多动脉炎、干燥综合症、类风湿性关节炎、混合型结缔组织病等引起的雷诺氏征候群,称雷诺氏现象,上述疾病原发病在先,雷诺氏现象在后;手足发绀症,系原发性血管痉挛性疾病,无典型色泽改变经过,也无苍白现象,且紫绀并不局限于指(趾)。

治疗

1. 一般治疗:局部保暖,无营养障碍的雷诺氏患者主要是局部避免寒冷刺激。

2. 心理治疗。

3. 药物治疗:烟酸,50—200mg,3 次/d,也可用血管扩张剂、钙通道阻滞剂、α受体阻滞剂等口服;硝酸甘油软膏外用。

4. 手术治疗:严重患者可做局部交感神经节切除。

附　手足发绀症

手足发绀症是由于寒冷所引起的皮肤小血管痉挛所致失血性,无痛的手、足或面部对称性发绀。多见于女性。发绀持续和不易被逆转,可与雷诺氏综合症区别。除避免寒冷外无须治疗。

闭塞性动脉硬化症

病因

未完全阐明。动脉粥样硬化为基础性病变,受累血管以腹主动脉下端、髂动脉和股动脉为多见,很少见于上肢动脉,20%伴有糖尿病。

临床表现

本病多见于老年人,男性占大多数。缓慢隐匿发病,表现为动脉狭窄或闭塞引起的慢性缺血、早期无症状,或间歇发作。缺血肌群痉挛性剧痛,患者常难以忍受。最初出现的症状是间歇跛行,由于动脉血管狭窄,运动时肌肉血供不足。主要表现步行时发生疼痛,痛性痉挛及疲乏感觉,休息数分钟后迅速缓解,患者可继续行走,直至再度出现疼痛,被迫再休息(间歇跛行症)。快速行走或登高或抬高下肢可使症状加重。这些症状最常出现部位是腓肠肌,由于闭塞血管部位不同,也可发生在足、大腿、髋、臀部位。严重患者有相应供血动脉搏动减弱或消失,如胫总动脉闭塞时足背动脉搏动消失。急性闭塞可引起严重缺血,表现为感觉及运动丧失,疼痛加剧、肢体发凉、苍白、发绀甚至出现足部坏疽。常由心房血栓(如房颤)、近端动脉硬化斑块脱落栓塞引起。

诊断

凡中老年男性出现下肢(偶有上肢)慢性缺血症状和相应动脉搏动减弱或消失,有动脉粥样硬化的临床表现,即应怀疑,伴糖尿病时更有可能。多普勒彩超检查可诊断本病。磁共振血管造影和CT血管造影可替代对比剂血管造影,属于非创伤型检查。动脉造影诊断是金标准。

治疗

1. 一般治疗:禁烟十分重要,适当活动,睡眠时适当抬高床头,使下肢低于心脏水平;注意足保护。

2. 药物治疗:(1)血管扩张剂及降低血粘稠度药物应用:阿斯匹林、丹参、胰激肽释放酶、双嘧达莫、西洛他唑、氯吡格雷、华法令、已酮可可碱、低分子肝素等均可应用。(2)CCB也有效。(3)β—B禁用。(4)对于合并有临床表现的冠状动脉或脑血管疾病的外周动脉疾病患者推荐终身应用抗血小板药物治疗。

3. 手术治疗:经皮腔内血管成形术(PTA)或介入治疗;对急性闭塞患者可溶栓或栓子切除术,血管移植手术。

血栓闭塞性脉管炎

病因

未明。与长期吸烟密切相关,所有患者都有吸烟。常发生于20—40岁男性。以四肢中、小动脉和浅表静脉炎性病变为特征的血管闭塞性疾病。

临床表现

血栓闭塞性脉管炎主要是动脉缺血性疼痛和浅表静脉炎表现,症状逐渐发生,一时缓解,一时增剧,为其特征。由下肢最远端开始,逐渐向足部和小腿发展,少数可同时累及上肢,单独发生在上肢罕见。通常因足和腿痛而表现间歇性跛行,严重时静止时也表现疼痛,尤以夜间痛为甚。表现为肢体发凉、麻木、刺痛、烧灼感,可伴有雷诺氏现象,患病部位抬高时皮肤苍白疼痛加剧,下垂时皮肤发红疼痛减轻,可伴营养障碍,以致溃疡、坏疽,局部肌肉痉挛性疼痛难忍。

诊断

凡青壮年吸烟男性出现下列情况：

1. 一侧或两侧下肢间歇性跛行。

2. 腘动脉、足背动脉搏动减弱或消失。

3. 有游走性浅表性血栓性静脉炎史。

4. 排除高血压、糖尿病或动脉粥样硬化等引起的缺血性原因，需考虑本病。必要时可血管造影。

治疗

1. 一般治疗：戒烟、足部锻炼。

2. 药物治疗：(1)扩血管药物。(2)对症及并发症处理：如止痛剂应用。

3. 高压氧治疗。

4. 手术治疗：交感神经节切除或化学消融，早期患者可避免截肢；晚期重症患者趾(指)端有坏疽时可考虑截肢手术。

5. 对于中重度致残性间歇性跛行患者，如果运动疗法无效，又不适宜接受外科或导管介入治疗时，则推荐应用西洛他唑。

深静脉血栓形成(DVT)

病因

深静脉血栓形成是肢体或骨盆深静脉的血液凝结，静脉回流障碍，血管内壁损伤或功能紊乱，高凝状态引起。许多因素可导致 DVT，癌症是 DVT 的独立危险因素。其它如老年人、长期吸烟史、长期卧床(脑卒中)、孕妇、大手术(特别是骨科大手术)、心衰等重大内科疾病并发高凝状态，创伤、静脉置管、起搏器安装、注射药物引起内壁损伤等多种因素可引起。亦可见于恶性肿瘤伴有高凝状态时形成深部血栓；手术及任何慢性病如心力衰竭。以腓肠肌深部静脉血栓形成较常见。

临床表现

可表现站立或步行时疼痛难忍，抬高患肢休息疼痛减轻，非对称性或单侧下肢凹陷性水肿，下肢深静脉血栓脱落可引起危险的肺栓塞。常发生于下肢深静脉和骨盆深静脉，上肢也可发生，但很少。微小或散在的小血栓可无症状，血栓增大或延伸堵塞静脉时才引起症状。大的血栓形成常突然起病，患肢突然肿胀、凹陷性浮肿、发硬，表面皮肤潮红、青紫，皮肤光亮，灼热、疼痛或剧痛。肢体下垂或站立时疼痛加剧，平卧或抬高肢体时疼痛减轻。患者突然出现呼吸困难、胸痛，应怀疑急性肺栓塞。静脉功能不全和静脉炎后遗症是深静脉血栓形成治愈后常见后遗症。可表现为水肿、肢体发胀，酸麻、红斑、不确定的局部疼痛。长时间站立更容易发生。可有扩张侧支浅表静脉显露。

诊断

检查时腓肠肌有深部压痛，或将患者下肢伸直，将踝关节急促背屈时引起小腿肌肉痛称 Homan 征阳性，足背动脉搏动存在，慢性期可因长期淤血而致皮肤营养不良,造成局部皮肤色素沉着,皮肤发黑或暗红色,干燥,皮炎及溃疡。仔细体格检查不难区分动脉性阻塞或静脉性阻塞,多普勒彩超是最常用诊断方法,放射性核素(ECT)、MRI血管造影均有诊断价值。D-二聚体水平增高提示有近期血栓形成或溶解。

治疗

1.一般治疗:急性期应卧床休息、抬高患肢;缓解期穿弹力袜,慢性期应避免长时间坐、卧床。

2.抗血栓治疗:轻度患者如无禁忌证,应即使用肝素、氯吡格雷、华法令、阿哌沙旦、塞咯匹啶等抗栓治疗,有适应证时可用肝素或/加尿激酶、链激酶等溶栓治疗,并配合使用抗血小板药物:阿斯匹林。

3.介入治疗、Fogarty导管消融和手术治疗。

4.放置下腔静脉过滤器预防肺栓塞。

＊华法林应用规则:

一般在肝素或尿激酶等充分抗凝后作为维持治疗时开始应用(aPTT＞参考值范围1.5—2.5倍时开始应用)。华法林的使用剂量个体差异很大,老年人和肝病患者所需华法林剂量较低。治疗目标值是国际标准化比值(INR)达到2.0—3.0。开始治疗1—2个月内需每周监测INR,以后每月一次,根据INR值调整剂量。注意食物与其他药物的相互作用。华法林危险的并发症是出血,年龄≥65岁;既往有消化道出血史、脑卒中史、新近有心肌梗死史更应注意防范。Vit.K可拮抗。深静脉血栓形成若属短期危险患者(如大手术)治疗3—6个月后可考虑停药,伴不可缓解的危险因素(高凝状态),不明原因的DVT,复发性DVT、放置过滤器患者服用时间应＞6个月或终身服药。

心脏肿瘤

　　心脏肿瘤可以是原发性(良性或恶性)或转移性(恶性)。良性原发性肿瘤:如黏液瘤(最常见的类型)、乳头状弹性纤维瘤、横纹肌瘤、纤维瘤、血管瘤、畸胎瘤、脂肪瘤、副神经节瘤和心包囊肿。原发性恶性肿瘤包括肉瘤、心包间皮细胞瘤和原发性淋巴瘤。

　　心脏肿瘤可发生在任何心脏组织,临床表现:常引起瓣膜流入道或流出道的梗阻,胸痛、气急、水肿、心衰、血栓栓塞,心律失常或心包病变。诊断:依靠超声心动图检查和其后的活组织检查CT、MRI有辅助诊断价值。良性肿瘤的治疗通常是手术切除;肿瘤可能复发。转移性恶性肿瘤治疗取决于肿瘤类型和起源,预后一般差。

第二章 呼吸系统疾病

急性呼吸系统疾病仍以社区获得性肺炎为主；慢性呼吸系统疾病主要是哮喘、慢性阻塞性肺疾病。两者是老年患者因呼吸系统疾病死亡的主要原因。近年来病毒性肺炎有明显发展趋势。

第一节 常见症状

咳 嗽

咳嗽反射的主要作用是帮助清除呼吸道分泌物，但过度咳嗽、咳痰都是病理性。剧烈咳嗽尚可引起咳血、胸痛、气胸、头痛、上腹痛、呕吐、影响睡眠，甚至引起尿失禁、晕厥。几乎所有呼吸系统疾病均可引起咳嗽，并无特异性。按病因可分：

1.呼吸系统疾病：肺、支气管、胸膜的炎症、肿瘤、气道异物、张力性气胸、肺栓塞等。

2.非呼吸系统疾病：(1)心脏疾患：如风心病二尖瓣狭窄所致左心房肥大、主动脉瘤等。(2)消化道疾病：如胃食管反流病、急性食管炎等。(3)其他：精神神经因素等引起。

临床表现按咳嗽病程分：

1.急性咳嗽：病程＜3周。如急性上呼吸道感染、急性气管—支气管炎、肺炎、鼻后滴漏综合征、慢性阻塞性肺疾病加重期、异物、肺栓塞以及心力衰竭等。

2.慢性咳嗽：咳嗽时间延续＞8周，过去无慢性呼吸系统疾病且以咳嗽为主要或唯一症状、X线胸片无明显异常称慢性咳嗽，是最常见呼吸道症状，以哮喘（变异性咳嗽）及慢性阻塞性肺疾病最常见，其他如结核、嗜酸细胞性支气管炎、肺癌、支气管扩张、胃食管反流病、肺纤维化为主。咳嗽伴有高热多为支气管、肺部炎症；咳大量脓臭痰或血脓痰多为肺脓肿，老年患者可以是肺癌伴支气管化脓性感染；咳嗽无痰、胸痛伴发热，数日后胸痛消失，反出现气急者，多为胸腔积液。夜间干咳多见于肺结核、心功能不全患者。

咳嗽与痰的性质有助疾病诊断：

1.肺部炎症：常为连续性咳嗽，多为白色粘液痰或脓性痰，慢性支气管炎，早晚可加剧。

2.百日咳:阵发性痉挛性咳嗽,咳嗽后伴有鸡鸣声,可咳出少量粘液痰。

3.哮喘:干咳伴咽痒可能为变异性哮喘,可伴胸闷,哮喘缓解后常咳出少量粘液泡沫痰。

4.肺癌或肺结核:常表现为干咳伴少量血丝痰(可大咯血),金属性咳嗽可为纵膈肿瘤、肺癌等直接压迫阻塞气管所致,咳粘液痰或脓性痰提示继发感染。

5.气管异物、喉癌:常表现为犬吠样咳嗽,咳嗽伴有声音嘶哑则提示声带麻痹,可出现呼吸困难。

咳嗽应明确咳嗽的频率、程度、性质、痰量、痰的性质及伴随的其他全身症状,有助于诊断。治疗以病因治疗为主。

咯 血

咯血是心肺疾病的常见症状。少量咯血仅表现为痰带血丝或血块痰,24小时内咯血量＞600ml称大咯血,大咯血时可经口鼻涌出,易阻塞气管而致窒息。同时应与呕血、鼻咽或口咽部位出血鉴别,咯血时部分血液吞咽入胃部时可致黑便。按病因可分:

1.肺部疾病:肺炎(少见,咯血量少)、肺结核(可大咯血)、支气管扩张(可大咯血)、肺脓肿、肿瘤。

2.心肺血管疾病:二尖瓣狭窄、肺动脉高压、肺栓塞(可大咯血,伴呼吸困难)、肺血管畸形(罕见)。

3.全身性疾病:血液病、尿毒症、风湿性疾病、肺含铁血黄素沉着症等。

4.原因不明:大多预后良好。

老年期首次咯血最常见病因为肺癌、年青患者多为肺结核;既往有慢性支气管炎或伴发热时,则可能为炎症;慢性阻塞性肺疾病患者既往无咯血史,突然咯血可能已有肺癌表现;年青患者既往有肺部反复感染,晨起咳脓痰,突然咯血,量较多,胸片显示病灶不明显,则可能为支气管扩张;风心、二尖瓣狭窄患者之咯血,心脏部位可闻及杂音,心脏扩大。治疗见肺结核咯血处理。

急性胸痛

临床十分常见,有时诊断并不容易。按病因可分:

1.胸壁病变:如胸壁外伤及炎症、带状疱疹。肋间神经痛,肋软骨炎,颈椎源性胸肌痛(颈性心绞痛)等。

2.呼吸道疾病:急性气管、支气管炎所致剧烈咳嗽、肺炎、肺结核、胸膜炎、肺癌、急性张力性气胸、肺栓塞、纵膈疾患等。

3.心血管疾病:心绞痛、心肌梗死、主动脉夹层、急性心包炎等。

4.消化道疾病:急性食道炎、胃食管反流病。

5.腹腔脏器:肝癌、脾梗死等。

6.全身性疾病:多发性骨髓瘤、白血病等。

7.心因性:心脏神经症。

诊断胸痛时必须注意胸痛部位、性质、发作时间和诱因,以及伴随症状,才有利于鉴别诊断。病因治疗和对症治疗。

呼吸困难

因各种因素导致气体交换功能紊乱不能维持人体供氧平衡时即出现呼吸困难。严重时出现鼻翼扇动、张口耸肩甚至出现紫绀;锁骨上窝、胸骨上窝、肋间肌在吸气时呈现深度凹陷,称三凹征阳性,是重度呼吸困难表现。可表现为呼吸频率(次数/分)、深度(深、浅)、节律(不均匀程度)三方面变化。按病因可分:

1.肺源性呼吸困难:如急性肺炎、哮喘、慢性阻塞性肺疾病急性加重期、重度气胸、大量胸水、晚期癌肿阻塞压迫呼吸道等。

2.心源性呼吸困难:各种心脏病心力衰竭时均可引起。

3.中枢性呼吸困难:炎症、卒中、脑外伤、脑肿瘤。

4.中毒性呼吸困难:各种理、化、食物、药物引起的急性中毒。

5.其他:如重症感染(高热)、糖尿病高渗综合征、尿毒症等致代谢性酸中毒、重度贫血及其他精神神经性因素等均可引起。

不同疾病之间呼吸困难的特征及伴随症状可以有所不同,有利于鉴别,在诊断呼吸困难时首先应明确是呼吸系统疾病、心血管疾病还是其他原因引起的。严重呼吸困难可导致呼吸衰竭、急性呼吸窘迫综合征等危象,提示预后不良,按病因治疗。

孤立性肺结节

孤立性肺结节是指被肺实质所包绕,直径<3cm 的肺孤立性病变。它不靠近胸膜、肺门和纵隔。无与之相关的肺不张和胸腔积液,常在体检时偶然发现。其病因根据年龄和危险因素不同而不同。按病因可分:

肿瘤:原发性肺癌、转移性恶性肿瘤、良性肿瘤。

炎症:肺结核、肺脓肿、肺囊肿等。

其他:肉芽肿性多血管炎、真菌病引起之肉芽肿性病变以及肺血管异常。

年老、吸烟史、恶性肿瘤病史,结节边缘呈毛刷状或不规则锯齿状,结节≥2cm,倾向于恶性,<1.5cm 可能属良性,有中心性钙化;可能为结核瘤,粟粒状微小结节通常无临床意义。组织胞浆菌病;同心性钙化可能为愈合后的组织胞浆菌病;呈爆玉米花状可能为错构瘤。检查包括胸片、CT、MRI、PET(PET 对鉴别良、恶性病变意义不大),经皮肺穿刺、纤维支气管镜等。病灶≥2cm,不能否定恶性病变时,应采取手术。<2cm 的结节,恶性可能性极低时,可定期随访观察。

第二节　常见疾病

急性上呼吸道感染

病因及临床表现

【普通感冒】

普通感冒是冬春季节常见流行病。由鼻病毒、流感、副流感病毒、冠状病毒、柯萨奇病毒、呼吸道合胞病毒等引起,少数可继发细菌感染或单纯细菌感染。经空气、飞沫传播。系自限性疾病。婴幼儿、老年人发病率高。起病较缓,发热不高或无发热,表现为流涕、喷嚏、咽痛、咽痒、干咳,全身中毒症状如头痛、肌肉酸痛、疲乏等症状较轻,咳嗽不剧烈。病程一般 7 天,感冒后也常有细菌侵入鼻、咽、喉、气管引起炎症,故通称急性上呼吸道感染。儿童、老年人和妊娠妇女易产生并发症。

【下列情况应予注意】

1.某些过敏性鼻炎患者易误诊为反复感冒。

2.青少年若出现类似感冒症状时,如嗜睡、倦怠、持续头痛、呕吐、发热不退或体温持续升高应警惕病毒性脑炎。有心律失常或第一心音低钝时应警惕病毒性心肌炎,须进行相关检查。

3.慢性阻塞性肺疾病患者,感冒易并发肺炎或进入慢阻肺急性加重期。

4.心脏病患者患感冒易诱发心衰或原有心衰加重。

5.糖尿病患者易使血糖升高,肾脏病患者则病情加重。

【急性咽喉炎】

多数为病毒感染。临床表现:骤起发热、头痛、咽痛,咳嗽时疼痛加重、声音嘶哑。重症患者可闻喘鸣、咽喉部充血水肿。

【急性咽结膜炎】

多数由柯萨奇病毒 A 引起,其次为腺病毒。临床表现:急性起病、咽痛,吞咽时痛感加重,红眼睛,双眼球结膜明显充血,结膜下水肿、畏光和眼痛。咽喉部充血水肿,无渗出及溃疡。一周左右自愈。

【急性疱疹型咽峡炎】

多数由疱疹病毒引起。临床表现为发热、咽痛、吞咽时痛感加重。常见于夏季。双侧咽部、软腭、扁桃体表面可见散在灰白色疱疹或伴有周围红晕的浅表溃疡。

诊断

根据临床表现诊断不难。

治疗

以对症治疗为主,注意休息、多饮水,无须使用抗病毒药,除非证明有细菌感染，一般不使用抗生素。中草药有良好治疗效果。

附　急性扁桃体炎

以溶血性链球菌感染为主，其次为肺炎链球菌、葡萄球菌等为次。表现为急性起病，咽痛、吞咽加重，可有少许咳嗽，主要为儿童期疾病，成人少见，由于免疫机能低下，多系慢性扁桃体炎急性发作。儿童患者可引起呕吐，严重时可引起急性气管—支气管炎，甚至肺炎。反复发作患者可演变成慢性，常反复急性发作，少数患者可引起风湿热或肾炎综合征。检查：咽喉充血，一侧或两侧扁桃体充血肿大，肿大程度轻重不一，表面可有白色渗出物，严重时呈片状，易拭去(伪膜性扁桃体炎)或散在的细小脓点(化脓性扁桃体炎)，白细胞及中性粒细胞增加，CRP 正常或增高。治疗：抗生素应用，以青霉素、磺胺类为主。

流行性感冒（流感）

病因

流感病毒可分甲、乙、丙 3 型，其中甲型又有很多亚型，大多数流感病毒可以传染禽类，在人类流感中主要病原分为 1 型和 3 型。传染性极强，平时呈散发性，易引起流行。近年我国流感主要由甲₃亚型病毒引起，但病毒株经常在发生变异，这是流行难以杜绝的主要原因。

临床表现

潜伏期 1—3 天，轻型患者与普通感冒相似。常起病急骤，高热、寒颤、虚弱、头痛较为突出，全身酸痛、咳嗽。上呼吸道症状轻而全身中毒症状重，短期内即可产生各种严重并发症，如肺炎、心肌炎、脑炎、心力衰竭、肾衰竭、休克、昏迷等，可危及生命，大流行期间死亡率高。

诊断

一般均根据流行病学情报进行临床诊断，若体温高、呼吸道症状轻，而全身中毒症状重的患者需警惕流感可能。白细胞减少，淋巴细胞增多，CRP 正常。若白细胞及中性粒细胞增多，CRP 增高提示合并细菌感染。多聚酶联反应(PCR)、免疫荧光试验、双份血清学检测，恢复期抗体增加 4 倍以上有诊断价值，病毒分离仅供研究用。

治疗

1. 一般治疗：卧床休息、避免过劳、多饮水、清淡易消化饮食、多吃水果；重症流感患者需重症监护。

2. 药物治疗：(1)抗病毒制剂：应早期应用。奥司他韦，75mg，2 次/d(首选)，口服或静脉滴注，其他可用利巴韦林、阿昔洛韦、更昔洛韦等。疗程 5—7 天。(2)如有并发细菌感染，抗生素应用。(3)重症患者糖皮质激素酌情短期应用。

3. 对症处理：如镇咳祛痰药应用，必要时应及时输液补充水分及电解质，维持液体平衡。

4. 易感人群应于入冬或流行期给予流感疫苗预防注射。

流行性感冒和普通感冒的鉴别

	流行性感冒	普通感冒
病原体	流感病毒	各种呼吸道病毒，如鼻病毒、冠状病毒、副流感病毒、呼吸道合胞病毒、腺病毒等
症状范围	全身性	局部（鼻腔和咽喉）
发病速度	急骤	渐进
发热	高热	无或低热，很少高热
临床表现	头痛、寒颤、肌肉痛、咳嗽、咽喉痛、耳痛	喷嚏、鼻腔充血、鼻塞、咽喉痛
疲乏	中毒症状显著	轻度
病程	1—2 周	康复快，<7 天
并发症	心、肺、脑、肾等器官损害，可威胁生命	轻
主要治疗	特异性抗病毒治疗	对症处理，大部分患者不需使用抗病毒药物

禽流感

病因

禽流感是由流感病毒 A 型感染野生鸟类（偶尔传染给猪）引起的传染病。最近发现这种病毒也会感染人类，大部分人类感染禽流感病毒是 H5N1 型，偶尔 H7N7、H7N3 和 H9N2 型也可引起。所有的流感病毒都能快速变异，也可能出现人与人之间传播。这种特性除病毒直接变异外，也可能在人体或者在猪体内与人类病毒株重组而成。

临床表现

人类感染后会引起严重呼吸道症状。发热、头痛、咳嗽、呼吸困难，可表现为病毒性肺炎，病情进展迅速，重症患者易产生并发症，急性呼吸窘迫综合征，心力衰竭。暴发流行时死亡率高。

诊断

根据流行病学及临床症状外，可用逆转录 PCR 法检测流感病毒 A。

治疗

1.一般治疗：吸氧，维持水、电解质、酸碱平衡，加强支持治疗。

2.药物治疗：神经氨酸苷酶抑制剂应用，奥斯他韦静脉滴注抗病毒。

3.重症患者糖皮质激素短期应用。

猪流感

病因

猪流感是由一种 H1N1 甲型流感病毒所致，为猪、禽及人流感病毒的结合。容易在人与人之间传播。感染并非因食用病猪肉所致，也很少是因接触病猪发病。

临床表现

症状体征和并发症与普通流感类似,吐、泻等肠道症状更为常见。病情通常较轻,重型也可引起肺炎和呼吸衰竭。

诊断

呼吸道分泌物进行 PCR 检测。

治疗

治疗同禽流感。

冠状病毒急性呼吸综合征(SARAS-COV)

病因

由冠状病毒引起,冠状病毒是一种包膜 RNA 病毒,其中 229E、OC43 型可引起感冒,2002 年 1 月至 2003 年 7 月全球 30 多个国家由一种新型的人类冠状病毒引起暴发流行,全球共发病 8000 余例,其中死亡 800 多例,死亡率 10%。

临床表现

潜伏期甚短,2—10 天左右。通过呼吸道传播,传染性极强,病情发展迅速且严重。初期症状表现类似流感,突然发病,高热畏寒、头痛、乏力、肌肉关节酸痛、咳嗽、呼吸困难,并迅速产生病毒性肺炎,部分患者可出现恶心、呕吐、腹泻等胃肠道症状,最终导致急性呼吸窘迫综合征和多脏器功能衰竭死亡。部分轻型患者可自愈。

诊断

根据流行病学及临床表现可做疑似诊断。X 线及 CT 表现为不同程度的斑片状磨玻璃样实变阴影,重症患者迅速融合成大片阴影。2005 年我国制定的诊断标准为:1.流行病学、临床表现及影像学改变能排除其他疾病,可做临床诊断。2.血清 SARAS-COV 特异性抗原 N 蛋白检测阳性或抗体 PCR 检测,双份血清滴度呈 4 倍以上增长可确定诊断。

治疗

1.一般治疗:呼吸道传染病隔离,重症患者需重症监护。

2.药物治疗:(1)抗病毒治疗无效。(2)大剂量糖皮质激素可用于重症患者。

3.维持水、电解质、酸碱平衡。

4.对症、支持、并发症处理。

中东呼吸综合征(MERS-COV)

病因

MERS 是由一种新型冠状病毒(MERS-COV)引起的急性呼吸道传染病。该病毒于 2012 年在沙特阿拉伯被首次发现,呈流行性发病,密切接触可人传人。

临床表现

本病表现类似 SARAS,潜伏期为 5—12 天。主要为成人患者,上呼吸道感染样症状起病,起病急,畏寒、发热、头痛、肌痛、咳嗽、气急,部分患者出现胃肠道症状,病情进展迅速,进而表现为病毒性肺炎,重症患者出现感染性休克、急性呼吸窘迫综合征、肝肾损害等,如不及时治疗死亡率高。2015年韩国等地呈现爆发流行,据WHO公布数据,截止2015年5月25日,全球累计发病数共1139例,其中死亡431例,死亡率37.8%。

诊断

1.根据临床表现及流行病学状况需要及时疑似诊断。

2.胸片均有异常发现,表现为结节状、磨玻璃样、支气管充气征,单侧或双侧弥漫性病变等机化性肺炎样表现。

3.实验室诊断依据主要是逆转录聚合酶联反应(RF—PCR)阳性。

治疗

1.支持性治疗和患者临床状况的干预措施十分重要;重症患者需重症监护或机械呼吸治疗。

2.药物治疗:(1)可使用奥司他韦、利巴韦林抗病毒药。(2)干扰素和免疫球蛋白可辅助使用。(3)疑有继发感染者可加用抗菌药物。

3.无疫苗或特异性治疗方法。

附　慢性上气道咳嗽综合征(鼻后滴流综合征 UACS)

本病与上气道结构异常相关,非常多见。临床表现除咳嗽外,主诉尚有咽喉部滴流感,清嗓动作,咽喉发痒,鼻塞或流涕等,偶有声音嘶哑。局部检查可见咽粘膜呈鹅卵石样,或咽部有粘液附着,但临床表现无特异性。诊断主要依靠症状与咽后壁粘膜之改变,系排除性诊断。鉴别诊断:主要应与各种鼻炎区别(过敏性鼻炎、常年性非过敏性鼻炎、感染后鼻炎、细菌性鼻炎、过敏性真菌性鼻炎,以及解剖学异常,理化因素、职业性、药物性鼻炎)等。治疗:1.避免接触过敏原。2.阻断或减轻炎症反应和分泌物产生,抗组胺药物应用。3.治疗感染,可局部喷雾抗生素或中成药治疗。4.纠正解剖结构异常。

急性气管—支气管炎

急性气管—支气管炎是气管、支气管粘膜的急性炎症。

病因

致病菌主要是病毒(多见)或细菌,常见致病菌为肺炎链球菌、流感嗜血杆菌、克雷伯氏杆菌、葡萄球菌等,病原体常很难明确。多数在病毒感染后继发细菌感染,寒冷、刺激性气体、过敏反应为常见诱因,无基础疾病者,病程多为自限性。

临床表现

多数以急性上呼吸道感染起病,也可直接发病,咳粘液痰或粘液脓性痰,咳嗽剧烈时可痰带血丝,咳嗽早晚加剧或终日咳嗽。若伴咽痒、干咳、气急、胸骨后发紧感,可能伴有变异性咳嗽。支气管炎症时肺底部可出现干、湿性啰音,可发热,全身症状不重,体温多于3—5日内下降,若体温升高或持续不退、咳嗽加剧,出现毒性症状,则可能为肺炎。急性细支气管炎或弥漫性泛细支气管炎患者临床症状较重,常有呼吸困难。

诊断

一般均根据临床症状、体征诊断,血白细胞数可上升,必要时进行胸片、CT 等检查,有利于鉴别诊断和判断预后。

【下列情况应予注意】

1. 老年咳嗽,经抗炎治疗一月以上未愈应警惕肺部肿瘤。

2. 声嘶伴反复刺激性咳嗽应警惕喉部肿瘤及异物。

3. 低热、干咳>2月,经抗炎治疗无效的年青患者,特别伴有盗汗、乏力、轻度消瘦者,应排除肺结核,若胸片正常,应警惕支气管内膜结核。血沉测定、PPD 试验、纤支镜检查可帮助诊断。

4. 痉挛性阵咳,伴有鸡鸣声时应警惕百日咳。

5. 变异型哮喘可表现为干咳,尤其是早晚呈发作性干咳,伴咽痒、胸闷者。

6. 胸膜病变亦可致干咳,一般伴有胸痛。

7. 风湿性心脏病、左心房肥大者,也可致干咳,尤其晚间咳嗽。心超检查有助诊断。

8. 某些药物如 ACEI 制剂可致干咳,停药后消失。

治疗

1. 一般治疗:同感冒治疗。

2. 药物治疗:抗生素应用,疗程不少于 7 天,口服或静脉滴注。

附 弥漫性泛细支气管炎

临床诊断十分困难,系慢性支气管炎一种特殊类型。病因未明,遗传、感染及有害环境因素是其发病基础。80%患者有慢性鼻窦炎历史,临床特点为慢性咳嗽和较多量脓痰,随之出现活动后呼吸困难,肺部听诊可闻细小湿啰音或哮鸣音,后期由于反复感染,低氧血症逐渐加重,并发肺动脉高压、肺心病,终至呼吸衰竭。诊断:X 线胸片,CT 呈两肺弥漫性散在分布颗粒样、结节状阴影为其特点。治疗:首选大环内酯类抗生素,其他抗生素如喹诺酮类、三代头孢、氨基糖苷类等可用。最好有痰培养药敏为参考。疗程不少于 6 个月,必须有药物敏感度依据,严密监测抗生素毒副作用及真菌感染等并发症。糖皮质激素短期辅助应用,根除副鼻窦炎,对症治疗。

*感染后咳嗽

感染后咳嗽是指患者患上呼吸道感染后持续咳嗽>3 周,<8 周,属亚急性咳嗽,X 线胸片正常可排除肺炎及其他病因。病程通常为自限性。病因复杂,包括病毒感染后气道炎症及其合并症,为气道高反应性,粘膜分泌物增多,粘膜清除能力下降等因素。一般不主张应用抗生素,必要时可用吸入型糖皮质激素,对严重感染后咳嗽可酌情使用口服糖皮质激素,对上述措施无效,可使用中枢性镇咳药。

支气管哮喘(哮喘)

《全球哮喘防治创议(GINA)2014 年新版指南》哮喘定义为:哮喘是一组异质性疾病,常见特征是慢性气道炎症。此类炎症可引起反复发作哮喘、气促、胸闷和/或咳嗽等症状,这些症状随时间变化,强度不同,同时伴程度不同的呼气流速受限。是常见呼吸系统变应性疾病。

病因

哮喘发病原因除与遗传因素（多基因遗传病）有关外，环境因素包括致喘激发因子及促发因子。属异质性变应性疾病。

激发因子包括各种变应原，如屋尘螨、蟑螂排泄物、宠物皮屑、花粉、霉菌孢子、动物蛋白（如鱼、虾、牛奶）等，某些理化因素、药物（如阿斯匹林）、废气、油漆等职业性毒物。促发因子包括呼吸道感染、吸烟、空气污染、气候变化、运动和通气过度。

哮喘是多因素综合作用的结果，其炎症反应是由多种炎症介质和细胞因子参与的结果。哮喘可分外源性（一般于幼年起病，有家族史，具有明显季节性，间歇发作，过敏原试验阳性）和内源性（中年后发病，少有家族史，以咳嗽多见，经常发作，过敏原试验阴性）。发病机理十分复杂，并未完全阐明。哮喘发作涉及以下几个过程：支气管痉挛、气道水肿和炎症、气道高反应性、气道重塑。哮喘常起病于儿童及青少年时期。即使过去无哮喘或慢性支气管炎病史的老年人，也可在几次感冒、肺部感染后逐渐发展为进行性加重的哮喘，这些患者单一的抗生素使用无效，必须进行抗哮喘治疗。

临床表现

典型症状表现为患者感到喘息、呼吸困难、干咳、胸部发紧感或有压迫感，并在呼气时有哮鸣声或呼气吸气均有哮鸣声。严重时常端坐或呼吸时使身体前倾，张口呼吸、呼气时间延长、焦躁不安，甚至伴随意识障碍。随着哮喘缓解，可咳出粘液痰。有些患者，发作前可感到颈前或上胸部发痒，不断干咳。常于夜间或晨间发作居多。发作可持续数小时或数日。每于夜间发作者称夜间哮喘；单纯以干咳为表现者称咳嗽变异型哮喘；仅感心前区胸闷者称胸闷变异型哮喘。发作间歇期与常人无异，肺部无异常体征；反复发作多年后可产生肺气肿体征（桶状胸、胸骨向前凸出、膈肌下陷）。哮喘严重发作患者可并发气胸、纵隔及皮下气肿、肺不张、意识障碍。当哮喘严重发作时，经抗哮喘药物静脉滴注等治疗无效，强烈的支气管痉挛，持续24小时以上未能缓解者称哮喘持续状态。哮喘可与COPD病同时存在，以持续气流受限为特征，具有哮喘和COPD相关的临床表现，称哮喘—COPD重叠综合征（ACOS）。后期两者鉴别较为困难。

诊断

典型哮喘根据病史及临床表现进行诊断并不困难。典型体征是两肺可闻及弥漫性哮鸣音而无湿啰音，当同时闻及湿啰音时可能合并支气管炎或肺炎。重症患者可出现口唇青紫、奇脉、心动过速。出现呼吸衰竭时，哮鸣音反而减少或者消失。

应评估哮喘发作程度（间歇发作、轻度持续发作、中度持续发作或重度持续发作）和哮喘控制程度（完全控制、部分控制或未控制），作为分级治疗的依据。

胸片、CT、MRI、心电图、肺功能等检查可帮助鉴别诊断。

【下列情况应予注意】

1.老年人间歇性咳喘、无痰或少痰，夜间或凌晨发作多，经抗生素及一般祛痰剂治疗效果不佳时要怀疑哮喘或ACOS可能。

2.支气管扩张症、上气道阻塞（肺癌、异物）、过度通气、神经肌无力、声带功能障碍等均可引起哮喘样发作。

3.哮喘持续状态应与高血压性心脏病、冠心病等缺血性心脏病、心功能不全时引起的心源性哮喘区别,当其产生左心功能不全时可发生夜间阵发性端坐呼吸,严重时可产生肺水肿、喘息样发作,老年人有时可两者混合存在。

4.突然发生的自发性气胸可误认为是哮喘发作。

5.胃食管反流病可诱发哮喘,常在睡眠及卧床状态下发作。因此夜间哮喘患者还应警惕有无食管胃液反流,而治疗此类哮喘以阻止胃液反流药物应用为主。

6.夜间突然出现吸气性喘鸣,前驱症状可能有轻度感冒样症状表现,无咽炎、不发热,称痉挛性哮吼。多见于3个月—3岁小儿,罕见于成人。

7.过敏性鼻炎常与哮喘共存,过敏性鼻炎可以激发哮喘。

很多哮喘患者经常反复发作的原因是:对哮喘需要长期治疗及自我管理的重要性认识不足,仅满足于暂时的症状控制,未去除诱因,如吸烟,反复接触有害粉尘和气体等原因是造成哮喘控制不良的相关因素。必要时可做皮肤或血清过敏原试验,明确引起过敏的原因。及时进行肺功能测定来评估气道高反应性,是早期诊断哮喘的关键,给予试验性平喘药物治疗可帮助诊断。

治疗

控制目标:1.昼夜无哮喘发作,无须应用哮喘缓解药和/或急性治疗。2.无气流受阻。3.肺功能 FCV 或 FEV_1 正常。

根本措施:必须教育患者提高对哮喘自我管理的认知度,避免接触过敏原、控制诱发因素、增强免疫力,以减少和控制发作。应重视个体化治疗。

1.一般治疗:休息、吸氧、营养支持。

2.药物治疗(缓解哮喘):

常用抗哮喘药物分类如下:

(1)吸入型糖皮质激素(ICS):目前多采用定量雾化吸入剂,可提高气道内药物浓度。用量少,基本无全身不良反应,是治疗哮喘的首选药物。如布地奈德、二丙酸倍氯米松和倍氯米松等。根据病情轻重、发作时间可1次/d或早晚各1次吸入,每次2喷,发作时加吸1次,吸入5分钟后用温水漱口,以防口腔真菌感染。口服及静脉制剂仅用于重症哮喘或哮喘持续状态。常用制剂有:地塞米松、甲基强的松龙、布地奈德、氯化考的松、泼尼松等。长期应用副作用大。

(2)长效吸入型 β_2-受体激动剂(LABA):沙丁胺醇、奥达特罗、茚达特罗、特布他林(非长效、SABA)。复合制剂(LABA+ICS):沙美特罗与福莫特罗;丙酸氟替卡松与沙美特罗;布地奈德与福莫特罗。复合制剂起效迅速、作用长,可用于哮喘急性发作。是中、重度哮喘或ACOS患者首选药物,可长期使用。

(3)磷酸二酯酶抑制剂(PDE):氨茶碱除具有解痉平喘作用外,还具有改善心搏血量、兴奋中枢神经、扩张全身和肺血管以及利尿作用。其药物浓度安全窗窄、不良反应多,已不常用于静脉用药,不适用于急性发作和哮喘持续状态,可作为 β_2-受体激动剂辅助用药,适用于长期治疗。制剂有:①氨茶碱 0.1g 3 次/d,250mg/2ml(针剂)。②茶碱控释片 0.2g 1—2 次/d,不良反应少。③优喘平控释片(无水茶碱)0.4g 或 0.6g 1 次/d。④复方制剂有甲氧那明(含氨茶碱、盐酸甲氧那敏、那可丁和马来酸氯苯那敏)1—2 片,2—3 次/d。

(4)长效抗 M 胆碱药物(LAMA):气雾剂,如异丙托溴胺(非长效、SAMA),起效慢、持续时间 4—6 小时;噻托溴胺,选择性更强,作用持久,可持续 3 天,单一使用作用差,与 β_2-受体激动剂有协同作用;茚达特罗＋格隆溴铵复合剂优于单用LAMA,适用于重症哮喘、夜间哮喘和 COPD 急性加重期。LAMA 能减少腺体分泌,禁用于下列疾病:青光眼、高血压、甲亢、心动过速和前列腺肥大。

(5)白三烯受体拮抗剂(LTRA):扎鲁司特和孟鲁司特,可与糖皮质激素联用,有协同作用,口服,1 片,1 次/d。睡前服用,长期使用可预防哮喘发作,急性发作期不作首选。可用于过敏性鼻炎。

(6)肥大细胞稳定剂:色甘酸钠气雾剂,抗炎作用小于 ICS,长期治疗作用有限,可用于运动或过敏原暴露时。

(7)人白细胞介素(IL)-5 特异性抗体:美泊利单抗(mepolizumab)皮下或静脉注射。可减少重症哮喘患者急性发作次数,有助于控制哮喘症状,有助于减少激素用量。

3.合并感染时抗生素应用。

【哮喘持续状态处理】

1.吸氧:控制氧流量;重症监护。

2.立即吸入 2—4 喷(沙丁胺醇或类似短效 β_2-受体激动剂),每 20 分钟一次,连续三次,如无效立即使用复合气雾剂:早期可用丙酸氟替卡松与沙美特罗合剂、布地奈德与福莫特罗合剂或与异丙托溴胺联用。

3.肾上腺素:皮下或肌肉注射,0.5—1mg/次,适用于急性过敏反应和血管性水肿,但不是常规适应证。

4.全身性糖皮质激素应用:适用于下列三种情况:(1)吸入 β_2-受体激动剂没有取得哮喘的持续改善。(2)患者已口服糖皮质激素仍出现急性加重。(3)既往急性加重期需口服糖皮质激素。地塞米松 20mg 静推,继以 20—40mg/氢化可的松、200—300mg/甲基强的松龙 40—80mg/n·s250ml/d,静滴,临床症状改善后可改口服,一般口服与静滴同样有效,但口服需 4 小时起效。临床症状改善后改用吸入型 ICS。

5.镁剂:对难治性患者可加用 10%硫酸镁 20ml/n.s 250ml 静滴,一般用 5—7天。注意血压及呼吸。

6.对症治疗:维持水、电解质、酸碱平衡;ACOS 或哮喘合并感染时抗生素合理应用;避免镇静剂、抗焦虑、抑郁药物应用。

慢性阻塞性肺疾病(慢阻肺 COPD)

全球哮喘防治创议(GINA)2014 年新版指南 COPD 定义:COPD 是一种常见的可防可治疾病,以持续气流受限为特征,气流受限呈进行性发展,气道慢性炎症反应增强,与肺接触有毒颗粒或有害气体相关,急性加重期和并发症影响患者病情总体严重程度。男性多于女性,危害性大,是肺心病的主要基础病。COPD包括慢性阻塞性支气管炎及阻塞性肺气肿,两者常混合存在,是两者密切相关的普遍性气道阻塞,特别是小气道阻塞(内径<2mm的终末小支气管)。患者在用力呼气时气流阻力增加,FEV_1降低具有重要意义。气道阻塞是不可逆的,与支气管哮喘不同。随年龄增长,病情逐渐加重,用一般扩张支气管药物难以奏效。

病因

COPD的发生与机理不很明确,是一种与哮喘特征重叠的异质性疾病。

1.蛋白酶—抗蛋白酶失衡,是非吸烟者肺气肿的主要原因,罕见。

2.炎症修复假设:其病理基础是气道受不同有害颗粒和气体刺激引发异常炎症反应。虽然是气道的疾病,但对全身系统影响也不容忽视。COPD患者的肺功能下降,最终可导致肺心病、右心衰竭、呼吸衰竭和多脏器功能衰竭甚至死亡。

3.某些未查明的遗传特征、个体易感性的高低、接触刺激性因子的频度等因素均可能为诱发因素,吸烟(80%—90%与吸烟有关)、大气污染和室内空气污染是COPD主要致病因子。农村患者中部分可能是因长期反复吸入霉稻草中嗜热放线菌孢子所致的农民肺。

4.COPD急性加重期的致病菌有:铜绿假单胞菌、卡他莫拉菌、流感嗜血杆菌和甲型流感病毒等。

临床表现

早期患者因无任何症状容易被忽视,病情逐渐加重时才被重视,主要表现为痰、咳、喘,活动后(走楼梯、快走、劳累)产生呼吸困难是最突出的主诉,咳嗽、咯痰轻重不一,可为清晨咳出少量白色粘痰,一般情况下,夏天病情可减轻。体征有:部分患者可脸色潮红、口唇发绀、吸气时两肩上耸、桶状胸(合并肺气肿患者)、横隔下降、叩诊鼓音或鼓浊音、听诊两肺呼吸音减弱、呼气延长、两肺中下部可闻及干湿啰音,有哮喘性支气管炎患者可闻哮鸣音,患者常于冬春季节反复呼吸道感染而使病情加重(急性加重期),表现为发热、咳浓痰、啰音增多、呼吸困难加重,随病情进展急性加重更频繁,晚期患者湿啰音在稳定期仍不消失而至终身。后期出现低氧血症和高碳酸血症。晚期患者的生活质量极差,营养不良。最终常在一次急性呼吸道感染后产生呼吸衰竭、心力衰竭而危及生命。

诊断

WHO和美国国立心肺血液研究所对COPD全球性倡议中规定诊断标准应具备4项关键性指标:1.频繁出现的慢性咳嗽持续>2年。2.每年咳嗽累计天数>3个月。3.进行性加重的呼吸困难。4.具有可以解释本病的危险因素,主要是烟雾和燃气污染。

胸部X片(CT)检查无特征性改变,仅为支气管炎、肺气肿和各种急性炎症表现,两肺中下部肺纹理显著增生,模糊、结构错乱、膈肌下降、肺透亮度增强、心影呈垂直型和肺动脉圆锥膨出。心电图呈肺性P波,电轴右偏或右心肥大;心超对诊断肺心病有价值。实验室:血白细胞及中性粒细胞可增高或正常,血色素可增高(继发性红细胞增多症)。痰培养＋药敏及肺功能测定、血气分析十分重要。

凡患者有原因不明的慢性咳痰和/或活动后呼吸困难,体格检查发现用力后呼气时间延长,都应怀疑之。经治疗仍有气道阻塞表现,肺功能试验表现为一分钟最大用力呼气量(FEV$_1$)减少和最大呼气中期流量减低,对肺活量(FVC)影响程度较小,若 FEV$_1$/FCV 比率<0.6 时,提示 COPD 严重;<0.7 可诊断为 COPD;>0.7 提示无明显气道阻塞,可诊断为慢性支气管炎。应注意鉴别老年人生理性下降。肺功能检查是诊断 COPD 金标准,若经吸入支气管扩张剂后 FEV$_1$ 改善>20%,FEV$_1$/FCV 比率>0.7 时可排除 COPD。OCT(光学相干成像)可帮助检出 FEV$_1$ 无降低患者的小气道病变。血气分析表现为慢性低氧血症和高碳酸血症,按病情缓急分稳定期和急性加重期两个阶段;按病情轻重程度分 4 级。

治疗

目标:减轻症状,增加运动耐量,提高生活质量,减少急性发作和延缓肺功能减退。

本病不能根治,只能控制急性感染和缓解症状,长期治疗可减慢疾病进展,必须重视 COPD 的早期发现和防治。

＊1.有咳嗽、咳痰临床症状,但肺功能在正常范围,有慢阻肺倾向,属重点干预和观察人群。

2.有明确吸烟史或接触有害气体史,而没有症状,但肺功能检查符合慢阻肺者称无症状慢阻肺,是必须及时干预和管理的人群。

稳定期治疗

1.一般治疗:(1)早期干预最根本措施是戒烟、脱离环境污染源、减少有害颗粒及废气吸入。(2)康复治疗:坚持呼吸体操,锻炼呼吸肌群以提高肺功能。(3)避免受凉和呼吸道感染是延迟 COPD 功能减退速度的重要措施。(4)具有急性加重高危因素患者可吸入 LABA 或与 ICS 联合应用,对 FEV1<0.5 患者可长期应用 LTRA。(5)注射流感疫苗和肺炎多价疫苗,以提高免疫力。(6)营养支持。(7)家庭氧疗。

2.药物治疗:(1)黏液溶解剂:N-乙酰半胱氨酸、羧甲司坦、氨溴索。(2)支气管扩张剂(BD)应用。(3)免疫调节剂:胸腺肽,酌情选用。

急性加重期治疗

原则:1.纠正低氧血症。2.保持气道通畅。3.控制感染。4.防治并发症。

急性加重期可按 3 级处理:1 级患者可门诊治疗;2 级需住院治疗;3 级需转入加强监护病房。

1.一般治疗同稳定期治疗。纠正低氧血症:持续低流量吸氧;必要时机械呼吸。

2.保持气道畅通:解除支气管痉挛(平喘)和促进分泌物排泄是保持气道通畅及改善缺氧重要措施。(1)支气管解痉药:糖皮质激素对肺气肿型 COPD 无用,ACOS 患者可应用 ACS,详见支气管哮喘治疗节。(2)粘液溶解剂应用:雾化吸入,有利于清除痰液。

3.控制感染:十分重要,COPD 患者常有多种病原菌混合感染,应联合使用广谱抗生素。经常因感染而加剧的患者,可能需要广谱抗生素长期治疗,应监察毒性反应。

4.防治并发症：纠正心力衰竭、呼吸衰竭、高碳酸血症，肺性脑病*，烦躁患者应避免使用镇静剂及安眠药。

慢性阻塞性肺疾病分级及治疗

	Ⅰ级	Ⅱ级	Ⅲ级	Ⅳ级
轻度	中度	重度	极重度	
FEV$_1$（％）	＞80	50—80	30—50	＜30
FEV$_1$/FCV	≤0.7	≤0.7	≤0.7	≤0.7
临床表现	有或无	有或无	出现呼吸困难	慢性呼吸衰竭
推荐治疗	按需使用短效支气管扩张剂	规则使用一种或多种支气管扩张剂	同Ⅱ级必要时加用ICS	同Ⅲ级长期氧疗

＊肺性脑病：因二氧化碳在血液内滞留、电解质不平衡等因素引起头痛、震颤、抽搐、嗜睡、烦躁、颤妄，甚至昏迷等症状称肺性脑病。可用呼吸兴奋剂、纳洛酮等治疗。

＊肺功能测定：对支气管哮喘、慢性阻塞性肺病等肺部疾病诊断，病情及疗效评定，预后评估均有重要意义。肺功能测定值受年龄、性别、体表面积等因素影响。常用指标为：

1.肺容量：

(1)潮气量(VT)：指一次平静呼吸时，进出肺内的气量，正常成人为500毫升。

(2)残气量(RV)：指一次深呼气后残留在肺内的气量。正常人：男性为1500毫升，女性为1000毫升，随年龄增长而递增。

(3)肺活量(VC)：深吸气量＋深呼气量。正常人：男性为3500毫升，女性为2500毫升，一般以实际值与预计值百分数来表示，如低于预计值80％以下，为异常，但个体差异甚大。

(4)肺总量(TLC)：肺活量＋残气量，即深吸气后肺内含有气量。正常人：男性5000毫升、女性3500毫升。

2.通气功能：

(1)用力肺活量(FVC)：深吸气后，以最大力量所呼出气量。

(2)一秒钟用力呼气量(FEV$_1$)：又称时间肺活量(TVC)，如深吸气后，用力快速呼气，第一秒内呼出的气量，称第一秒率。

(3)一秒钟用力呼气量占用力肺活量比值(FEV$_1$/FVC)正常人为80％。正常成人在三秒钟内基本可呼出全部肺活量气体。

3.换气功能：

通气/血流比值(V/Q)：正常每分钟肺泡通气量约4升，肺血流量约5升。V/Q＝0.8，比例下降，是低氧血症主要原因。

意义：肺活量减低、残气量增加、残气量/肺总量(RV/TLC)明显增加，第一秒率减低，提示有通气阻塞，见于慢阻肺。肺活量和肺总量明显降低，提示气道虽无阻塞，但有限制性通气功能障碍。

肺 炎

肺炎指肺实质炎症。肺间质炎症称为间质性肺炎。但有时两者难以区别，亦可合并存在。支气管在肺内逐渐分支变细，其终端与肺泡相连，这些终末小支气管炎症常与肺部炎症同时存在,习惯统称肺炎。在家中发病时称社区获得性肺炎;在医院住院期间获得的称院内获得性肺炎。两者病原菌及预后、治疗有所不同,后者严重。

病因

以感染为最常见,免疫力低下是感染的诱发因素。

1.社区获得性肺炎:病原菌以肺炎链球菌最为多见,其他有金黄色葡萄球菌、流感嗜血杆菌、克雷伯氏杆菌、革兰氏阴性肠杆菌、支原体或混合感染(细菌、非典型病原体、病毒)等。

2.院内获得性肺炎:除前述病原体外,也可有嗜肺军团菌、厌氧菌、绿脓杆菌、真菌及混合感染等。

肿瘤化疗患者及长期使用多种抗生素者易得真菌性肺炎。病毒流行时,可获得病毒性肺炎。炎症分布于两肺下部小支气管与肺泡时称支气管肺炎,老年人常见。炎症分布肺部一叶或一段的称大叶性肺炎(节段性肺炎)。

临床表现

可急性起病,亦可缓慢起病,常突然寒颤、高热、头痛、周身不适,数小时后出现胸痛、咳嗽,初为干咳,肺炎消散期开始咳痰,典型者常有铁锈色痰(肺炎链球菌感染),亦可见脓痰、白色粘液痰。部分由急性支气管炎或COPD患者演变而来。老年肺炎病理类型以支气管肺炎为主,常缺乏典型肺炎症状和体征,发展快、病情重、表现复杂。可开始就表现为呼吸衰竭、心力衰竭、休克、胃肠道症状或意识障碍等危象。年龄越大,神经系统症状越明显,病情迁延,病灶不易吸收,并发症和伴存病多。>65岁老年人由于感染而死亡者中肺炎占首位。

【特殊类型肺炎】

重症肺炎:无确切定义,一般指临床症状严重需进入重症监护病房者,如出现脓毒性休克、多个肺叶受累、低氧血症和呼吸衰竭需机械通气者。

非典型肺炎:指与典型肺炎病因有所不同的一大类肺炎。其非典型病原体主要是指:肺炎支原体、肺炎衣原体、军团菌、冠状病毒等。这些病原体大多为细胞内寄生,无细胞壁,又称细胞内感染病原体。发病率在上升,可与细菌混合感染,其临床特点是起病隐匿,多为干咳,可出现一系列肺外表现如发热、全身不适、乏力、头痛、肌痛、腹泻等。肺部缺乏阳性体征,血白细胞计数相对正常,X线胸片主要表现为间质性浸润,痰革兰氏染色示中性粒细胞计数增加,但无病原菌。C-反应蛋白水平和血沉可增高。血清特异性抗体检测可确诊(初期单份血清效价明显增高或急性期和恢复期双份血清抗体滴度呈4倍或以上可确诊)。嗜肺军团菌可检测可溶性抗原,发病第3天即可检测到。

吸入性肺炎:是指因溺水、异物、刺激性气体、胃内容物由口咽误吸入肺部而导致的感染。老年人尤为常见。也是中枢神经系统疾病吞咽困难患者最常见死因。

免疫缺陷患者肺炎:免疫缺陷患者肺炎,包括急性白血病、再生障碍性贫血、粒细胞缺乏症、多发性骨髓瘤、恶性淋巴瘤、肿瘤化疗、长期糖皮质激素治疗、低丙种球蛋白血症、SLE、补体缺陷、器官移植、骨髓移植、HIV感染等。常由非常见病原体引起。其症状特点是:(1)起病隐匿,发展很快,病情迅速加重,甚至出现呼吸衰竭。(2)高热常见,发热可能是唯一临床表现,也可能无发热。(3)常缺乏典型呼吸系统体征,预后凶险。

呼吸机相关性肺炎:指使用呼吸机患者获得的相关性肺炎。呼吸机使用患者总感染率可高达 40—60%。

机化性肺炎(COP):2002 年美国和欧洲呼吸病学会定义——COP 是特发性间质性肺炎的一个亚型。可见于多种疾病,感染如细菌、病毒和隐球菌等病原体;自体免疫病和结缔组织病;过敏性肺泡炎、药物、放射线等引起。原因不明称为突发性 COP。临床表现为发热、咳嗽、咳痰、气短,病情发展迅速,呈进行性加重,重症患者可出现急性呼吸窘迫综合征(ARDS)和呼吸衰竭,不及时治疗,可导致死亡。两下肺听诊可闻啰音、爆裂音、单侧者少见,X 线胸片和 CT 呈斑片状或磨玻璃样及渗出性改变,少数出现胸膜炎。依据临床表现和影像学检查可初步诊断,但必须明确病因,排除其他炎症性疾病,组织病理学是确诊依据。治疗主要是病因治疗,特发性 COP 对糖皮质激素治疗敏感者,预后相对良好。

诊断

典型者根据临床症状及体征便可诊断。受累肺叶侧呼吸时胸廓运动减弱,触诊时语颤增强,叩诊浊音,听诊语音增强,出现管状呼吸音,消散期可闻及细湿啰音。令患者咳嗽,变动体位可增加啰音发现率。胸片、CT 是诊断肺炎主要依据,发病＜24 小时胸片可无炎症表现,必要时应动态复查。

【下列情况应予注意】

表现为反复发生同一部位肺炎、阻塞性肺炎,肺炎延迟消散要警惕肺癌或肺结核。血白细胞总数及中性粒细胞比例增高,白细胞总数不高及/或淋巴细胞比例增高者提示革兰氏阴性菌感染或病毒性感染。细菌感染时 C-反应蛋白(CRP)增高,必要时可进行痰培养(病原学检测＋药敏)及真菌培养。

治疗

1. 一般治疗:卧床休息、营养支持、气体交换管理,必要时吸氧。对 I 型呼衰,无 COPD 基础疾病患者,必要时可考虑持续正压通气(CPAP)。

2. 药物治疗*:根据痰培养结果选用敏感抗生素或按经验选用,尽早应用有效广谱抗生素静脉点滴;应了解当地病原菌耐药情况。

(1)抗生素应用:社区获得性肺炎轻度患者,建议单药治疗,首选阿莫西林,对阿莫西林过敏患者,可考虑大环内酯类;中度患者考虑阿莫西林联合大环内酯类;重度患者使用 β 内酰胺酶稳定的 β 内酰胺类药物联合大环内酯类药物治疗。疑支原体感染时,可选用大环内酯类、喹诺酮类药物,疗程不少于 7—10 天,轻症患者病情改善后可口服给药。老年及合并 COPD 患者足量广谱抗菌素治疗 5 天无效,常需经验性加用抗真菌药物或重新评估诊断,可复查 CRP 进行对照。

(2)糖皮质激素应用:重症肺炎已证明所应用抗生素有效情况下,可短期使用。

(3)对症、支持、并发症治疗:祛痰剂应用,维持水、电解质、酸碱平衡;重症患者需加强支持疗法,防治休克和循环衰竭。

3. 对高危人群肺炎多价疫苗注射有一定预防效果。

＊参照 NICE(美国国家卫生与临床优化研究所)成人肺炎诊治指南。

肺脓肿

肺脓肿是以肺空洞内含有脓液为特征的坏死性肺部炎症。近年来随着人们卫生习惯的改善,发病率已明显减少。

病因

肺脓肿多由牙龈炎或口腔分泌物吸入引起,儿童、老年及意识障碍或某些神经系统疾病导致不能自行清除口腔分泌物的患者是高危人群;误吸入也是其中一个原因。

1.原发性:主要病原菌有链球菌、葡萄球菌、耐甲氧西林金黄色葡萄球菌、厌氧菌、克雷伯杆菌、奴卡菌、真菌等;结核杆菌、寄生虫引起者已少见。

2.继发性肺脓:由肺部炎症、支气管扩张、肺囊肿引起,可混合感染。

3.血源性肺脓肿:由脓毒血症引起。

临床表现

急性或亚急性起病、发热、弛张热为多,很少寒颤,常伴出汗、咳嗽、脓肿溃破与支气管相通时咳黄色或咖啡色脓性痰,量多少不定,恶臭、带有血丝或桃肉色。脓肿可发生于任何部位,以中下叶居多,体征为非特异性,与肺炎相似,当空洞形成可闻及羊鸣音或空洞音。靠近胸壁脓肿可并发脓胸。

诊断

除临床表现外,主要依靠胸片、CT 检查,痰和脓液培养可提供病原学证据,有时需与结核性、癌性空洞等鉴别。

治疗

1.一般治疗:营养支持,对症治疗。

2.药物治疗:静脉使用抗生素,直至脓肿痊愈。

3.手术治疗:对抗生素治疗效果不明显或存在脓胸者应外科手术引流,慢性肺脓肿有时需手术治疗。

支气管扩张

支气管扩张是指局灶性支气管扩张,通常伴有化脓性感染。患病率随年龄增长而增加,青少年与女性居多。

病因

1.原发性:先天性与遗传因素有关者,罕见。

2.继发性:大多为后天获得性,与幼儿期患传染病(麻疹、百日咳、腺病毒感染)并发支气管炎有关。

支气管扩张可因反复感染,分泌物使管腔阻塞,感染与阻塞互为因果,常年如此,引起大气道扩张和破坏,肺功能逐年下降。左下叶因位置低,支气管细长易致引流不畅,患病率高。累及一个或两个区域称局限性支气管扩张;累及多个区域称弥漫性支气管扩张。以两上肺及下叶背段为多。病理形态可分柱状扩张与囊状扩张,或同时存在。

临床表现

早期可无症状。慢性咳嗽、大量脓痰、反复咯血,经常感染(急性加重,发热)为其基本临床症状。早晨起床后咳脓痰为常见,咯血可突然发生,不伴咳嗽,量往往较多,亦可表现经常少量咯血痰,故青少年期,突然不明原因大咯血,首先应想到本病。疾病缓解期可无症状或表现为轻度贫血。

诊断

除临床表现外,多数患者体征及X线胸片可不明显,在肺下部可闻及局限性、固定性湿啰音,有诊断意义。晚期患者出现杵状指,亦具诊断价值。典型X线胸片则可发现局部肺纹理增粗紊乱,出现棉絮状、卷发状不规则环状透光阴影,可伴液平面。肺功能测定、支气管纤维镜、胸部CT、MRI检查可明确诊断并可做治疗方案选择参考。

【并发咯血时需鉴别下列疾病】

1.肺栓塞:既往无支气管扩张相关病史,突然大咯血伴胸痛,呼吸困难。MRI肺血管造影可明确诊断。

2.结核性支气管扩张:多数在肺上部,同时伴有结核病灶。

3.肺脓肿:急性起病,高热伴畏寒、寒颤,咳大量脓臭痰,可大咯血。X线胸片示单个(大)或多个(小)类圆形较高密度炎性阴影,其上可见透光液平面,周边清晰或伴炎性阴影,经有效抗炎治疗可治愈。

4.癌性空洞:X线胸片示肺癌肿瘤病灶外缘呈结节状或毛刷状,腔内可有不规则之透亮空洞阴影。

5.先天性肺囊肿:平时可有类似支气管扩张之症状,X线胸片示多个边缘清晰、囊壁薄、较圆或椭圆透亮阴影,周边无浸润阴影,CT、MRI可确诊。

治疗

1.一般治疗:加强营养;疫苗接种,提高免疫力;冬春季节避免呼吸道感染。

2.药物治疗:(1)急性感染期选用敏感抗生素联合应用,最好有痰培养证据。(2)姿位引流清除痰液,化痰剂应用。(3)咯血治疗:详见肺结核章。

3.手术治疗:扩张部位诊断明确、反复感染咯血患者可手术治疗。

肺栓塞(PE)

肺栓塞是指肺外的栓子经静脉系统引起一支或多枝肺动脉闭塞。近年来发病率上升。

病因

最常见的栓子多来自下肢深静脉或盆腔大静脉的血栓,很少见于上肢深静脉,后者可由中心静脉置管损伤引起。PE也可由非血栓性栓子引起,如空气栓塞、脂肪栓塞、羊水栓塞、异物和肿瘤性栓子引起的栓塞,但罕见。后者的临床表现和处理方法与血栓性栓塞不同(本节仅叙述血栓性肺栓塞)。

血栓形成由三个要素组成:血液淤滞、高凝状态和血管内膜损伤,常系综合因素作用。血栓引起相应肺组织坏死称肺梗死。

临床表现

早期不易诊断。不同的血栓形成时间、血栓面积、阻塞部位和程度所引起的临床症状有很大差异,从无症状到危重症状,甚至引起猝死。主要表现为急性呼吸困难、胸膜炎性胸痛、咳嗽和咯血。大面积栓塞的高危患者可出现心动过速、低血压、休克、一过性晕厥、心肺功能不全。若伴发热,提示有肺梗死可能。

诊断

根据临床症状,结合必要的检查:胸片、EKG、UCG、血气分析用于鉴别诊断,血 D-二聚体增高强烈提示本症,通气/灌注(V/Q)扫描、CT 肺动脉造影(CT-PA)、磁共振血管造影(MRI-PA)则是确诊手段。

治疗

急性肺栓塞患者应给予绿色通道,以最短时间进入诊治流程。

1. 一般治疗:吸氧、对症支持,维持水、电解质、酸碱平衡。

2. 药物治疗:(1)抗凝:低分子肝素、普通肝素,主要用于非大面积肺栓塞患者。(2)溶栓(同 ACS 溶栓):适用于急性大面积肺栓塞、深静脉血栓,溶栓后应继续用华法令长期口服治疗。

3. 血栓清除术:大面积患者使用。

4. 下腔静脉滤器放置:华法林长期口服治疗。

呼吸衰竭(呼衰、RF)

呼衰是由于各种因素引起的肺通气或换气功能严重障碍所导致的一组临床综合征。为外界空气与循环血液之间的气体交换失衡导致的肺功能不全。

病因

常见病因有:慢性阻塞性肺病急性加重期、重症肺炎、重症肺结核(已少见)、肺水肿、肺栓塞、大量胸水、气胸及肺外病变如卒中、脑外伤、神经源性呼吸肌麻痹(格林—巴利综合征)、药物中毒等。

临床表现

【按发病缓急分】

1. 急性呼衰。2. 慢性呼衰。3. 慢性呼衰急性加重。

【按病理生理分】

1. Ⅰ型呼衰:以缺氧为主($PaO_2 < 60mmHg$),无或仅轻度二氧化碳滞留,吸氧能明显缓解。

2. Ⅱ型呼衰:表现为低氧血症和二氧化碳滞留($PaCO_2 > 50mmHg$),COPD 发生者以Ⅱ型呼衰为多见。

3. Ⅲ型(混合型):既有通气不足,又有换气不足,应在氧疗基础上改善通气,才能有效缓解病情。

4. Ⅳ型呼衰:PaO_2、$PaCO_2$ 均正常,主要表现为红细胞内缺氧,如 CO 中毒、氢化物中毒,少见。

临床表现除原发症状外,主要表现为呼吸困难、紫绀,严重二氧化碳滞留时,可出现肺性脑病。此时禁用镇静剂和安眠药。严重患者可诱发多脏器功能衰竭。

诊断

依据原发病临床表现,主要依靠血气分析:$PaO_2 < 60mmHg$、$PaCO_2 > 50mmHg$,可诊断呼衰,常同时存在酸碱平衡失调。

治疗

1.原发病治疗。

2.一般治疗:吸氧、营养支持;重症呼衰需重症监护进行机械呼吸。

3.维持水、电解质、酸碱平衡。

4.支持、对症、并发症处理。

附 急性呼吸窘迫综合征(ARDS、休克肺、湿肺)

急性呼吸窘迫综合征是指不同原因,如各种重症感染、严重创伤、过多输库血、过多快速输液、肺栓塞、休克等情况下急骤出现的以通气/血液灌注比例失调为特征的急性进行性缺氧性呼吸衰竭。以急性呼吸窘迫和低氧血症为主要表现,属非心源性肺水肿。是全身性炎症反应综合征一部分,是机体受到感染毒素或外源性损伤刺激后,激活了免疫系统(可以说是一种过度反应激或称超敏反应),通过液体免疫和细胞免疫途径,发生炎症过度反应的结果。临床表现:从原发病到出现急性呼吸窘迫综合征是一个连续过程,因此,两者临床表现很难区别。主要为急性发作的呼吸困难,呼吸浅速,过度通气,严重时出现"三凹征",顽固性紫绀,吸入氧气不能纠正,呼气时有喉鸣,按急性左心衰竭治疗无效,发病早期症状虽严重,但肺部听诊及胸片基本正常,后期患者表现为烦躁不安、意识障碍,此期肺部可出现广泛湿啰音、哮鸣音,胸片也出现双侧大片浸润阴影,心脏阴影大致正常,最终发展为严重代谢紊乱,严重低氧和二氧化碳滞留,出现多脏器功能衰竭,呼吸、心跳停止。诊断:主要靠肺功能测定、血气分析和血流动力学监测。

防治 在重症监护病房进行呼吸机治疗(机械呼吸),纠正低氧状态,应用糖皮质激素、维持血容量,纠正水、电解质及酸碱紊乱、营养支持等综合治疗。

睡眠呼吸暂停低通气综合征(OSAHS)

病因

OSAHS属病理性打鼾。主要分阻塞性(上气道在咽喉水平陷闭)、中枢性(睡眠期间呼吸中枢驱动降低,导致呼吸运动停止)和混合性三种。因颌面结构异常,使软腭部气流阻力增高,引起舌骨向下移位,致舌后气道阻塞是重要原因。多见于肥胖、过度睡眠及喉部狭窄、舌根后坠的患者,80—90%可出现OSAHS,即在清醒状态下呼吸功能正常而睡眠时出现呼吸暂停现象。

目前研究认为是高血压、冠心病、卒中的独立危险因素,造成多系统器官损害,使心脑血管意外事件发生率增加。OSAHS与慢性阻塞性肺病可同时存在,称重叠综合征,致使肺动脉高压及心功能不全危险性大大增加。因此,被认为是一种需要治疗的疾病。

临床表现

其声响如雷,鼾声响度大于60分贝。其特点是睡眠紊乱,白天嗜睡,神经认知功能损害及心血管并发症,肺炎风险增加。在病理状况下呼吸停止时间明显延长,平均大于 30 秒,7 小时睡眠时间中可多于 30 次,在呼吸暂停时多不能被唤醒。呼吸暂停中可出现低氧血症和高碳酸血症而影响大脑功能。

诊断

根据家属主诉诊断不难,需与一般鼾症区分。鼾症俗称打呼噜,在正常人睡眠中也可发生,强度轻、声响柔和、均匀、无明显起伏。呼吸停止时间短于 10 秒,7 小时睡眠时间中少于 10 次。

治疗

查明原因进行矫治。持续气道正压(CPAP)治疗是目前最常用的直接治疗方式。有适应证时需口腔矫形及上气道外科手术。

肺　结　核

肺结核患者发病率逐年上升,特别是发展中国家。全球约有 19 亿人受到结核菌感染,现症肺结核患者超过 2000 万人,每年新发生肺结核患者 1000 万人,每年因肺结核病死亡达 300 万人。中国有活动性肺结核病患者约 600 万人,每年死亡 24 万人,占传染病死亡首位,已是全球最紧迫的公共卫生问题之一。1996 年 WHO 和国际防痨肺病联合会决定每年的 3 月 24 日定为"世界防治结核病日"。

病因

肺结核病是由结核分枝杆菌经呼吸道传播引起的慢性传染病。儿童经计划免疫接种卡介苗已发病甚少,青壮年是易感人群。开放性肺结核患者的排菌是结核传播的主要传染源。

当第一次感染时称初发患者,既往曾患肺结核已经治愈或未彻底治愈,目前又有肺结核活动表现称再发患者。营养不良、疲劳、贫血、糖尿病和慢性支气管炎等使机体免疫机能下降的疾病可使内源性复燃与外源性再感染而发病增多。

临床表现

并无特异性。发热(午后潮热为多)、两颊潮红、咳嗽(可为轻咳、干咳或少量白色粘痰)、咳血,咳血量多少不定,清晨起床时有血丝痰或满口血,甚至大咯血,胸痛、盗汗、疲乏和消瘦等。病灶广泛,患者可出现气急。近年症状不典型者增多。

2012 年我国制定的分型方案:

1.原发性肺结核:原发综合征、肺门淋巴结核。

2.血行播散型肺结核:急、亚急性和慢性血行播散型肺结核、粟粒性肺结核。

3.继发性肺结核:(1)浸润型(最多)。(2)空洞型。(3)结核球。(4)干酪性肺炎(重型肺结核)。(5)慢性纤维空洞型肺结核。

4.结核性胸膜炎。

5.肺外结核:经血液播散而产生除肺以外其他部位结核。包括:颈淋巴结核(多见于儿童及青年人)、肾结核、膀胱结核、骨结核(常见部位脊柱、髋关节、膝关节)、腹腔结核(包括结核性腹膜炎、腹腔淋巴结核、肠结核)、脑结核(结核性脑膜炎、结核性脑脓肿、脑结核瘤);少见的有生殖道结核,肝结核。

* 菌阴肺结核:1.具有典型临床症状及 X 线胸片有结核表现。2.抗结核治疗有效。3.痰涂片多次、痰培养一次,均阴性;PPD 试验、血清抗结核抗体、痰结核菌 PCR 可阳性。4.或胸水检出抗酸杆菌。5.或肺组织病理符合结核病变。

诊断

1.凡遇不明原因慢性咳嗽>2 个月,低热、疲乏、盗汗、消瘦、咯血、午后低热、月经不调或闭经,经过一段时间抗炎治疗无效或病情虽有减轻但 X 线胸片肺部炎症(肺尖或肺上叶,以右侧多见)迟迟不能消退甚至进行性加重,特别是既往曾有肺结核史、肺结核接触史或曾患肺外结核,须警惕肺结核,应 2 周后复查胸片或进行 CT 检查。

2.体检时,于肺尖、锁骨下、肩胛间区可闻及固定性细湿啰音,或/及局限性叩诊浊音,肺结核可能性较大。对疑似肺结核患者应及时转入专业防治机构确诊及治疗。

3.胸片有重要诊断价值。病灶多数位于两肺上野,以右上为多,亦有位于肺下叶者称肺下结核。当临床怀疑肺结核而 X 线胸片没有肺结核时不要轻易放弃,因结核灶可被肋骨、心脏等阴影遮盖,支气管内膜结核等胸片可以表现为阴性,早期急性粟粒性肺结核也不一定有阳性发现,应定期复查胸片,动态观察病灶演变过程能提高诊断率。

4.痰细菌学检查:送痰检时应注意在清晨嗽口后做深呼吸咳出的第一口新鲜痰送检,而且不能放入纸盒内,在不同时段进行 3 次痰检,必要时应进行结核菌培养、动物接种或多聚酶联反应(PCR)等。细菌学检查阳性是确诊肺结核可靠依据。

5.必要时还应进行纤维支气管镜或 CT 检查。结核菌蛋白衍生物皮肤试验(PPD 试验)和血结核抗体测定无诊断意义,但对肺外结核有参考意义;成人 PPD 试验强阳性反应,提示有活动性肺结核。较高浓度三次阴性者可排除肺结核。

6.肺结核临床表现并无特异性,应与 COPD、肺炎、支气管扩张、肺脓肿、肺癌等肺部疾病和全身性感染如伤寒、败血症等病鉴别。免疫缺陷患者感染结核往往无症状,且易患肺外结核。

治疗

肺结核病是完全可以预防和治愈的疾病。我国规定患者必须到国家定点医院由专科医师进行诊疗。肺结核患者只要及时诊断、正规治疗,多数患者可治愈。疑似患者应及时转诊至定点医院明确诊断和治疗。

1.一般治疗:注意休息、加强营养、避免感冒和心理干预。

2.药物治疗:

应遵循下列原则:(1)早期治疗。(2)联合治疗。(3)每日顿服。(4)正规治疗。(5)全程治疗。社区医师应予全程督导管理,只要符合上述 5 条治疗原则,痰菌阴转率可达 97% 以上,复发率很低。

抗结核药应用:

一线药为异菸肼(INH、H)0.3/d、利福平(RFP、R)0.45—0.6/d、吡嗪酰胺(PZA、Z)1.5—2.0/d、乙胺丁醇(EMB、E)0.75/d。有板式组合和复合固定剂,使

用方便,顺应性良好。

二线药为链霉素(S)、乙硫异烟胺、氨硫脲(TB$_1$)、利福喷丁、对氨基水杨酸(PSA)等,可用于一线药物耐药患者。第四代喹诺酮类杀菌剂亦可联用。

具体用药方案:

(1)初治:2HRZE/4HR 或 2HRZE(S)/4HRE 即 2 个月强化期,4 个月巩固期(下同)。

(2)复治:间歇用药,2H$_3$R$_3$E$_3$/4H$_3$R$_3$(即每周三次服药)2HRZSE/4—6HRE,间歇用药,2H$_3$R$_3$Z$_3$ S3 E3/6H3R3 E3。

(3)初治痰涂阴性患者:2HRZ/4HR,间歇用药,2H$_3$R$_3$Z$_3$/4H$_3$R$_3$。

其他治疗:

1.按辨证施治加用中药辅助治疗能减少药物副作用,提高疗效,但中药不能替代正规的西药治疗。

2.在肺结核活动期,可酌情加用免疫增强剂,如胸腺肽、白细胞介素—II 等。

【下列情况应予注意】

1.在治疗期间应定期检查肝、肾功能及血、尿常规,以及时发现副作用。所有抗结核药都有一定毒副作用,最常见是胃肠反应,肝,肾损害,白细胞下降和眩晕等神经毒性。

2.患肝硬化患者则应避免使用异烟肼、利福平和吡嗪酰胺等药物;痛风患者应避免使用吡嗪酰胺等药物。

3.若使用疗程已达 3 个月,经胸片、痰菌复查而病情无明显好转时,要考虑药物对细菌耐药情况,特别是复治患者,应进行药物敏感度试验,调换治疗方案。目前农村肺结核患者中,细菌对常用药物耐药情况并不少见。我国结核病耐药率可高达 46%。对 2 种以上药物耐药称多耐药结核病。

【咯血处理】

首先应评估:患者一般情况、年龄及咯血量。

1.少量咯血:主要以病原治疗为主,可不用止血药。

2.大咯血处理:目标是预防血液吸入健侧肺,预防持续出血。

(1)一般治疗:让患者安静,咯血时采取侧卧位(健侧)或半坐位,尽量让血咳出,不要屏气或吞咽入胃(大咯血时不可避免地有少量血咽入胃内),有呼吸困难者鼻导管吸氧,开放静脉通道。

(2)加强监护,监测呼吸、血压和脉搏(心率),记录出入量,尽早发现出血性休克及窒息预兆,并做相应处理。

(3)止血药物应用:①凝血酶 2000μ+生理盐水 10ml 静推,根据病情 2 小时后可重复或 2—3 次/d;继以止血敏 4g/n.s 250ml 静滴。②垂体后叶素(增压素)5^{Iu}/n.s 10ml 缓慢静推(老年、冠心病和高血压者不用);继以垂体后叶素 10^{Iu}—20^{Iu}/n.s 250ml 静滴,应每 0.5—1 小时测定血压一次,血压>150/90mmHg 时减慢滴速。③垂体后叶素+硝酸甘油 10mg 静滴;24 小时垂体后叶素以 40μ—60μ 为宜,增加剂量并不能提高效果,反而有血压增高、肠缺血等副作用,滴速要慢,24 小时维持,咯血停止后24小时可减量,48—72小时后可撤除。④6-氨基己酸、酚磺乙胺(止血敏)、卡巴克洛(安络血)等应用。⑤止血芳酸(氨甲苯酸)200mg/n. s 10ml静推,继以400—600mg/n. s 250ml 1次/d静滴;止血芳酸可与上述任何一组药物联用。

(4)合并感染时有效抗生素应用。

(5)维持水、电解质、酸碱平衡;必要时输血、血浆、代血浆防止低血容量。

(6)对症处理:必要时可给小剂量镇静剂,安定10mg肌肉注射。有肺心病者忌用。

(7)药物治疗无效,可行支气管动脉导管进行肺段栓塞。

结核性胸膜炎

在病理情况下,任何微生物及炎性因素侵入胸膜壁层引起的炎症,通常表现为胸腔积液称胸膜炎。以结核性胸膜炎为最常见。

病因

结核性胸膜炎可以是结核分枝杆菌的原发感染,也可以继发于肺结核的胸膜改变,以后者为常见。属第Ⅳ型变态反应。感冒、机体抵抗力低下为常见诱发原因。患病时不一定有肺结核病灶。分干性胸膜炎、渗出性胸膜炎和结核性脓胸。

临床表现

早期临床表现往往是低热或中等热、干咳、胸痛或气急,大量胸水可引起呼吸困难,及其他结核病症状。早期胸膜呈现充血水肿和少量纤维蛋白渗出而无积液,称干性胸膜炎;数天后热度开始上升,老年人可无发热,干咳加剧,出现气促而胸痛反可减轻或消失,此期便出现胸腔积液,称渗出性胸膜炎,胸水呈脓性,称结核性脓胸。可混合其他病原菌感染。在胸腔积液吸收过程中可形成包裹性积液和胸膜肥厚。胸膜炎性疼痛通常为剧痛,呼吸与活动时加重,很多患者采取限制疼痛姿位。

诊断

胸腔有无积液诊断并不困难,摄X线胸片可明确诊断,胸水<250ml胸片可阴性,但病因诊断有时并不容易,胸水常规、微生物及酶学等相关化验、B超、CT、MRI可辅助诊断,必要时应做胸腔镜、胸膜活检。

1.病因诊断首先应鉴别胸水为漏出液或渗出液,见列表:

漏出液或渗出液鉴别

	漏出液(非炎性)	渗出液(炎性)
外观	透明清亮、静置不凝固	多呈草黄色,稍混浊,可凝固
比重	<1.018	>1.018
总蛋白含量	<25g/L	>25g/L
Rivalta试验	阴性	阳性
细胞数	<100/μl	>500/μl

	漏出液（非炎性）	渗出液（炎性）
细胞类型	主要为淋巴细胞、间皮细胞	肺炎、化脓性胸膜炎以中性粒细胞为主；结核性胸膜炎以淋巴细胞为主；间皮细胞显著增多为恶性肿瘤局部浸润；胸膜间皮瘤
胸水总蛋白/血清总蛋白	＜0.5	≥0.5
胸水 LDH/血清 LDH	＜0.6	≥0.6
胸水胆固醇/血清胆固醇	＜0.3	≥0.3
血清胆固醇	＜60mg	≥60mg
胸水培养	阴性	可获得阳性结果
常见病因	慢性心衰、肾病综合征、肝硬化、低蛋白血症、甲状腺功能减退、缩窄性心包炎等	结核性胸膜炎、化脓性胸膜炎、肺炎、肺栓塞、恶性肿瘤、寄生虫病、药物过敏、风湿性疾病等

2.若为渗出液再鉴别病因：

(1)结核性胸膜炎：除一般实验室项目外，结核抗体可阳性，腺苷酸脱氨酶(ADA)滴度增高＞1∶64 有重要诊断价值，胸水呈草黄色或血性，呈脓性者称结核性脓胸。

(2)化脓性胸膜炎（脓胸）：胸水呈脓性，白细胞数＞1000/μl，由化脓性致病菌引起，脓液培养可获阳性结果。

(3)病毒性胸膜炎：常由柯萨基 B 病毒引起，埃可病毒罕见。表现为发热、胸痛，以青少年及年青成人多见。主要是对症治疗，非甾体类消炎药止痛。预后一般良好。

(4)癌性胸水：常为血性或粉红色，红细胞数＞500/μL，胸水端粒酶活性显著增高，癌胚抗原 CEA 升高水平较血清更早且更高。

(5)风湿性胸膜炎：以漏出液为多见，但可继发细菌感染。常有风湿性疾病的其他全身症状及相关实验室发现，如 ANA、抗核抗体、RF、ASO、CCP 等，胸水中乳酸脱氢酶(LDH)浓度增高。

(6)乳糜性胸水：胸水呈米泔水样乳白色称乳糜性胸水，其中含有较多的中性脂肪，由于淋巴管阻塞引起，常见于纵隔肿瘤。

(7)干性胸膜炎：则需与带状疱疹、流行性胸肌痛，肋间神经痛等鉴别。

类似胸膜炎性疼痛急诊患者首先应排除有可能危及生命的疾病，如肺栓塞、气胸和心肌梗死。

治疗

1.一般治疗：休息、营养支持。

2.病因治疗：结核性胸膜炎治疗同肺结核，混合感染应联用其他合适抗生素。

3.过多胸水应及时多次抽尽胸水,可胸腔内注入药物;胸腔闭式引流。

4.若无禁忌证,对大量胸水者可加用短程糖皮质激素,能缩短病程。有活动性肺结核禁用。

5.对症治疗:止痛剂,非甾体消炎药较有效。重症患者应维持水、电解质、酸碱平衡。

气　胸

气体进入胸膜腔造成肺组织压缩的状态称气胸,属内科急症。

病因

【按气胸发生原理分】

1.原发性自发性气胸:由于遗传因素或吸烟导致的肺尖胸膜下肺大疱自发破裂引起。通常于休息时发生,也可因举臂或伸展动作时诱发。一般预后良好。

2.继发性自发性气胸:因肺部疾病,如肺结核、COPD 或肺大泡破裂引起。症状较原发性者为严重,青壮年男性最常见。

3.外伤性气胸:可由胸部外伤或医源性损伤引起,如胸穿、穴位针刺等并发症。如外伤时胸壁开放、与外界交通,则形成开放性(交通性)气胸;若支气管胸膜瘘使空气不断自气管流入密闭胸膜腔,称张力性气胸(高压性)。

临床表现

临床症状严重程度根据气胸类型与胸腔内压力大小而有显著差异。胸腔内积气不多可无症状。发病时患者突感上胸部针刺样疼痛,疼痛可放射至同侧肩部,也可放射至对侧胸部或上腹部,随后感胸闷、气急,偶有干咳,严重者出现高度呼吸困难,甚至休克,呼吸衰竭和循环性虚脱而危及生命。原有 COPD 患者产生时症状较严重。同时伴有液体称液气胸。因纤维粘连而呈局限性包裹时称包裹性气胸。若发病并不太急,可呈慢性或亚急性。

诊断

临床症状:重症患者常出现"三凹征";体征有气管及心脏向健侧移位,患侧胸廓饱满,肋间隙增宽,胸廓运动减弱或消失,叩诊呈鼓音,横膈下降,听诊呼吸音明显减弱或消失。X 线胸片(<10%可漏诊)或透视可确诊。

【下列情况应予注意】

1.原有哮喘或 COPD 患者,突然胸闷、气急、呼吸困难来院时应首先排除本病。

2.>45 岁患者,既往有高血压及冠心病,若突然出现胸痛(尤其是左侧)、胸闷、呼吸困难,应做心电图等检查以排除急性冠脉综合征。

治疗

1.一般治疗:给氧,开通静脉通道,重症患者需进入重症监护病房。

2.原发性自发性气胸,少量无症状,可观察随诊,大量积气有症状者,应置管引流。

3.重危患者必须迅速做出判断,立即用 50ml 注射器连接 9 号针头于第二前肋间外中 1/3 交点(应先叩诊呈鼓音)刺入抽取气体以减压;如为张力性气胸,刺入后针头开放使胸腔与外界大气压相等,变高压为正压,以争取抢救时间。接着再连接水封瓶做胸腔闭式引流。

4.原发病及对症处理,必要时可手术治疗。

弥漫性间质性肺病

*肺间质是指肺泡上皮细胞和血管内皮细胞之间的空隙。它包括围绕血管、淋巴管和气道之间的结缔组织,其细胞成分主要有纤维母细胞样细胞、平滑肌细胞、单核细胞和淋巴细胞等,结缔组织的主要成分是基底膜,胶原纤维和弹力纤维。弥漫性间质性肺病是以肺间质的炎症和纤维化为特征的一组疾病。肺纤维化是该组疾病共同病理表现。

病因

2002 年美国胸科协会和欧洲呼吸协会联合发表了间质性肺病分类共识报告。将间质性肺病统称为弥漫性间质性肺病(肺泡间隔增厚、成纤维细胞增生和胶原沉积)。其中原因不明称特发性间质性肺炎。临床病理类型,按发病率高低依次为:1.特发性肺纤维化。2.非特异性间质性肺炎。3.隐源性机化性肺炎。4.急性间质性肺炎。5.呼吸性细支气管炎相关间质性肺病。6.脱屑性间质性肺炎。7.淋巴细胞性间质性肺炎。

其中非特异性间质性肺炎较常见,可见于多种疾病,如已知病因的过敏性肺炎、结缔组织病、工业粉尘(石棉、滑石、二氧化矽)、气体(二氧化硫、化纤)、放射性损伤、药物(胺碘酮、环磷酰胺、甲氨蝶呤)等相关的间质性肺炎,病因不明则称特发性。

临床表现

起病隐匿,进行性呼吸困难、干咳、疲劳,很少有胸痛、咳血,少数有发热,关节痛少,体重减轻。病情缓慢进展,终至形成肺心病、心衰、慢性呼衰。病程中可伴继发感染,有明确原发病则有相关临床表现。

诊断

询问特殊职业史十分重要。临床表现并无特异性,X 线胸片、肺部 CT、MRI 均有特征性表现:弥漫性网状阴影,牵拉性支气管扩张,肺容积减少,磨玻璃影,少数呈蜂窝肺。肺功能呈弥散功能障碍,病理诊断依靠肺活检。

治疗

1.特发性者无特殊疗,有原因可查者则应去除有害因素及治疗原发病。

2.糖皮质激素治疗能延缓病情发展。

3.免疫抑制剂治疗。

4.对症处理及治疗并发症。

5.重症患者可做肺移植。

肺 癌

肺癌是男性癌症之首,女性肺癌也在增多。

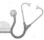

病因

长期吸烟能诱发肺癌,少数是空气和工业污染。目前世界上约有350万人死于吸烟引起的疾病,其中1/3为肺癌。85%被诊断肺癌时已是晚期。

【按肺癌组织学类型分】小细胞肺癌与非小细胞肺癌。小细胞肺癌约占肺癌的10%—20%,属典型全身性疾病,早期就有远处转移,对化疗、放疗较敏感,但较快复发,预后更差。非小细胞肺癌约占肺癌的80%—90%,可分腺癌、鳞癌。其中低分化型腺癌(癌细胞分化程度越低,恶性程度越高)可早期广泛转移;鳞癌比腺癌预后差。最常见转移部位是肺内、淋巴结、肝、脑及骨骼。

【按生长部位分】中央型肺癌(靠近肺门处)、周围型肺癌(远离肺门,预后相对较好)、肺泡细胞癌(广泛分布于肺野中,预后很差,但若是单个病灶,切除后有机会痊愈)。

【按原发性与转移性分】原发性肺癌和转移性肺癌,后者常来自肝、胃、乳腺、结肠、前列腺、肾脏等处原发癌。

临床表现

肺癌临床表现复杂,按就诊形式,可从三方面认识:

1. 以肺部症状就诊:最多。>45岁吸烟人群,出现咳嗽、咳痰(尤其是刺激性咳嗽)、痰中带血、胸痛、持续发热,经正规抗炎治疗1月无效,应怀疑,进行肺癌筛查。

2. 以转移症状就诊:肺部症状相对不明显,如胸腔积液、锁骨上淋巴结肿大、头痛、骨痛、声音嘶哑、吞咽困难等。

3. 以肺外表现就诊:肺癌细胞可分泌某些特殊激素,患者在肺部未出现肿瘤之前就表现出多种症状,非常复杂,可有多种内分泌代谢异常表现,常见有杵状指、肥大性骨炎、男性乳房肥大、神经肌无力等。

诊断

当临床症状可疑时,首先应摄胸片,反复痰找癌细胞,血清癌胚抗原测定等,必要时应及时进行支气管纤维镜及CT、螺旋CT、MRI检查;肺部肿块,>2cm,不能确定性质时,应及时剖胸探查。有时需与肺炎、肺脓肿、结核瘤、肺炎性假瘤、肺结节病等鉴别。

治疗

1. 一般治疗:戒烟、减少大气污染接触。

2. 手术治疗:首选。

3. 介入治疗和放疗等综合治疗;贝伐单抗联合化疗能延长非小细胞肺癌生存期。

4. >45岁吸烟人群及具有其他危险因素,应定期做低剂量CT进行筛查。

第三节　抗生素(抗菌药物)临床应用

抗菌药物通过干扰细菌代谢,如干扰细胞壁合成、损伤细菌细胞膜、抑制细菌蛋白质合成、阻止细胞核酸合成和抑制细菌叶酸代谢等机制，发挥其抗菌作用。只有在临床上或实验室有证据表明细菌感染时方可用抗菌药物，滥用抗菌药物可促使耐药细菌、多重耐药菌、泛耐药菌的产生，是抗生素失效或疗效降低的主要原因。中度感染常联合用药，一般以两药联合为宜，重症感染也不宜超过三药联用。不是任何两种药物都可组合，有一定规则，联合应用后应增强药效，而不是降低药效。

【名词解释】

1. 抗生素：具抗菌作用的微生物产生及其半合成衍生物称之。如青霉素类等。

2. 抗菌药物：抗生素＋具抗菌活性的人工合成药物。如喹诺酮类等。

3. 抗微生物药物：抗菌药物＋抗病毒药物。

4. 抗感染药物：抗菌药物＋抗病毒药物＋抗寄生虫药物。

5. 化疗药物：抗微生物药物＋抗肿瘤药物。

【常用抗生素分类】

1. β-内酰胺类抗生素：

(1) 青霉素类：多为半合成青霉素，有青霉素 G。为梅毒治疗首选。氨苄青霉素、氧呱嗪青霉素、阿洛西林、美洛西林、双氯西林、苯唑西林、哌拉西林等。复合制剂有氨苄西林/舒巴坦钠，阿莫西林/舒巴坦钠，阿莫西林/克拉维酸钾等，主要对革兰氏阳性菌有效，对肝、肾功能减退患者要减量使用；使用期间可哺乳。可有速发和迟发过敏反应。

(2) 头孢菌素类：属杀菌剂。第一代如头孢氨苄、头孢拉啶（口服）、头孢唑啉（注射），对革兰氏阳性菌有效。第二代如头孢呋辛钠、头孢曲松钠（注射）头孢克洛、头孢丙烯（口服），对革兰氏阳性菌、阴性菌均有效。第三代如头孢硫脒、头孢塞肟钠以及复合制剂（注射）。第四代如头孢匹肟（注射）。第五代有头孢托罗（注射）。第三、第四代抗菌谱广，作用强，常用于重症感染，基本无肾毒性。偶可引起粒细胞减少、血小板减少，头孢菌素类和青霉素类交叉过敏不常见，但青霉素过敏患者不应用头孢菌素类，青霉素迟发过敏反应患者头孢菌素类应谨慎使用。哺乳期妇女不建议使用。

(3) 碳青霉烯类：第一代：亚胺培南、帕尼培南、比阿培南。第二代：美罗培南、利多培南、氨曲南。主要用于对三代头孢类抗生素治疗无效的重度革兰氏阳性菌、革兰氏阴性菌及厌氧菌感染，对大多数β－内酰胺酶稳定，可单药用于中重症感染，对多种耐药的院内获得性病原菌敏感，也可联合喹诺酮类或氨基糖甙类应用。注意肾脏及中枢神经系毒性。

2. **氨基糖甙类**：链霉素，主要用于结核，丁胺卡那霉素、西索米星、阿米卡星、异帕卡星、庆大霉素、妥布霉素（外用），新霉素主要为局部用药。抗菌谱宽，很少单独使用，主要作用于革兰氏阴性杆菌，有不同程度肾毒性和耳毒性，老年人无明确适应证不宜应用和应用剂量宜小；使用时间不宜超过 7 天。

3. **大环内酯类**：为抑菌剂。红霉素、罗红霉素、阿奇霉素、克拉霉素，主要作用于革兰氏阳性菌和支原体感染，有胃肠道反应，肝病患者不宜应用；对肺炎链球菌和肠球菌耐药率高,常联合用药。与地高辛、莫沙必利、他汀类调脂药、卡马西平等不能联用。

4.喹诺酮类:为杀菌剂,具有浓度依赖性。为广谱抗生素。第一代氟哌酸,第二代环丙沙星、左氧氟沙星,第三代洛美沙星,第四代司帕沙星、莫西沙星、吉米沙星。与其他抗生素无完全交叉耐药性,对抗酸分枝杆菌、支原体、衣原体、梅毒螺旋体亦有效。与甲硝唑联用能增强对厌氧菌疗效,常与头孢类、大环内酯类抗生素联用,对有肝损害患者慎用,对肾功能不全者可酌情减量使用。禁用于孕妇及哺乳期妇女,老年人减量应用。

5.其他抗菌药物:呋喃类、磺胺类、甲硝唑、替硝唑、林可霉素、加替环素、克林霉素、四环素、磷霉素、多西环素、利福霉素、多粘菌素 B 和万古霉素(治疗 MRSA 为首选)、利奈唑胺等。

6.抗真菌药物:两性霉素 β、制霉菌素、斯皮仁诺及酮康唑、氟康唑、伊曲康唑等。抗真菌药都有相当毒性。中药大蒜素针剂。

7.抗病毒药物:更昔洛韦(口服)、奥司他韦(口服、注射)、利巴韦林(口服、注射)。

* 因篇幅有限,抗菌药物规格、具体使用剂量可参阅相关专著及药物说明书。

【抗菌药物不良反应】

抗菌药物不良反应包括毒性反应、过敏反应、二重感染和细菌耐药性产生四类。但有些反应有时不能区分,如毒性反应可能包含有过敏因素。

1.毒性反应:

(1)肾损害药物:常见于氨基糖甙类、多粘菌素类、万古霉素、头孢类、两性霉菌 β、磺胺类药可引起血尿及结晶尿。

(2)肝损害药物:常见于 β-内酰胺类、红霉素、四环素、利福平、异菸肼、磺胺药、酮康唑等。

(3)神经毒性药物:包括中枢神经和周围神经,氨基糖甙类、氯霉素、万古霉素、喹诺酮类、异菸肼、呋喃唑酮等。

(4)胃肠道反应:任何口服抗生素都可引起,静脉用红霉素、喹诺酮类常见有恶心、呕吐。老年人及肿瘤化疗患者长期应用抗生素可致肠内菌群失调、抗生素相关性肠炎。

(5)心血管系统损害:较少见,大剂量林可霉素静滴偶可晕厥,红霉素可发生血栓性静脉炎。

(6)造血系统损害:详见血液及造血系统疾病章。

任何抗生素都可能产生一定毒性反应,应加强监察,一旦出现反应若及时停药,大多可恢复。抗生素应用必须严格掌握适应证、剂量、疗程。

2.过敏反应:

(1)过敏性休克:属Ⅰ型变态反应,系速发反应。青霉素为最常见,其他药物如头孢类、氨基糖甙类抗生素偶可发生,重症患者可猝死。

(2)迟发性过敏反应:药物性皮炎(药疹),常对称分布,微痒,皮疹类型有猩红热样、麻疹样、荨麻疹、固定红斑等,重症患者可发生全身剥脱性皮炎、大疱性表皮溶解症而危及生命。其他有药物热、血管神经性水肿等。

3.二重感染:是指在长期广谱抗生素应用过程中发生其他细菌或真菌的二重感染,也称菌群交替症。感染发生部位可在口腔、呼吸道、消化道、尿路,甚至出现败血症。老年人易发生,可危及生命。

第三章 消化系统疾病

胃肠功能失调致消化不良症候群可以是消化系统疾病本身引起,也可以是任何器质性疾病的消化道症状,胃肠道疾病与心理因素关系密切。病毒性肝炎、药物性肝损伤的防治仍是重要课题。

第一节 常见症状

吞咽困难

吞咽困难是指咽至食管的输送动作障碍引起的自觉症状,可伴疼痛。极大多数患者可通过病史描述即可诊断。但需要接受特殊检查以明确病因,按病因可分:

1. 梗阻性疾病:如食道癌,食管狭窄,外源性压迫如锁骨后甲状腺,左心房肥大,主动脉瘤,纵膈肿瘤等。食道癌引起者呈进行性吞咽困难,初为固体食物受阻碍,而流汁饮食无吞咽困难。食管下环吞咽困难可间歇性(罕见)。

2. 神经、肌肉疾病:如重症肌无力、肌营养不良,假性延髓麻痹(卒中后遗症),延髓型 Guilain—Barre's 综合征,皮肌炎等,常出现鼻反流(食物从鼻孔中喷出),或吸入气管,继而发生咳嗽。

3. 动力障碍性疾病:最常见是贲门失弛缓症,硬皮病,一开始即表现为液体和固体食物二者均吞咽困难,此点与梗阻性引起者不同。所有吞咽困难患者均应进行胃镜检查,以除外肿瘤。治疗:病因治疗。

咽异感症

咽异感症指患者自觉咽部有团块"堵住"感觉,吞咽无困难,有时反可减轻症状,可伴咽部发干,而无疼痛。病因不明,一般认为与心理因素有关,情绪障碍时病症明显,注意转移时无症状,女性多见。脊神经根型颈椎病、纵膈肿块、食管痉挛、胃食管反流病、滤泡性咽峡炎、横纹肌病变等均需排除。治疗:心理疏导,抗焦虑抑郁药应用有效。

厌食和食欲不振

厌食和食欲不振可由多种功能性障碍或器质性病变引起。按病因可分：

1. 消化系统疾病：多见于慢性胃炎、胃癌、胰腺病变、肝炎（尤其是活动期）。

2. 全身性疾病：如尿毒症、结核病、内分泌功能减退、维生素缺乏症、药物反应等。

3. 精神障碍：可表现为厌食与怕食、拒食。

恶心与呕吐

恶心是一种急迫欲呕的不适感，呕吐是指胃内容物的排出。反胃是指排出胃内容物时不伴有恶心或腹肌辅助收缩。是呕吐中枢对疾病状态的一种反应。恶心与呕吐涉及全身许多疾病，应根据临床特点进行鉴别，如呕吐与进餐关系、发作时间、呕吐特点（是否为喷射状）、呕吐物性质，是否伴有腹痛、头痛、眩晕及其他伴随症状及体征。按病因可分：

1. 消化系统疾病：如胃肠炎、肠梗阻、腹腔脏器穿孔、阑尾炎、胆囊炎、胰腺炎等急腹症本身引起。

2. 全身性疾病：如糖尿病酮症、肝炎、肾功能不全、肾结石。

3. 中枢神经系统疾病：炎症、颅脑损伤、颅内压增高、偏头痛、晕动病及内耳迷路炎症。

4. 药物反应及中毒：抗菌药物、抗肿瘤药物，各种食物、化学物引起的中毒为常见。

5. 心因性及生理性：心因性呕吐、妊娠呕吐等。

【下列情况应予注意】

发热、低血容量、头痛、颈部抵抗、意识改变、脑膜刺激征、腹胀及全腹鼓音，提示有严重器质性疾病。

腹　泻

正常人每日排便1次，粪便成形，表面可附有少许粘液，个别人可一日排便2—3次或2—3日排便1次。腹泻是指每日排便次数明显增加，粪便不成形，呈稀水样，含不消化食物，或粘液脓血便等。腹泻按病程可分急性腹泻和慢性腹泻，按病因分感染性腹泻，非感染性腹泻。

急性腹泻：如食物中毒、病毒（轮状病毒、诺如病毒）、细菌（大肠埃希氏菌、沙门氏菌、志贺氏菌）、寄生虫感染（贾氏蓝弟鞭毛虫）等，以感染性疾病居多。

慢性腹泻：指病程＞2个月或间歇期在2—4周内的复发性腹泻。病因较复杂，以非感染性疾病居多。

按病因可分：

1. 消化系统疾病：如胃肠道恶性肿瘤、慢性萎缩性胃炎、胃大部切除术、胃空肠吻合术后因胃容积减少所致,胃源性腹泻、消化吸收不良综合征、肠易激综合征、炎症性肠病、肝硬化、慢性胆囊炎胆石症、慢性胰腺炎等。

2.全身性疾病:如某些内分泌代谢病如甲状腺机能亢进或减退、糖尿病、肿瘤、心力衰竭、老年抑郁症等。

3.药源性腹泻:长期抗生素治疗出现肠内菌群失调导致腹泻(称抗生素相关性肠炎)、抗肿瘤药、免疫抑制剂等。诊断:不同病因都有相关不同临床症状和体征。大便常规、培养是急性腹泻常规检查项目,慢性腹泻以腹部B超、胃镜、肠镜及其他相关实验室检查为主。凡有脓血便、发热、脱水、慢性腹泻、体重减轻均应引起重视,及时查明原因。不明原因急性呕吐或/及腹泻、中毒症状明显,必须检查血糖,以排除糖尿病酮症酸中毒,同时伴有高血压则应检查尿常规、肾功能以排除尿毒症。

便　秘

便秘可产生下腹胀、排气多、嗳气,食欲下降,头昏、头痛、倦怠甚至失眠。由于用力排便,使胸腔内压力骤增,冠心病、高血压患者易引起心、脑血管意外。便秘还会引起痔疮、脱肛、疝气、尿失禁、子宫脱垂。按病因可分:

1.功能性便秘:因结肠通过时间缓慢,如习惯性便秘,最常见。

2.全身性疾病:如肿瘤、炎症性肠病、低位性肠梗阻、甲亢、甲减、糖尿病、铅中毒、结缔组织病、脊髓损伤等。

3.内脏过敏:肠易激综合征。

4.药源性:许多药物都能引起便秘,如铋剂、硝苯地平、卡托普利、非甾体类消炎药、调脂药、氯丙咪嗪以及某些镇痛麻醉药。

突然产生的便秘,病因不明时应做腹部B超、肛门指诊、直肠排便试验、纤维肠镜、CT、MRI等检查,以明确有无器质性病变。便秘也是胃肠道疾病的常见症状。

腹　痛

腹痛是腹部神经受各种病变刺激的一种反应,腹部神经由脊神经和内脏神经支配。由于个体对疼痛阈值差异甚大,对痛觉的反应大不相同。分急性腹痛和慢性腹痛。

【急性腹痛】

1.急性阑尾炎:常急性起病,持续中上腹部隐痛,典型者数小时后转移至右下腹。疼痛可不剧烈,可伴恶心、呕吐、腹泻,发热,但热度不高,右下腹麦氏点出现肌紧张,局部压痛,反跳痛。中等热、体温>39℃,疼痛反减轻者多数已穿孔并发腹膜炎。局部形成包块者称阑尾脓肿。若阵发性绞痛,可能为梗阻性阑尾炎,如结石、蛔虫嵌顿。血白细胞总数及中性粒细胞比例增高,典型者诊断不难。

2.胃或十二指肠穿孔:多数原有溃疡病史,少数为晚期胃癌,长期服用激素,非甾体类消炎药等引起。药物、饱餐、饮酒、重劳动及情绪激动可为诱因。典型表现为:突然出现中上腹部刀割样剧痛继而疼痛蔓延至整个腹部,初起可有恶心、呕吐,继即出现腹胀、不排气、尿量减少。体温迅速升高。呈急性痛苦病容,体检时可见腹部膨隆,腹肌紧张、满腹压痛、反跳痛、肝区叩诊呈鼓音(肝浊音界消失)、肠鸣音消失,呈弥漫性腹膜炎、麻痹性肠梗阻表现。延误诊断可迅速产生感染性休克、脱水、循环衰竭。腹部X线透视:示右膈下有游离气体,腹腔诊断性穿刺有脓性物或食物残渣更可明确诊断。血白细胞总数及中性粒细胞比例增高。小肠、结肠、绞窄性肠梗阻也可穿孔。

3.**肠梗阻**:是指肠道阻塞性病变,急性起病者称急性肠梗阻,如肠扭转、肠粘连、嵌顿性疝,也可呈隐匿慢性经过称慢性肠梗阻,最后产生急性梗阻症状,多见为肠粘连、肠癌。肠梗阻按梗阻程度分完全性梗阻与不完全性梗阻;按梗阻部位分小肠梗阻(高位梗阻)、结肠梗阻(低位梗阻);按病理生理可分机械性肠梗阻(绞窄性肠梗阻)、麻痹性肠梗阻(动力性肠梗阻),前者表现为阵发性绞痛,不能忍受,痛时伴恶心、呕吐、腹部可闻及气过水声(肠鸣音亢进)、便秘、腹部可见梗阻段以上扩张的肠型,后者严重时腹胀如鼓,横膈上抬而呼吸急促,持续性疼痛,进水可呕吐,满腹压痛,听诊呈鼓音,肠鸣音消失。腹痛、呕吐、便秘、腹部膨隆是肠梗阻共同症状,小肠、结肠较窄性肠梗阻时也可穿孔。但按病因不同,梗阻部位高低,梗阻完全与否,及个体耐受情况,临床表现不同。腹部B超、X线平片、CT、MRI有助诊断。

4.**肠道缺血性病变**:肠道缺血性病变虽少见,但却是一个严重情况,病因可分:(1)肠梗死(肠栓塞)系肠系膜动脉血栓形成,可由心房内血栓或大动脉内动脉粥样硬化斑块脱落引起。(2)肠系膜静脉血栓形成,病因同血栓性深静脉炎,可由晚期恶性肿瘤癌栓脱落或长期卧床患者引起。共同表现是急骤发生的脐周围剧烈腹绞痛,肠梗死可伴下消化道大出血。静脉血栓形成无便血。剧烈腹痛患者原因不明时,应疑及,腹部血管多普勒彩超检查对诊断有帮助。

5.**急性胆囊炎胆石症**:见《常见疾病》。

6.**急性胰腺炎**:见《常见疾病》。

7.**其他**:如急性肠道感染、尿路结石(肾绞痛)、腹腔内出血、腹腔脓肿、心因性疼痛综合症等腹腔内疼痛,也可表现为急腹症。此外尚须鉴别腹腔外疼痛如急性心肌梗死、急性肺炎、带状疱疹、急性铅中毒等。诊治急腹症患者应重视详细病史采集,完整而正确的体格检查,收集症状、体征信息,再辅以适当的影像学或实验室检查,综合分析,做出初步诊断,并评估是内科性腹痛抑或是外科性腹痛(需手术治疗者)。从而做出处理决策,动态观察是急腹症患者诊治重要程序之一。按病因处理。

【慢性腹痛】

慢性腹痛指连续或间断腹痛病程>3个月。

1.**消化系统疾病**:如慢性胆囊炎,慢性胰腺炎,慢性肝炎,消化性溃疡,胃食管反流病,食管裂孔疝,炎症性肠病,肠结核,寄生虫感染及肿瘤等。

2.**全身性疾病**:腹型癫痫、铅中毒、过敏性紫癜、食物过敏、血管神经性水肿、偏头痛、卟啉病等。

3.**妇科及泌尿生殖道疾病**:先天性畸形、子宫内膜异位、卵巢囊肿、慢性盆腔炎、尿路结石、肿瘤。

如有发热、厌食、体重下降、黄疸、水肿、便血、血尿、腹部肿块或脏器肿大等病史应特别注意,及时明确诊断。

消化道出血

消化道出血可发生于自口腔至肛门的任何部位,可以是显性出血或隐性出血。分上消化道出血与下消化道出血。

【上消化道出血】

上消化道出血是指十二指肠曲氏韧带以上的消化道,包括食管、胃、十二指肠、胰、胆囊病变引起的出血。主要症状为呕血及/或黑便,出血量达 100—200ml 时可出现黑便,出血量大,肠道停留时间短者亦可为鲜红色。数小时内出血量<500ml 为轻度出血,500—1000ml 为中度出血,>1500ml 为大出血,SBP<80mmHg,心率>120 次/分,休克指数>1.5(心率/SBP),Hgb<70g/L,提示出血性休克而危及生命,需及时抢救。按病因分:

1. 消化系统疾病:溃疡病、食管胃底静脉曲张破裂、慢性糜烂出血性胃炎、胃癌所致出血。

2. 应激性溃疡:长期服用糖皮质激素、非甾体类消炎药等引起药物性胃炎所致及卒中,急性心肌梗死等。

3. 少见病因:胆道出血、食管贲门粘膜撕裂、动静脉畸形、弥漫性血管内凝血(DIC)急变期、酗酒、化学品引起的急性胃粘膜损伤。出血量多少决定临床症状轻重程度,糜烂出血性胃炎,溃疡病可单纯表现为黑便而无呕血,溃疡侵袭小动脉破裂者常同时伴有呕血,胃癌、食管胃底静脉破裂之出血,常为大量,甚至呈喷射状呕血、药物、卒中及心梗并发者常为黑便,少见大出血。

胃镜检查是明确上消化道出血原因可靠而常用方法,急性出血 24—48 小时内应尽早进行,有时需血管造影才能明确诊断。

【下消化道出血】

下消化道出血指曲氏韧带以下至肛门的消化道出血。便血是下消化道病变的主要症状,其色泽随出血部位、出血量、出血速度及血液在肠道内停留时间长短而不同。一般多为鲜红色,出血部位愈低、出血量愈大,排出愈快,则粪便色泽愈红,小肠出血,在肠道内停留时间过长,粪便颜色也可呈黑色,而误为上消化道出血。慢性下消化道出血常引起慢性失血性贫血。按病因分:

1. 肠原发性疾病:肠癌、肠道息肉样病变、腺瘤。

2. 炎症性病变:肠结核、肠伤寒、菌痢、阿米巴病、血吸虫病等感染性肠炎;非特异性肠炎。如:溃疡性结肠炎、克罗恩病等。

3. 血管病变:血管瘤、血管畸形、结肠缺血、栓塞、静脉曲张等。

4. 肠壁结构性病变:肠套叠、小肠憩室等。

5. 肛门病变:内痔。

6.全身性疾病累及肠道:SLE、白血病、某些出血性疾病等。

结直肠癌引起的间歇性便血易误诊为痔疮出血,间歇脓血粘液便易误诊为慢性痢疾,应予注意。对所有便血患者均应进行肛门指诊检查,病因不明时,应及早进行直肠镜、纤维肠镜等检查,疑小肠病变时可做全消化道 X 线钡剂造影、胶囊磁控内镜、CT、MRI 结肠显像技术。

黄　疸

黄疸是由于血液中胆红素浓度超过正常,使巩膜、皮肤、粘膜以及其他组织发生黄染的体征称黄疸。正常人血清总胆红素浓度为 1.7—17.1 μmol/L(相当于 0.3—1mg/ml),其中结合胆红素低于 6μmol/L。当总胆红素 > 34.2μmol/L(2.0mg/ml),临床上即可出现肉眼可见的黄疸称显性黄疸。若血液中胆红素已超过正常,但尚未出现肉眼可见之黄疸时,则称隐性黄疸(17.1—34.2μmol/L、1—2mg/ml)。按黄疸发生机理分型:

1.溶血性黄疸:常有家族史。由于体内红细胞破坏过多引起,巩膜黄染常表现为鹅黄色,慢性少量溶血可无黄疸或隐性黄疸,症状轻。急性溶血或产生溶血危象时,起病急,有高热,寒颤,腰背酸痛,周身不适,深度黄疸,无皮肤瘙痒,可有肝脾肿大,特别是慢性溶血。实验室表现为血清总胆红素及非结合胆红素浓度增高,尿中尿胆原显著增加,尿胆红素阴性,粪胆原增加,同时出现贫血,表现为周围血中网织红细胞数增加。包括:(1)自体免疫性溶血性贫血。(2)药物过敏引起溶血。(3)输注异型血引起急性溶血。(4)某些恶性肿瘤、血液病可伴有溶血性贫血。

2.肝细胞性黄疸:由于肝细胞病变使血清总胆红素增高,其中血清非结合胆红素和结合胆红素均增高,尿中尿胆原、尿胆红素同时阳性,血胆红素在血中滞留而至黄疸,巩膜及皮肤呈金黄色。包括:(1)病毒性肝炎。(2)肝硬化肝功能衰竭。(3)胆源性肝炎。(4)药物性肝炎。(5)酒精性肝炎。(6)心衰所致瘀血性肝肿大。(7)晚期肝癌。(8)妊娠等。可有急慢性肝病表现,瘙痒少见。肝功能异常,血清白蛋白降低;重症肝病时,凝血酶元时间延长,总胆固醇含量降低,提示预后不良。

3.胆汁淤积性黄疸:由于肝内或肝外胆管系统梗阻,梗阻部位上方的胆管内压力增高,胆汁淤滞,从而使胆红素形成胆汁过程延缓,过多的胆红素返流入血循环引起结合胆红素为主增高,而出现黄疸。尿胆红素显著增高,而尿胆原阴性。包括:(1)胆道疾病,胆总管结石或狭窄、胆囊炎、硬化性胆管炎、IgG4 相关性胆管炎、胆汁性肝硬化等。(2)肿瘤,胰腺癌、壶腹部肿瘤、胆管癌、肝癌、肝门或胆总管周围淋巴结转移。(3)十二指肠乳头肌狭窄、纤维化或括约肌功能失调。(4)肝内胆汁淤积,主要见于胆汁淤积性肝炎、药物性肝损害、妊娠期复发性黄疸和少见的原发性胆汁性肝硬化。患者巩膜及皮肤呈绿褐色、皮肤瘙痒,大便呈陶土色,尿色深似红茶样。

黄疸可因病因不同而临床症状及体征不同,根据临床表现常可做出初步判断。进一步检查可做血、尿常规、网织红细胞计数、肝功能、腹部 B 超、逆行胰胆管造影

(ERCP)CT、MRI 等检查,必要时应可做骨髓检查。

　　* Rotor 综合征:表现为无症状间歇性胆红素水平增高,主要是结合胆红素增高,肝功能正常,是一种与遗传相关的良性黄疸,无肝色素沉着,可能是 Dubin-Juhson 综合征的亚型,预后良好无须治疗。

　　* Dubin-Juhson 综合征:又称黄疸-肝色素沉着综合征。系家族遗传性代谢性疾病。主要表现为间歇性血结合胆红素增高,ALP 正常,病理表现为肝实质细胞内有黑色素样物质沉着,预后良好无须治疗。

　　* Gilbert 综合征:又称家族性非溶血性黄疸。可能为常染色体显性遗传病。主要表现为血非结合胆红素增高,ALP 正常,无其他溶血证据,肝病理检查正常,预后良好无须治疗。

第二节　常见疾病

功能性胃肠病(FGID)

　　功能性胃肠病系指除胃及全身其他系统的器质性疾病所致的消化不良症状以外,由于功能性原因所致的消化不良症(FD)。十分常见。

病因

　　其发病机理包括脑—肠调节紊乱,植物神经、内分泌、体液调节失调,不良心理因素与疾病关系密切。胃肠动力异常,十二指肠酸化和内脏高敏,属心身疾病。因此,功能性胃肠病的发病并不是简单的功能病,而是胃肠道中枢和肠道神经网络及其调控异常,表现为胃排空延迟,胃电节律紊乱。若伴幽门螺杆菌感染时,可使患者症状更为明显。

临床表现

　　并无特异性,食欲不振、早饱、腹胀、上腹部不适、嗳气、反酸、烧心、恶心、呕吐、腹痛、腹泻、便秘等消化不良症候群(包括餐后不适综合征和上腹部疼痛综合征),体重减轻不明显。可伴失眠、疑病、焦虑、疲乏等其他神经精神症状。

诊断

　　主要表现为消化不良症候群,属排除性诊断。在诊断前,相关症状至少已出现6个月。

【下列情况应予注意】

　　1.中年以上患者,在诊断本病前应警惕有无报警症状(提示有恶性病变可能的症状),如体重下降、吞咽痛、吞咽困难、持续性呕吐、明显上腹痛、消化道出血、贫血、黄疸等。若伴有上述症状,则应高度怀疑并排除相应癌肿可能。

　　2.出现消化不良症候群时,必须做胃镜检查,以排除糜烂性胃炎、胃食管反流病、胃溃疡、胃癌、十二指肠疾病,而且应做血液、B超、CT、MRI 等相关检查以排除糖尿病所致胃轻瘫,及肝、胆、胰等器质性疾病引起的消化不良症状。

　　3.功能性消化不良患者中有时可与胃炎、胃食管反流病,肠易激综合征同时存在。有时这些患者胃酸分泌并不增高,只是胃酸的敏感性增加,对胃肠扩张感觉的阈值减低,对刺激的敏感性增强。在胃镜检查时可发现轻度的浅表性胃炎,而这些微细病变在正常人群中几乎都有存在。

4.幽门螺杆菌感染同样表现为消化不良症候群,但这些症状可经 HP 根治性治疗而消失。若持续 6—12 个月无症状复发,可诊断 HP 相关性消化不良,若症状复发,则为功能性消化不良。

治疗

1.一般治疗:(1)合理饮食,乳酸酶缺乏患者应避免乳制品、果糖等摄入,减少刺激性食物摄入,劝戒烟、酒,制订规律生活节律。(2)心理治疗十分重要,消除应激与紧张状态,消除疑病心理。

2.药物治疗:(1)促胃动力药及抗分泌药物,PPI 酌情应用,使用 4—6 周即停药。(2)在常规治疗无效情况下小剂量抗抑郁药治疗,可明显减轻消化不良症状,有效后可渐减量维持半年以上。

胃食管反流病(GERD)

胃食管反流病是指胃、十二指肠内容物反流入食管而引起的症状和/或食管组织损伤性炎症。以烧心、泛酸为主要特征。可具有不同程度不典型增生等病理改变,少数可伴随食管裂孔疝。发病呈上升趋势。

病因

是一种多因素造成的上消化道动力障碍性疾病。是以烧心、泛酸为主要特征的一组综合征。其发病主要与下列因素有关:

1.抗反流防御机制失调:包括食管下段括约肌压力下降,食管排空能力和食管组织抗侵蚀能力下降。

2.反流物对食管粘膜损伤,主要是胃酸、胃蛋白酶,含胆汁酸和胰酶的碱性十二指肠液引起。

【GERD 分型】

1.非糜烂性反流病(NERD):是指存在反流相关的不适症状,但内镜下未见 Barrett 食管及食管黏膜破损。

2.糜烂性食管炎(EE):是指内镜下可见食管远段黏膜破损,可发生食管狭窄、溃疡和消化道出血。

3.巴雷特食管(BE):是指食管下端黏膜正常鳞状上皮化生为柱状上皮。可能发展为食管腺癌,肠腺化生是重要危险因素,肿瘤发病率 0.1%。

三种类型相对独立,相互之间不转化或很少转化,有些学者则认为这三者之间可能有一定相关性。在 GERD 的三种疾病形式中,NERD 最常见。

GERD 发病危险因素包括:吸烟、过度饮酒、服用阿司匹林及非甾体类消炎药和抗胆碱能药物、体力劳动、环境因素、心身疾病及家族史等。

临床表现

反流引起的症状与反流物的化学性质及机械性刺激有关。主要症状为（反流症状群）：剑突下或胸骨后烧灼痛，刺痛可酷似心绞痛，反流、吞咽困难、反酸、恶心、呃逆、嗳气、上腹不适、腹胀、上腹痛、食欲不振，其中烧"心"是它的特点，且常于夜间发作，右侧卧位易诱发。

酸反流程度与食管炎症严重程度呈正相关，而有些患者是由于十二指肠液反流入胃，再反流入食管引起，此时食管内容物以结合胆汁酸为主，PH 呈碱性。此类患者单纯用止酸剂治疗无效，且常发生于夜间。

GERD 相关的食管外症状包括反流性咳嗽综合征、反流性喉炎综合征、反流性哮喘综合征和反流性蛀牙综合征，少见的有咽炎、鼻窦炎、特发性肺纤维化、复发性中耳炎等症状。反流是食管外综合征的一个协同因子，如果不存在烧心和反流症状，则反流不太可能是导致食管外症状的病因。

诊断

正常人群亦可有胃食管反流现象，但多在白天而夜间罕见，且无任何症状，称生理性反流。本病的心窝部或胸骨下的烧灼痛应与冠心病心绞痛鉴别，胃食管反流病的疼痛有时也可被硝酸甘油片缓解，容易混淆。胃镜检查有重要价值。PPI 试验是目前临床诊断 NERD 最为实用的方法。PPI 治疗后烧心等典型反流症状消失或明显缓解说明症状与酸反流相关，但并非绝对。如内镜检查无食管黏膜破损证据，临床可以诊断为 NERD。

附　功能性烧心

与胃食管反流病非常容易混淆的症候群是功能性烧心。是指发作性胸骨后烧灼样不适或疼痛 6 个月以上，无胃食管反流症状证据，半数患者对泵抑制剂（PPI）治疗无应答。内脏高敏症是其病理生理基础。其烧心症状可与功能性胃病区别。治疗以抗焦虑抑郁药为主，且效果良好。

治疗

目标：重视个体化治疗。初始治疗：控制症状、抑制和治愈反流（难）。长期治疗：巩固疗效，提高生活质量，预防复发和治疗并发症。

1. 一般治疗：改变生活方式是基础治疗。睡眠时抬高枕头；限制高酸性饮料摄入，少食咖啡、巧克力，戒烟、戒酒。

2. 止酸剂：抑制胃酸分泌是目前主要治疗措施。PPI/H2RA 是基础治疗，疗程＞6 个月。

3. 促胃动力药，胃粘膜保护剂、抗胆碱能药物，可选择性应用。

4. 内脏高敏，有躯体化障碍者，可考虑辅用抗焦虑抑郁药。

5. 合并幽门螺杆菌（HP）感染患者，或伴有消化性溃疡、多灶萎缩性胃炎，有胃癌家族史者可考虑 HP 根除治疗。

6. 症状顽固，有食管溃疡、狭窄、严重异型上皮增生或癌变可能的 BE 患者应考虑内镜消融或手术治疗。

慢性胃炎

慢性胃炎是多种原因引起的胃粘膜弥漫性或局限性慢性炎症,发病率随年龄而增加,可有不同程度胃粘膜萎缩和肠上皮化生。

病因

其病因迄今未明,一般认为与遗传及环境因素有关,后者有胃粘膜损伤因子:如刺激性食物、烟、酒,某些消炎镇痛药刺激等。免疫异常,幽门螺杆菌感染、十二指肠液反流、长期不良情绪刺激等多种因素与之有关。神经、体液、内分泌失调,炎性因子作用为其中介。

临床表现

慢性胃炎症状并无特殊性,多数患者在静止期并无症状,活动期可有消化不良症候群,上腹饱胀、恶心、嗳气、疼痛,疼痛无明显规律性,食欲一般正常,也有担心引起餐后不适而减少进食者。进食后症状加重,不易治愈,易反复发作。

诊断

通常根据临床表现诊断,病理学诊断是可靠依据。

【组织学类型可分】

1.非萎缩性胃炎:包括慢性浅表性胃炎、糜烂出血性胃炎、红斑渗出性胃炎、胆汁反流性胃炎、吻合口胃炎、疣状胃炎、幽门螺杆菌胃炎。

2.萎缩性胃炎:(胃固有腺体减少)分胃窦萎缩性胃炎、胃体萎缩性胃炎。

3.慢性肥厚性胃炎(罕见)。

根据病理形态可区分出炎症的轻、中、重程度,经组织细胞学检查可发现有肠上皮化生和不典型增生,肠上皮化生可分为小肠型肠上皮化生和结肠型肠上皮化生,在上皮化生中又可分完全型与不完全型。

目前认为恶性贫血伴壁细胞抗体阳性的胃体萎缩性胃炎与遗传关系密切,而以胃窦为主的慢性萎缩性胃炎与遗传关系未被证实。胃体萎缩性胃炎伴有不完全型结肠型肠上皮化生或有不典型增生患者中发生胃癌的机率增高,称癌前状态,据一组资料报告,发生率1.44%。而单纯胃窦萎缩性胃炎与胃癌并无明确关系。偶有恶性淋巴瘤(MALT淋巴瘤)可侵入胃部,早期表现酷似胃炎,称特异性胃炎综合征。

【下列情况应予注意】

慢性肝胆疾患均可表现类似胃炎症状,老年人短期内产生的胃炎症状,厌油腻食物,食欲减退,或伴疼痛,应排除胃癌,体重下降,贫血,更有可能。

慢性胃炎患者进行胃镜及病理学检查具有重要意义,在慢性胃炎患者症状表现中,了解其胃酸分泌情况非常重要,一般可分高胃酸、正常胃酸和低胃酸,老年人中很多是低胃酸患者,表现为食后明显腹胀,服用止酸剂无效,相反餐前进食少许米醋、服用胃蛋白酶合剂、胰酶有效且能增加食欲。必要时可进行胃酸度测定。胃镜、磁控胶囊胃镜检查,病理学依据是诊断全标准。

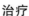

治疗

1.一般治疗：避免一切刺激性因子，如戒酒、戒烟，不吃辛辣、过冷、过热饮食，少食腌腊、薰、炸食品及调节情绪。

2.药物治疗：参见溃疡病治疗；若同时伴有躯体化障碍或焦虑抑郁症状时，在治疗胃炎的同时，辅以小剂量抗焦虑抑郁药显得尤为重要。

3.手术治疗：应严格控制，只限于经长期治疗症状改善不明显，并合并溃疡病、反复胃出血史，经病理学检查证实有癌前状态，有胃癌家庭史者。

消化性溃疡（胃与十二指肠溃疡、溃疡病）

消化性溃疡是一种界限分明的粘膜溃疡，凡是能与酸接触的胃肠道任何部位均可发生溃疡，主要指发生于胃与十二指肠溃疡，属酸相关性疾病。

病因

与遗传和环境因素有关，有专家认为慢性胃炎与溃疡病是同一个疾病的不同病理过程，几乎所有溃疡均与 HP 感染相关，且与心理因素关系密切。胃酸和胆汁是重要的内源性胃黏膜损伤因子；因服用药物，特别是阿斯匹林和其他非甾体类消炎药，糖皮质激素（外源性胃黏膜损伤因子）等所致者不少，称药物性溃疡，停药后可痊愈。卒中、心肌梗死等危重症由于急性应激反应引起的溃疡称应激性溃疡。由于慢性肝病（肝硬化）引起的溃疡，称肝相关性溃疡（门脉高压性溃疡）。

临床表现

呈慢性反复发作性，缓解期与发作期相互交替而呈周期性，疼痛多居上腹部，呈节律性，十二指肠溃疡可居右上腹或向背部放射而酷似胆囊炎，胃溃疡多在饭后半至 1 小时痛，十二指肠溃疡则以空腹痛为主，一般早上 9—10 点，下午 3—4 点，以及夜间痛，其疼痛多数在进食或服止酸剂后缓解。除疼痛为其特点外，可伴其他消化不良症状，特别当溃疡病合并慢性胃炎时明显。十二指肠炎症状与十二指肠溃疡相似。溃疡病若无疼痛，称无痛性溃疡。胃出血、胃穿孔、幽门梗阻、胃癌，是溃疡病常见并发症。有人认为溃疡可分良性与恶性，真正由良性溃疡恶变者少见。

诊断

典型症状诊断不难。胃镜检查对溃疡病诊断价值最大，对溃疡病的诊断应明确：

1.溃疡部位、大小、深度。两处溃疡以上者称多发性溃疡，治愈后复发者称复发性溃疡，胃大部切除后吻合口发生溃疡者称吻合口溃疡，胃及十二指肠均有溃疡时称复合溃疡，溃疡未侵入肌层，称浅表溃疡，溃疡侵入肌层至浆膜时称穿透性溃疡，溃疡深凹，边缘规则，无凹凸不平，>3cm 者称巨大溃疡。按溃疡部位分：胃窦溃疡，胃大弯溃疡，胃小弯溃疡，胃体溃疡，胃底溃疡等。评估这些情况对选用药物、估价预后、制订手术适应证有好处。

2.幽门螺杆菌（HP）阳性还是阴性：^{13}C-尿素呼气试验可快速测定幽门螺杆菌（注意假阳性），以病理学、培养较可靠。

3.鉴别良性溃疡与恶性溃疡:溃疡深达肌层及浆膜层;溃疡＞3cm;溃疡边缘不规则、隆起、质地较硬,易触血,表面附有污苔,均提示恶性。

【下列情况应以注意】

有溃疡病史经饮食调理,正规药物治疗1个月,疼痛不能缓解反加剧者,应警惕有发生胃穿孔倾向,若疼痛失去节律性、周期性等特征性表现,伴黑便或贫血、消瘦,均应警惕胃癌可能,胃窦、胃底溃疡易变恶性,十二指肠癌罕见。

治疗

目标:强调规范治疗、完成疗程(1—2个月)。

1.一般治疗:同慢性胃炎。

2.药物治疗:按作用机理不同可分:

(1)止酸剂:抑制胃酸分泌,长期应用,注意胃酸过度抑制,剂量过大,疗程过长以致胃黏膜萎缩及骨质疏松症相关骨折增加。

①质子泵抑制剂(PPI):有奥美拉唑、埃素美拉唑、兰索拉唑、泮托拉唑、雷贝拉唑等,1—2片/d,清晨与/或睡前空腹服用。

②H_2受体拮抗剂:(H_2RA)雷尼替丁、法莫替丁、西米替丁均属此类。2片/d,可早、晚空腹分服,也可睡前1次服用。

③抗酸剂:同时具胃粘膜保护作用,铝碳酸镁、铝碳酸钙、氢氧化铝、铋剂等。1—2片,3次/d。

(2)胃黏膜保护剂:硫糖铝,瑞巴哌特,膜固思达尿囊素铝。

(3)促胃动力药:甲氧氯普胺、依托必利,为具有胆碱能特征的多巴胺受体拮抗剂,多泮立酮,在少数患者中可引起锥体外系不良反应,在极少数患者中可能引起泌乳素分泌增加(乳汁分泌,女性化乳房),可能有心血管风险,如Q—T间期延长、心律失常,应谨慎短期使用;莫沙必利,为选择性$5'-HT_4$受体激动剂,主要副作用为轻度胃肠反应,如腹痛、腹胀、腹泻、软便等,多发生在一周内,可安全用于老年人,可治疗胃食管反流病、糖尿病胃轻瘫、习惯性便秘。与之相类似药物有替普瑞酮,1片,2—3次/d,空腹服用。

(4)解痉剂:654—2.阿托品、定痉灵等。

(5)抗HP治疗:HP感染是一种常见导致胃炎、消化性溃疡、胃腺癌和低级别胃淋巴瘤等胃部疾病的致病原。感染时可无症状,也可导致不同程度的消化不良症状。第四次全国HP共识推荐治疗方案,标准四联:PPI＋B＋A＋C/F。

推荐剂量埃索美拉唑40mg空腥服用;枸橼酸铋钾220mg,餐前1/2h服用;阿莫西林1.0g或克拉霉素0.5g或呋喃唑酮0.1g,甲硝唑80mg,餐后服用。均为2次/d,7—14d为一疗程。

＊A—阿莫西林;C—克拉霉素;F—呋喃唑酮;B—铋剂。

＊抗HP药物的耐药问题日益突出,但耐药产生各地不同。其中替(甲)硝唑耐药率最高,由于其胃肠道反应而使患者难以顺从。而喹诺酮类药物尚少耐药报道,故有人提出,左氧氟沙星替代克拉霉素;阿莫西林克拉维酸钾替代阿莫西林。

3.手术治疗:适应证:(1)经正规内科治疗1年以上症状改善不明显,经胃镜复查溃疡＞2cm，边缘僵硬不规则或表面有污苔。（2）有多次上消化道大出血史。（3）巨大溃疡。（4）具有癌前状态时。（5）有胃癌家族史，应及时手术治疗。

4.并发症处理：幽门梗阻、胃穿孔属外科急腹症。胃癌详肿瘤章。

【上消化道大出血处理】

首先应评估出血量及生命体征。

1.一般治疗：（1）卧床休息，高枕卧位，生命指标监测，心电监护，配血型，吸氧。（2）饮食：单纯黑便，流质饮食；溃疡病患者出血停止后24小时开始流质，食管胃静脉曲张破裂，禁食2—3天。（3）静脉通道开通。备血，食管胃静脉破裂三腔二囊管应用。

2.纠正低血容量：补充血容量是关键。输等渗林格氏液、胶性液如右旋醣酐、代血浆，不单一输5％葡萄糖液。如血色素＜70g/L，红细胞计数＜$3.0×10^5/\mu L$，收缩压＜90mmHg，心率＞120次/分，应立刻输血，最好输鲜血，如为库血，每输400ml血液，应静脉推注10％葡萄糖酸钙10ml。当血容量已补足，出血基本控制，在排除心功能不全等因素后，如休克未能纠正，可应用增压剂。

3.药物治疗：

（1）溃疡病、胃炎出血：奥美拉唑80mg或甲氰咪胍0.4/ns/5％Gs250ml静滴，或奥美拉唑80mg/ns 20ml推注后加持续8mg/h静滴72小时，疗程一般为5天。

（2）食管胃静脉破裂出血：生长抑素，$250\mu g$/ns 20ml，缓慢静推，继以$250\mu g$/h静滴维持，高危患者剂量可加倍；生长抑素衍生物奥曲肽，$50\mu g$/ns 20ml快速静推，继以25—$50\mu g$/h静滴维持。伴低血压患者，可酌情使用加压素。

（3）血管活性药物应用：在充分补液或输血后，血压不能稳定者，可同时酌情使用。

4.非药物治疗：

（1）急诊内镜止血：有电凝、激光、局部喷药、钳夹、套扎、注射硬化剂等。

（2）动脉栓塞止血：对未能明确出血部位，选择性胃十二指肠动脉血管造影，找到肇事血管做动脉药物栓塞或介入治疗。

（3）急诊手术。

＊下列疾病均可表现为消化不良症候群，临床症状之区别在于：

1.功能性胃病：年轻女性多。可伴其他躯体症状，或伴疑病、抑郁、焦虑症神经症。不良生活事件可诱发。经正规胃病药治疗效果差，相反，抗焦虑、抑郁药效果良好。胃镜检查也可发现轻度浅表性胃炎。所以，单纯慢性浅表性胃炎与功能性胃病有时甚难区别。

2.慢性胃炎：正规抗酸、胃黏膜保护剂治疗有效。值得注意的是部分中老年胃窦萎缩性胃炎、低胃酸患者，抗酸治疗无效，必须给予稀盐酸、胃蛋白酶、胰酶等消化酶制剂有效。

3.胃食管反流病：必须同时具有"烧心"症状，PPI治疗有效。

4.功能性烧心：烧心程度较胃食管反流病轻，PPI治疗多数无效，抗焦虑、抑郁药有效。胃镜缺乏胃食管反流病证据。可理解为具有"烧心"返流特征的功能性胃病。

5.消化性溃疡：疼痛较为突出，具周期性、节律性，可有夜间痛，多数在进食后疼痛缓解。

总之，胃、食管疾病从功能改变（神经、内分泌异常）至形态学改变（炎症、糜烂、溃疡、肠上皮化生）的不同程度和部位而有不同疾病名称。

以神经、内分泌调控异常为主者应辅以抗焦虑、抑郁药治疗，以形态学改变为主者应以规范抗酸、胃黏膜保护剂治疗。但神经、内分泌调控与形态学改变常互为因果，心理、社会因素参与其中,其机理十分精细交错。

急性胆囊炎胆石症

急性胆囊炎系胆囊急性炎症性病变,大多由胆石引起,故习惯称急性胆囊炎胆石症。

病因

胆囊疾病中最常见为胆结石,按结石化学成份分为:胆固醇结石、胆色素结石、混合性结石。按发生部位分肝内胆管结石、胆囊结石,胆总管结石或肝内外同时存在结石。胆结石长期刺激胆囊,加上细菌作用,必然引起胆囊炎症,故临床上多数胆囊炎与胆结石同时存在。胆石症发生随年龄增长而增多,以中年肥胖女性多见。所谓 3F 即指女性、40 岁、肥胖,(femal、forty、fat)结石形成因素未完全阐明,与遗传,生化代谢异常,胆汁成分改变,淤积、细菌、胆道寄生虫感染、高胆固醇饮食等有一定关系。

临床表现

胆囊结石:发热、胆绞痛,表现为右上腹持续性绞痛阵发性加剧,并向右肩胛周围放射,伴压痛,黄疸(伴胆总管结石时易出现,单纯胆囊结石,不伴肝损害时常无黄疸)是胆石症三大症状,称 Charcot 三联征。急性发作时常伴恶心、呕吐、绞痛常以夜间加重,疼痛时患者面容痛苦,常取前倾半坐位,但多数结石并不产生绞痛,称沉静性结石。当结石增大增多或泥沙样结石阻塞胆囊颈,胆囊管、胆总管或继发细菌侵袭引起急性炎症时才发生胆绞痛,在进脂肪餐饮食,使胆囊强力收缩时更易诱发。一般为先有绞痛,随后发热,后出现黄疸,严重时可致肝功能异常(胆源性肝炎)。

急性胆囊炎:反复发作使胆囊壁增厚、纤维化和胆囊萎缩,临床上表现为以反复胆绞痛为特征的慢性胆囊疾病,或并无急性胆囊炎病史,但两者均与胆囊结石密切相关。故当有胆绞痛急性发作时可诊断为慢性胆囊炎胆石症急性发作。无结石的急性胆囊炎称急性非结石性胆囊炎。

肝内胆管结石:多数无症状,常因体检 B 超发现。<0.5cm 无临床意义,靠近肝门、多发结石、>1cm 或巨大结石嵌顿于左右肝胆管分叉处,可引起肝内梗阻性黄疸,伴有感染时可发热。

胆总管结石:细小结石可无症状,泥沙样结石或较大结石可引起慢性不全性胆总管梗阻,当伴感染或同时有胆总管狭窄,可引起反复发作的急性胆管炎或急性化脓性胆囊胆管炎。表现为黄疸、高热、寒颤、毒性症状明显、出现急腹症症状和体征,如不及时处理,可迅速出现感染性休克,危及生命,老年患者尤为凶险。

急性化脓性胆囊胆管炎:骤起高热寒颤、毒性症状明显、黄疸明显或伴中毒性休克,呼吸急促,代谢性酸中毒,右上腹肌紧张、压痛、反跳痛明显,提示局限性腹膜炎,胆囊明显增大,可于肋缘下触及,甚至明显高出腹壁;少数患者胆囊可坏死及穿孔、可伴肝肿大及细菌性肝脓胖(肝表面可见粟粒状细小脓点);血白细胞及中性粒细胞明显增高,常有胆总管结石伴/或狭窄,胆总管周围粘连,多见于高龄老年,此病常反复发作,病情凶险。

胆囊术后综合征:是指胆囊切除术后胆囊症状持续存在,但非绞痛,主要表现为消化不良症候群。应除外胆管残留结石,Oddi氏括约肌功能障碍、胰腺炎等胆道外疼痛。

老年胆石症特点:1.胆固醇性结石和胆总管结石多见。2.由于老年人胆囊壁松弛,囊腔可增大,无症状胆结石多见,仅在体检时发现。3.由于老年人反应迟钝,对疼痛不敏感,当急性炎症,甚至胆囊化脓时仍无发热,胆绞痛、腹肌紧张及白细胞增高等典型感染症状,部分患者仅表现为不明原因频繁呕吐或首先表现为休克症状,容易并发急性胰腺炎及胆管化脓,并发症多,因此容易误诊,延误病情,重症患者死亡率高。4.容易发生胆管癌。5.伴存病多,增加处理难度。

诊断

根据疼痛特点、体征诊断一般无困难,平时患者可表现有消化不良症候群和厌油腻等症状。检查时令患者深吸气,触压右上腹部时,患者因疼痛而突然做屏气动作,称墨菲氏征阳性,具有诊断意义。部分患者肿大胆囊可于右季肋下扪及,偶可伴轻度肝肿大,当肿大胆囊壁炎症波及腹膜时,可出现局限性腹膜炎体征(右上腹肌紧张,压痛、反跳痛阳性),血白细胞及中性粒细胞增多,B超是诊断胆结石可靠且简便方法,急性炎症时胆囊可增大,胆囊壁水肿增厚,多数可发现结石,胆总管下端结石需肠道消除积气后才能发现,必要时可做逆行胰胆管造影(ERCP)、CT、MRI。

【下列情况应予注意】

1.凡年龄>45岁,既往未发现胆结石或无胆绞痛发作史,首次发作类似"胆绞痛"症状,表情痛苦,或伴休克者,缺乏腹部阳性体征,应常规做心电图,以除外腹痛型心梗。

2."胆绞痛"急症患者如呕吐、腹胀明显,发热,尤其有酗酒、饱食史,应警惕伴有急性胰腺炎可能,应同时测定血、尿淀粉酶。

3.症状虽符合"胆绞痛",但发热在疼痛之先,腹软,墨菲氏征阴性或伴有气促者应除外腹痛型肺炎或胸膜炎。

4.腹痛位于剑突下偏左,疼痛性质为阵发性钻顶样绞痛,伴明显呕吐,呕吐物为黄色苦水,应除外胆道蛔虫症,伴吐蛔虫者当属肯定,近年已罕见。

5.穿透性胃溃疡的疼痛有时与胆绞痛相似,既往有溃疡病史可参考。

6.少数急性阑尾炎疼痛可居右上腹。

治疗

【急性发作期治疗】

1.一般治疗:清淡低脂饮食,伴严重呕吐时禁食。

2.药物治疗:

(1)抗生素应用:病原菌以革兰氏阴性菌和/或厌氧菌为主,头孢类＋喹诺酮类联合应用为多,疗程5—7天。

（2）解痉止痛：间苯三酚，40—80mg/654—2,10mg/n. s 250ml 静滴＋度冷丁 70—100mg 肌注；Vit. K₃,8mg 肌注,有一定疗效。

（3）维持水、电解质、酸碱平衡：总液量按病情而定,一般可用 1500—2000ml/d,Na⁺：Glu 可 2∶1,内加氯化钾 2g/d。

（4）加强监护,注意有无并发症,如感染性休克、胆囊穿孔、并发胰腺炎等。

3.手术治疗：慢性胆囊炎胆石症急性发作时以手术疗法为主,特别是反复发作者或中毒症状严重者。

【慢性间歇期治疗】

1.一般治疗：避免高脂肪饮食,可减少胆绞痛发作,但不解决根本。

2.内科疗法：治疗胆结石中西药物甚多,虽多有一定疗效,但多数仅起控制炎症及减少急性发作次数而已,中草药、中成药胆宁服用对直径较小胆总管结石有一定排石率,对胆囊结石要完全达到溶石或排石尚不可能。熊去氧胆酸钠对胆固醇结石有一定溶石作用。

3.体外碎石：疗效不肯定,经皮肝胆囊穿刺灌注甲基叔丁醚溶石危险性大。

4.手术治疗：胆结石如长期内科保守治疗,最终可使肝胆系统发生严重并发症,其至发生化脓性胆囊胆管炎、急性坏死性胰腺炎而危及生命,同时可产生胆源性肝硬化。对手术应持积极态度,特别是电视腹腔镜手术更具安全性。

附 胆囊息肉样病变

胆囊息肉样病变指由胆囊壁向腔内呈息肉样良性生长的非结石性病变总称。常见病理类型有：

1.胆囊腺肌瘤病：胆囊粘膜增厚、粗糙、高低不平,可伴憩室。

2.腺瘤样息肉：可伴不典型增生和原位癌。

3.胆固醇性息肉：可表现为小息肉状或蒂状隆起。

4.炎性息肉。

以后两者为多,属良性；前两者属癌前病变,但少见。上述病变都由B超检查发现,如无症状,可每年进行一次B超复查,要鉴别息肉为良性或恶性有时甚为困难。＞1cm、宽基底、B超显示回声弥漫性增强,见有血流信号,提示恶性可能,以观察其有无发展。有下列情况可考虑手术：息肉直径＞1cm,年龄大且有症状或合并结石,单发、基底宽或无蒂；多发或病变在胆囊颈部。

急性胰腺炎（AP）

急性胰腺炎是由于胰酶激活后引起胰腺组织自身消化所致的急性炎症。是常见急腹症之一,女性多于男性。

病因

未完全阐明,胰腺在损伤过程中炎性因子（炎性介质、某些血管活性物质）的激活对促进急性胰腺炎的发生与发展起着重要介导作用。胰蛋白酶原被不适当地激活形成胰酶（胰酶原激活过程中的关键酶）,以及胰腺内的活性胰蛋白酶不能迅速消除,消化酶的激活导致胰腺损伤和炎症反应。并可向胰腺外发展,导致全身性炎

症反应综合征,急性胰腺炎的发病系多因素,无论急、慢性胰腺炎都有胰腺外分泌功能不足。按病因可分:

1. 胆源性胰腺炎:其中一半以上与胆道疾病有关,特别是胆总管结石引起。

2. 非胆源性胰腺炎:(1)酗酒及暴饮暴食是重要诱发因素。(2)胰管梗阻或十二脂肠乳头肌周围病变(如肿瘤)引起。(3)内源性感染:以病毒、细菌感染为主,2/3 是革兰氏阴性杆菌,以大肠杆菌为多。(4)外伤。(5)药物:噻嗪类利尿剂、硫唑嘌呤、雌激素—高脂血症等。(6)动脉粥样硬化所致胰腺缺血性损伤等。

临床表现

病情轻重相差悬殊,取决于年龄、体质、病理类型。按病理类型及症状轻重程度分:轻症胰腺炎(急性水肿型胰腺炎、MAP)和重症胰腺炎(急性出血坏死型胰腺炎、SAP)。

多数急性起病,表现为突然发作难以忍受的腹痛,常于饱餐和饮酒后发生的中上腹及左上腹部疼痛,少数居右上腹部或开始于下腹部,可向腰背部放射。疼痛性质不一。轻型胰腺炎表现为胀痛、绞痛、钻痛、刀割样痛,呈持续性疼痛阵发性加剧,咳嗽、活动和深呼吸能使疼痛加重,患者常喜弯腰或前倾坐位以使疼痛减轻。多数患者有恶心、呕吐、进食后特别容易发生。腹胀、便秘、发热,1—2 天后可出现黄疸。重症胰腺炎可出现休克、多脏器功能衰竭,偶有猝死。一般认为有胰腺外器官受累,如肺、肾及循环系统,胰腺坏死,CRP>150mg/L,CT 提示胰腺周围有多处或弥漫性渗出属重症胰腺炎。

诊断

临床表现:饱餐或饮酒后的突发性上腹部持续性剧痛,向背部放射,中上腹压痛和背部叩击痛,特别既往有胆石症者要高度怀疑,患者表现为急性痛苦病容、心率增快、呼吸浅表而快速,可伴直立性低血压;急性坏死出血性胰腺炎可出现中毒性休克或多脏器功能衰竭而危及生命。体征有上腹部可出现轻至中度肌紧张和膨隆,压痛上腹重而下腹轻,部分患者可出现腹水(胰性腹水),肠鸣音减弱,直肠检查无触痛,粪便隐血试验阴性。须与下列疾病鉴别:溃疡病穿孔、阑尾穿孔、梗阻性胆囊胆管炎、急性肠梗阻、内脏血肿、肠系膜血管栓塞及急性下壁心肌梗死、动脉夹层瘤等鉴别。

实验室检查:血、尿淀粉酶、脂肪酶测定显著增高可确诊,血白细胞总数和中性粒细胞显著增高,尿糜蛋白酶原-2 测定,敏感性和特异性均>90%。无糖尿病的血糖增高,血钙降低有辅助诊断价值,B 超、EKG、胸片、腹部平片、CT、MRI 检查,必要时可行逆行胰胆管造影(ERCP)、超声内镜(EUCC)。

诊断确定后应评估病情严重程度,除临床症状表现轻重外,目前有多种评分系统用于临床,如 Ranson 评分、改良 Glasgow 评分等(可参阅专著)。

【少见的胰腺疾病】

1. 胰腺脓肿:如果患者在病后仍具有全身中毒症状,或稳定后病情再次恶化,体温和白细胞持续增高,则应高度怀疑有胰腺脓肿形成,腹部 B 超、CT 检查提示后腹膜腔中出现气泡则支持诊断。

2.胰腺假性囊肿:是急性或慢性胰腺炎的合并症,可引起慢性上腹部疼痛,腹部可扪及囊性肿物,B超、CT、MRI可诊断。

3.慢性胰腺炎:其组织学类型的改变是不可逆和进行性,可引起胰腺外分泌和内分泌紊乱。病因有长期酗酒、吸烟、慢性胆道疾患等引起,主要临床表现是慢性上腹部疼痛、腹泻或脂肪泻;消化吸收不良和葡萄糖不耐受。慢性胰腺炎可急性发作,应警惕发生胰腺癌的可能性。治疗以支持疗法为主,手术仅对个别病例有效。

4.其他少见类型:特发性、遗传性、自身免疫性、囊性纤维化等胰腺疾病。

治疗

【轻症胰腺炎】

1.一般治疗:休息、禁食、胃肠减压、根据情况使用。

2.药物治疗:(1)抑制胰液分泌及抑制胰酶活性:生长抑素、H_2受体阻滞剂、PPI、抑肽酶、加贝酯等选用。(2)镇静、止痛、止吐:必须早期止痛,可用安定和度冷丁,吗啡能收缩Oddi氏括约肌,对使用有争议。(3)纠正水、电解质、酸碱平衡。(4)处理并发症:抗感染等。(5)胆原性胰腺炎应及早胆囊切除。

【重症胰腺炎】

1.一般治疗:同轻症胰腺炎,吸氧,重症监护。

2.营养管理:十分重要,早期应给与肠外营养,若甘油三酯>4.5mmol/L,应避免脂肪输入,并尽早开始肠内营养,无法口服时,可置鼻治管。

3.药物治疗:(1)抑制胰液分泌及抑制胰酶活性:生长抑素及其衍生物奥曲肽、H_2受体阻滞剂、PPI等选用。(2)镇静、止痛、止吐:同轻症胰腺炎。(3)抗休克。(4)糖皮质激素应用。(5)液体复苏:纠正水、电解质、酸碱平衡。(6)处理并发症:预防和治疗低血钾、低血钙和高血糖、多脏器功能衰竭、抗生素应用。

4.内镜治疗:有胆总管结石患者可进行ERCP,在内镜下Oddi氏括约肌切开,置管引流,清除胆总管结石可迅速减轻胆源性胰腺炎病情。

5.手术治疗:手术要严格掌握适应证。出血坏死型胰腺炎经积极内科治疗无效,而有危象发生者,胰腺脓肿形成,并发肠麻痹、肠坏死等,可考虑手术。近年来有反复进行腹腔灌洗区域引流,清除坏死组织,但不切除胰腺的手术方法。

病毒性肝炎

病毒性肝炎在发展中国家发病率较高。发病呈流行性或散发型。

病毒性肝炎分:1.经肠道传播途径,有甲型、戊型、丁型肝炎,以急性型为多见。2.经血清传播途径有乙型、丙型肝炎,以慢性型为多见。我国经甲肝疫苗、乙肝疫苗人群广泛接种以来,发病率已大幅下降。

急性甲型肝炎(HAV)

病因

甲肝RNA病毒感染。系肠道传播性疾病。呈流行性或散发性。通常人与人接触传染,污染的食物和水可为媒介。潜伏期:2—6周(平均4周)。康复后能保持对甲肝的免疫力。

临床表现

急性甲型肝炎是急性病毒性肝炎最常见类型,多见于儿童及青年。分黄疸型和无黄疸型。

临床症状轻重不一,典型表现:在症状出现之前,已通过粪便排毒,但时间很短,潜伏期具有传染性,症状出现传染性消失。病程具有一定规律性,分黄疸前期:感冒样起病,症状主要为疲乏。发热、食欲不振、恶心、腹胀、右季肋部不适。2—3天后热度自动下降。黄疸期:黄疸开始出现,尿呈红茶样。疲乏感可减轻,食欲可好转。肝脏轻度增大或伴有脾肿大,血胆红素上升,肝酶异常。恢复期:多数患者4—8周后逐渐恢复。本病多数为自限性,6个月—1年可临床治愈,少数迁延不愈而演变成慢性肝炎或肝硬化。也有作者认为不会转变成慢性或肝硬化,除非合并 HBV。

【特殊类型】

1.急性毛细胆管型肝炎:以黄疸为主要表现,一般情况良好。

急性黄疸型肝炎与急性毛细胆管型肝炎鉴别

	黄疸型甲肝	毛细胆管型肝炎
病理	肝细胞损害为主	肝内毛细胆管淤胆为主
临床表现	巩膜或全身黄疸,瘙痒少见	同,瘙痒多见
实验室	ALT↑、AST↑总胆红素↑、非结合胆红素↑结合胆红素↑	ALT、AST 偶有升高、但滴度不高、总胆红素↑、结合胆红素↑
	尿胆原、尿胆红质阳性(肝细胞性)	尿胆原阳性或阴性,尿胆红质强阳性(肝内阻塞性)

2.暴发型肝炎:病情呈凶险发作。此类患者多有免疫缺陷或药物、毒物暴露史。

(1)急性肝衰竭(急性黄色肝萎缩):病程<2周,急起病、高热、深度黄疸,出血倾向,中毒症状明显,患者表现为极度衰竭,可有明显胃肠道症状,腹痛,右上腹剧痛时可误认为急性胆囊炎胆绞痛。ALT、AST、总胆红素明显升高,凝血酶原活动度(PTA)≤40%,国际标准化比值(INR)>1.51,胆固醇明显降低。肝细胞大片坏死,致肝萎缩,肝浊音界缩小。病情凶险,常因肝性脑病、肝肾综合征致肝衰竭死亡。

(2)亚急性肝衰竭(亚急性黄色肝萎缩):病程2—26周,病情经过及实验室表现同急性黄色肝萎缩,唯病程发展相对较慢,一般于发病后数月内演变成肝衰竭。少数经治疗获救者,常演变成坏死后肝硬化。

诊断

1.典型临床症状应疑似诊断。2.密切接触史有参考价值。3.HAV IgM:发病一周后可检测到,第二周达高峰,可持续8周,偶有>6个月,增高可诊断急性期;HAV IgG 增高为慢性期或恢复期。4.ALT(丙氨酸氨基转移酶)、AST(门冬氨酸氨基转移酶)显著增高,血白细胞正常、增高、也可减低;5.暴发型肝炎:除肝功能显著异常外,可有血脂降低、血小板减少及凝血障碍,弥漫性血管内凝血。

治疗

原则:护肝、降酶、退黄;无特效药物治疗。

1.一般治疗:绝对休息,清淡而富营养饮食。

2.药物治疗:甘草二酸钠 150mg/n.s 250ml 静滴 7—14 天,病情好转后可改口服,100mg,3 次/d。苦黄针 30ml/n.s 250ml 静滴 7—14 天,黄疸基本消退后停。复方丹参针 30ml/Vit.C 5—10g/n.s 250—500ml 静滴 7—14 天一疗程。联苯双酯,多烯磷脂胆碱。多种维生素、中草药等应用。

3.暴发型肝炎可辅用短程糖皮质激素等综合治疗。

4.肝移植虽是急、慢性肝衰竭的理想治疗方法,但尚存在着供体困难等多种难题。

5.儿童及易感人群甲肝疫苗注射。

附　戊型肝炎(HEV)

病因　由 HEV 病毒感染。传播途径同甲型肝炎。粪便污染可造成急性戊型肝炎暴发流行,具有与 HAV 相同的流行病学特征。潜伏期:2—9 周(平均 6 周)。病程为自限性。在成人病毒性肝炎中已占首位,发病率呈增长趋势,主要为散发病例,老年患者发病率较高。

临床表现　临床症状类似 HAV,唯黄疸期稍长,淤胆严重,平均 10 天。恢复时间较长,容易误诊为梗阻性黄疸,一般不转变为慢性肝炎和肝硬化,无慢性携带者。若同时感染 HBV,则病情加重,易发展成慢性肝纤维化,肝衰竭发生率、死亡率增高。

诊断　临床诊断很难。肝炎血清学指标 HEV-IgM、HEV-IgG 是唯一诊断依据,但检出率低。

治疗　同甲型肝炎。有疫苗可供使用。

附　丁型肝炎(HDV)

病因　由 HDV 病毒感染,是一种缺陷病毒,必须依赖 HBV 的辅助,常发生 HDV 和 HBV 的联合感染或重叠感染。

临床表现　与 HBV 相似。

诊断　抗 HDV 阳性。HbsAg(＋)、HDV(＋)、HCV(＋)患者中 HCV-RNA 常(－)。

治疗　Peg-IFNα 为基础治疗一年。

慢性乙肝肝炎(HBV)

根据全国第三次 1—29 岁人群调查,乙肝病毒感染呈持续下降趋势。

病因

乙肝病毒,属嗜肝 DNA 病毒,系血清传播性疾病。传播途径有:接触传播(性接触传播和密切生活接触)、母婴传播、血液传播。潜伏期:1—6 个月(平均 3 个月)。主要基因型为 B、C。

临床表现

极大多数患者于新生儿及儿童期起病(母婴传播为主),易转变为慢性,HbsAg 有显著家属聚集倾向。起病隐匿,多数系体检发现,故一旦诊断已进入慢性期,无特异症状。主要表现为慢性疲劳、胃肠道症状轻,少有黄疸,偶有低热、右季肋部隐痛。轻度肝肿大,可有脾肿大。HBV 感染偶有合并某些肝外疾病,如结节性多动脉炎、膜性肾小球肾炎和某些结缔组织病,其机理不明。

诊断

临床诊断标准：有乙型肝炎史或 HBsAg 阳性史＞6 个月，现 HBsAg 和/或 HBV-DNA 仍为阳性者可诊断为慢性乙型肝炎。APRT 评分[*]指数＞2 提示肝硬化；肝瞬时弹性成像（Fibroscan[*]）肝硬度值（LSM）＞7—8.5Kpa 提示肝纤维化，LSM＞11—14Kpa 提示肝硬化。两者均有较高的诊断价值。肝炎是否活动，主要看转氨酶是否升高和循环中 HBV-DNA 滴定值（正常值（＜1×10^{-3}copies/ml 荧光定量法）肝细胞癌和肝硬化风险随着 HBV-DNA 水平升高而增加，且独立于 HBeAg 状态和 ALT、AST 水平之外。肝活检是诊断 HBV 全标准，但难以实行。

HBV 血清标致物检查临床意义

HbsAg	抗 HBs[**]	HBeAg	抗 HBe	抗 HBc-IgM	抗 HBcIgG	HBV DNA	临床意义
+	−	−	+/−	−	−	−	ALT 正常 非活动性感染期
+	−	+/−	−	+	−	+	急性乙肝病毒感染潜伏期后期。
+	−	+/−	+/−	−	+	+	慢性乙肝、活动性复制期、HBV-DNA 含量高、传染性强。
−	+	−	+/−	−	+/−	−	既往 HBV 感染持续存在，趋向慢性，只有抗原性，无传染性

　* 可参阅 2015 年 EASL（欧洲肝病研究学会）和 APRT 计算公式：APRT＝（AST/ULN）×100/PLT/10^9/L）。ULN 为 AST 正常值上限。ALEHC（拉丁美洲肝病学会）联合制定的《无创检查评价肝脏疾病严重程度及预后临床指南》

　** 抗 HBS，保护性抗体，（＋）提示有免疫力，可见于疫苗接种者。HBs（＋）伴其它抗体阳性（不包括疫苗接种者），可能存在 HBV 复制隐匿性肝炎，其病理表现可存在病情活动，甚至严重肝损害。

治疗

治疗对象：《WHO 预防、关护和治疗慢性乙肝感染者指南》提出：所有儿童、青少年或成人患者，无论存在肝硬化代偿期或失代偿期、ALT 水平、HBeAg 状态、HBV-DNA 水平如何均需治疗。但临床无肝硬化证据、APRT≤2. HBV-DNA＜20000u/ml，可暂缓或不进行抗病毒治疗。* 另可参阅《中国慢性乙型肝炎防治指南》（2015 版）

目标：初级目标：症状完全缓解，生化指标和肝脏组织学完全改善。最终目标：在停药情况下，病情维持长期缓解。HBsAg（定量正常）、HBV-DNA（−）抗 HBs（＋）、ALT、AFP 正常为治疗终点。

策略:抗病毒治疗是治疗乙肝的基础和关键,个体化、优化规范、联合治疗、RGT* 策略是指根据 HBsAg 定量与 HBV-DNA 水平指导 PEG-IFN 的个体化治疗。

1.抗病毒治疗*:

(1)聚乙二醇干扰素(Peg-IFN,$180\mu g/d$),3 次/周,皮下注射,是诱导 HbsAg 清除最佳治疗选择之一。疗程:24—48 个月,如有应答可延长至>72 周。如无应答,停药或联合 NAs。

(2)核苷类似物(NUC、NAs):首选高耐药屏障的 NAs,恩替卡韦(ETV)0.5mg—1.0mg/d,替诺福韦(TDF),300mg/d;对低耐药屏障的 NAs,阿德福韦酯(ADV)10mg/d、替比夫定(LDT)600mg/d、拉米夫定(LAM)100mg/d,不推荐使用。均口服。有潜在肾毒性:对肾功能不全者,需慎重决定及调整药物剂量,并注意乳酸酸中毒的风险,疗程≥1 年,所有临床有肝硬化证据的,APRI>2,须终身治疗。长期治疗中对疗效、耐药及安全性应予特别关注,若血 Cr、CK、LDH 明显增高,出现肌痛、肌无力等症状,应密切观察,必要时应停药及作相应治疗。

(3)联合应用:ETV+Peg-IFN(最佳联合);ETV+TDF。提倡优化联合替代单药序贯,联合治疗可用于耐药变异患者。

(4)治疗时间窗:HBeAg(+)HBV-DNA(+)坚持治疗直至应答;HBeAg(—)HBV-DNA(—),延长疗程可减少复发,治疗至 HBsAg(—)为治疗终点。HBsAg(+)、HBeAg(—)、HBV-DNA(—),可不治疗。

(5)停药指征:(1)临床无肝硬化证据或 APRI≤2。(2)HBeAg 阳性患者转阴和抗 HBe 转阳,已巩固治疗1—3 年。(3)HBV-DNA 持续检测不到。若停用 NAs 后出现复发,HBV-DNA 可检测到,HBsAg 阳性,HBeAg 转阳,应再次治疗。

2.免疫治疗:联合应用胸腺肽-α 可提高总体应答率。

3.保肝治疗。

乙肝疫苗接种适应证:1.新生婴儿(HBV 母亲所生新生儿,应同时注射免疫球蛋白)。2.密切接触人群。3.HBV 抗体阴性健康人。4.全程接种疫苗>10 年,复查抗 Hbc≤10mIu/ml 或抗体转阴。

丙型肝炎(HCV)

中国 HCV 感染人数约 1000 万,但新发感染病例已大幅下降。

病因

丙型肝炎由 HCV 病毒感染。系血清传播性疾病。HCV 是单股正链 RNA 病毒,按氨基酸序列分六个基因型,以及不同亚型,以 1b、2a、3b 型为多见。

临床表现

急性感染期:潜伏期平均 6—7 周。主要症状与甲型、乙型肝炎病毒感染相似,

---

* 可参阅慢性乙肝 RGT 策略的中国专家建议。

即倦怠、嗜睡、食欲不振、腹痛、黄疸、右季肋部不适、轻度肝脾肿大、斑丘疹、关节痛等。症状持续 2—12 周即可消失。但 2/3 以上急性感染期患者并无明显症状，常被误诊而演变成慢性，约 1/4 患者病程呈自限性，暴发型肝炎罕见。

慢性感染期：HCV 感染者血清 HCV-RNA 阳性持续 >6 个月。主要主诉为乏力。少数患者可有恶心、腹痛、抓痒、右季肋部不适、隐痛。呈慢性肝病特征，如蜘蛛痣、肝掌、毛细血管扩张。疾病隐匿进展。当进展至肝硬化时，可出现黄疸、肝脾肿大、腹水、食管胃静脉曲张及肝性脑病等。慢性丙型肝炎可有肝外表现：涉及多个系统，最常见为丙型肝炎相关性膜增殖性肾小球肾炎（抗病毒治疗后可缓解），其他有关节炎、特发性脾纤维化，自体免疫性甲状腺炎、干燥综合征、淋巴瘤以及少见的角膜溃疡、皮肤扁平苔藓、白癜疯、特发性混合性冷球蛋白血症等。

HCV 感染后约 20％表现为临床型急性丙型肝炎，其中 80％无症状，或表现为亚临床型急性丙型肝炎，整个病程约 6 个月。15％—25％自发康复，75％—85％转为慢性丙型肝炎。其中大多数表现隐匿，无症状，或慢性反复活动。在 10—30 年中，10％—20％演变为肝硬化或肝癌。合并 HBV 感染更有可能。

诊断

抗 HCV、HCV-RNA 同时阳性是诊断依据，抗 HCV（＋）、HCV-RNA（－）患者需三个月后重复检测 HCV-RNA，如 HCV-RNA 仍为阴性，提示 HCV 已自行恢复或治愈。但 HCV-RNA 自发阴转十分罕见，ALT 可持续或间断升高。

治疗

目标：清除病毒（SVR），HCV-RNA（－）<15u/ml 为治疗终点。阻止进展为肝硬化和肝细胞癌。治疗方案制订应检测基因类型及酶谱水平，评估肝损害程度。

治疗对象：所有 HCV 感染初治或经治的代偿期或失代偿期肝硬化患者均需治疗。

治疗方案*：不同基因型、不同肝纤维化程度治疗、疗程和联合用药并不相同。

1. 单药治疗：Peg-IFNα-2a，180μg 每周一次。

2. 联合治疗（PR 方案）：是我国现阶段主要治疗方案。适应所有基因型。Peg-IFNα-2a，180μg 每周一次＋利巴韦林，基因 I 型 1.0—1.2g/d。治疗 48 周→HCV-RNA 定量检测：无应答，考虑停药；有应答，HVC-RNA 转阴，继续治疗 72 周或更长；应答不完全，继续治疗 48 周→HCV-RNA，转阴，继续治疗 72 周/定量检测/未转阴，停药。

对 Peg-IFNα-2a＋利巴韦林治疗无应答或不耐受患者，可使用 DAAs（直接抗病毒药）。达卡替韦（Daclatasvir、DCV）60mg/d＋阿斯瑞韦（Asunaprevir、ASV）100mg 2 次/d×24w，明显提高应答率。Feg-IENa-2b 可替代 PegIFNa-2a。

3. 三联治疗：Peg-IFNα-2a＋利巴韦林＋Sofosbuvir/Simeprevir×12w；特拉匹韦（Terapravir）＋Peg-IFN-a-2a＋利巴韦林×24w，可明显缩短疗程和提高应答率。

Sofosbuvir（SVF）、Simeprevir、Daclatasvir（DOV）、Asunaprevir 为新直接抗病毒药（DAAS），国内未上市。

　　＊可参考 EASLL(欧洲肝病研究学会)2015 年颁布的《丙型肝炎治疗指南》;2014 年 WHO 颁布《丙肝防控指南》;2015 年中国《丙型肝炎防治指南》。

　　＊干扰素不良反应及治疗禁忌证:

　　1.不良反应:

　　(1)流感样症状:如发热、乏力、肌肉酸痛、头痛、关节痛等,偶有寒颤、喉痛、咳嗽、瘙痒、恶心、腹泻、上腹胀等。——全身不良反应,主要出现在治疗初期,持续时间相对较短。可做对症处理,少数需中断治疗。

　　(2)血液毒性:外周血细胞如中性粒细胞、血小板减少、一过性外周血细胞减少。

　　(3)肝毒性:ALT 升高,在正常值上限 5 倍以内可不作处理。＞5 倍或 10 倍以上时,应加用降酶及护肝药(甘草酸制剂)。如继续升高或伴胆红素升高,应停用干扰素或住院治疗。

　　(4)其他少见反应:甲亢或甲碱、抑郁症等。

　　2.禁忌证:

　　(1)绝对禁忌证:妊娠、精神病史(如严重抑郁症)、未能控制的癫痫、未经控制的自身免疫性疾病、失代偿期肝硬化、有症状的心脏病、治疗前中性粒细胞计数＜1000/μl、治疗前血小板＜50000/μl。

　　(2)相对禁忌证(慎用):甲状腺疾病、视网膜病、银屑病、既往抑郁症史、未控制的糖尿病、未控制的高血压、总胆红素＞51μmol/L(特别以非结合胆红素为主者)。

自身免疫性肝炎(AIH)

　　自身免疫性肝炎 1950 年被瑞典医师瓦尔登斯特伦首先描述。近年来,我国发病率有所上升。

　　病因

　　病因不明 AIH 主要包括:自身免疫性肝炎、原发性胆汁性胆管炎(PBC)原发性硬化性胆管炎(PSC),三者间可重叠。是一种慢性进展性自身免疫性肝病。与人类白细胞抗原(HLA)等位基因相关。

　　临床表现

　　女性居多。任何年龄均可发病。临床症状变异很大,多数起病时无特异症状,仅感乏力,波动性黄疸,右季肋部疼痛和关节痛、肌痛、皮疹。少数患者表现为急性、亚急性或暴发性,部分患者可伴肝外自身免疫性疾病,如自身免疫性甲状腺炎、Grave's 病、系统性硬化、类风湿性关节炎,易致肝硬化,未经治疗者预后差。

　　诊断

　　1.血清转氨酶升高,ALT、AST 升高程度较 ALP、胆红素为明显。

　　2.高球蛋白血症,尤其是 γ-球蛋白。

　　3.循环自身抗体阳性、ANA(抗核抗体)、SMA(抗平滑肌抗体)、抗 LKM(抗肝肾微粒体抗体)等,后者是诊断 AIH 关键自身抗体。滴度＞1：320。

　　4.基因诊断。

　　5.肝脏组织学特征:界面性肝炎及汇管区浆细胞浸润为特征。

　　应与下列肝炎鉴别:慢性乙型肝炎或丙型肝炎 20％—40％患者血清中多种自身抗体持续阳性,但滴度通常较低(1：20 或 1：40)。AIH 治疗需用糖皮质激素,但糖皮质激素可促进病毒复制,而乙型或丙型肝炎可用干扰素抗病毒治疗,但可导致 AIH 病情恶化。故两者鉴别十分重要。

酒精性肝病对饮酒者诊断 AIH 较难。两者都有高球蛋白血症,但酒精性肝病患者以 IgA 升高为主,而 AIH 患者以 IgG 升高为主,IgA 正常或偏低。少数酒精性肝病患者 ANA 或 SMA 可阳性,但滴度相对较低。

治疗

1.一般治疗:休息,营养支持。

2.药物治疗:(1)糖皮质激素单独或联合硫唑嘌呤等免疫抑制剂应用,长期小剂量维持,硫唑嘌呤不耐受,可用吗替麦考酚酯,不单独应用免疫抑制剂。(2)有黄疸者,可用熊去氧胆酸钠(UDCA),但疗效有限。

3.终末期患者需肝移植。

药物性肝病(DILD)

药物性肝病(药物相关性肝损害、DILI)虽少见,但当今人类正暴露于 6 万种以上化学物质的威胁下,药物性肝病已引起关注。

病因

未明。其发病机理可能为:1.药物的直接损伤。2.免疫(过敏)特异质机制损伤。3.代谢特异质机制损伤。4.氧化应激损伤。宿主体内的炎症反应可能激发特异质性药物性肝病。基因多态性正在被研究。妊娠、肥胖、酗酒更易出现肝损害。可预测性(直接药物毒性作用所致,诸如免疫抑制剂,抗肿瘤药物等)和不可预测性(指对绝大多数人是安全的,并无肝毒性,但都可以引起少量个体产生肝损害,如某些抗生素、植物或生物碱)。

临床表现

并无特异性,发热、乏力、食欲不振、恶心、右季肋部不适,肝脏压痛、皮疹、嗜酸性细胞增多、尿色加深等一般肝病表现。胆汁淤积型可出现黄疸和瘙痒。病情轻重不一,呈多样性,自无症状的轻度肝功能异常直至急性暴发性肝衰竭死亡。可导致继发性肾、脑损伤。患者通常经几周或数月可以完全恢复,少数重症患者,特别是未及时识别者,可致肝衰竭甚至死亡。按生化特点分:

1.肝细胞性:ALT、AST 首先升高,升高在正常值上限 3 倍以上。可出现乏力,食欲不振,上腹部不适,肝区疼痛,重症病例出现肝细胞性黄疸,有一定死亡率。

2.胆汁淤积性、ALP 首先升高,升高正常值上限 2 倍以上。表现为黄疸、瘙痒,其损伤程度比肝细胞性轻,但恢复较慢。

3.混合性:ALT 和 ALP 水平都升高。两型症状混合存在。

诊断

无特异诊断,主要采取排除法。在特殊药物接触(暴露)过程中,出现无其他原因可解释的上述症状时即应疑及,肝功能异常即可诊断。ALT、AST、γ-GT、BIL 是重要血清学指标。

【诊断要点】

1. 必要条件：(1)药物暴露必须在肝损害发生前。(2)用药后到肝损害之间的潜伏期变化很大。(3)必须排除基础疾病是肝损害的病因后(非常困难)，才能做好肝损害与药物相关的结论。(4)应评价同时使用的药物是否与肝损害有关。(5)停止所用药物，损害可能改善。

2. 某些药物只引起一种类型肝损害，而很多药物相关性肝损害是混合性。

3. 不可预测性药物相关性肝损害常被误诊为病毒性肝炎，应警惕之。

4. 注意某些中草药，植物对肝脏的损害，如雷公藤、合欢皮、贯众、薄荷、地榆、番泻叶、肉豆蔻、首乌等。

治疗

1. 一般治疗：休息，多食水果、蔬菜及加强营养；立即停止应用相关药物。

2. 药物治疗：(1)促进相关药物的代谢和清除，肝细胞保护剂应用。非特异性解毒剂：如还原型谷胱苷肽、硫代硫酸钠、熊去氧胆酸钠、多烯磷脂酰胆碱、甘草甜素类、门冬氨酸钾镁、水飞蓟素等。(2)特异性解毒剂有：二巯丙醇、巯丁二酸、依地酸钙钠等。

3. 血液净化：急重症患者可用腹膜透析、血液透析、血浆置换等。

4. 防治并发症，纠正水、电解质、酸碱平衡。

* 可能发生肝损害的药物及其类型

肝细胞性(ALT升高)：阿卡波糖、对乙酰氨基酚、别嘌呤醇、胺碘酮、氟西汀、异烟肼、赖诺普利、氯沙坦、甲氨蝶呤、NSAIDs、奥美拉唑、帕罗西汀、吡嗪酰胺、利福平、利培酮、舍曲林、他汀类、四环素类、曲唑酮、丙戊酸。

胆汁淤积性(ALP升高＋TBL升高)：阿莫西林—克拉维酸、合成类固醇类、氯丙嗪、氯吡格雷、口服避孕药、红霉素类、厄贝沙坦、米氮平、酚噻嗪类、三环类抗抑郁药。

混合性(ALP升高＋ALT升高)：阿米替林、硫唑嘌呤、卡托普利、卡马西平、克林霉素、赛庚啶、依那普利、呋喃妥因、苯巴比妥、苯妥英钠、磺胺类、曲唑酮、维拉帕米。

脂肪性肝病

脂肪肝是全身性疾病累及肝脏的一种病理表现，可由多种疾病引起的获得性疾病。

病因

未完全阐明。与胰岛素抵抗相关。脂类合成、降解，酮体生成，脂蛋白代谢都在肝脏进行。脂代谢障碍时，肝细胞中脂质就会发生变化并在肝脏沉积，极低密度脂蛋白(VLDL)合成减少，甘油三酯合成增加。肝脏中脂质若＞肝重5％时，可促使肝细胞发生脂肪性变，称脂肪肝，一般为良性。病理类型分酒精性脂肪性肝病和非酒精性脂肪性肝病。

酒精性脂肪性肝病(HLD)：由于长期酗酒引起肝细胞脂肪变性。按病理程度分酒精性脂肪肝、酒精性肝炎、酒精性肝硬化，后者通常表现为肝萎缩，可呈小结节肝硬化或大结节肝硬化，若感染 HCV 预后更差，易加速肝硬化病程，并易发生肝癌。

非酒精性脂肪性肝病(NAFLD):是指酒精性因素以外的病因引起的肝内大泡性脂肪变性。伴发炎症时则称非酒精性脂肪肝炎(NASH)。多种肝脏损伤因子都可导致脂肪肝,如营养失衡(营养过度或营养不良)、严重贫血、糖尿病、肥胖、各种肝损伤、激素长期应用等。高脂蛋白血症可引起脂肪肝,但脂肪肝不都由高脂蛋白血症引起,脂肪肝不仅表现为肝脏代谢异常,而且在骨骼肌和脂肪组织中也存在代谢异常。心外膜区存在脂肪堆积,使左心室能量代谢异常,非酒精性脂肪肝病与代谢综合征关系密切,少数患者可由脂肪肝演变成脂肪型肝炎、肝硬化,发生肝癌风险增高,合并病毒性肝炎尤为可能,无论病因学还是临床表现,有很多相关性,所以,非酒精性脂肪性肝炎是全身性疾病。

临床表现

本症无特异症状,大多数患者无明显症状,主要表现为疲劳、上腹饱胀,隐痛、肝肿大等。

诊断

无特异诊断指标,主要靠肝脏 B 超检查、诊断率较高。脂肪肝可引起肝功能异常。可使 ALT、AST、γ-GT 升高。酒精性脂肪肝 AST 升高比 ALT 明显,是其特征。AST、ALT 有诊断意义。病理学诊断是金标准。

治疗

1.一般治疗:脂肪肝的治疗主要是去除病因,控制危险因素,饮食调控、低热量饮食、戒酒,加强运动,保持正常体重为最有效。需要长期治疗。

2.药物治疗:(1)调脂药物对脂肪肝疗效不确切,目前的证据是他汀类药物对非酒精性脂肪肝可能有益。肝功能异常者不宜应用,改善胰岛素抵抗不仅能改善代谢紊乱,还能改善脂肪性肝炎的疾病谱。(2)水飞蓟宾磷酯复合物(黄酮类化合物)多价不饱和卵磷酯、多烯磷脂酰胆碱、6-乙基鹅去氧胆酸钠有一定疗效。

肝硬化

肝硬化是指各种原因引起的慢性、进行性、弥漫性肝病。

病因

引起肝硬化的病因很多。最常见是病毒性肝炎引起的肝炎后肝硬化,其次是血吸虫病性肝硬化、酒精性肝硬化,其他少见的因素可由脂肪肝、循环淤血、胆汁淤积、药物、化学中毒、罕见的代谢紊乱及自身免疫异常等引起。

肝炎后肝硬化患者绝大多数由乙型肝炎和丙型肝炎病毒引起。患病后发展为肝硬化病程长短不一,自数月至十余年不等。其病理特点为广泛的肝细胞变性和坏死,纤维组织弥漫性增生,正常肝小叶结构和血管解剖分枝破坏而有再生小结节(假小叶)形成。病理学上有大结节肝硬化、小结节肝硬化、混合性肝硬化之分。状似槟榔而有槟榔肝之称。肝纤维化是指肝内纤维组织过多,是肝细胞对各种损伤因子产生的炎症反应,与肝硬化并不是同一个概念,或者说是肝硬化早期,目前研究说明,肝纤维化和早期肝硬化经治疗是可逆的。促进被激活的肝星型细胞凋亡是逆转肝纤维化的关键。

临床表现

临床按肝功能状态分肝功能代偿期和失代偿期。

肝功能代偿期：

多数肝硬化患者可长期处于静止状态，无明显临床表现，一般状况良好。临床表现并无特异性，与很多慢性胃肠疾病区别不大。常见症状包括：虚弱、易疲劳、食欲不振、腹胀、慢性腹泻、体重减轻、浮肿、性欲减退等。体征有面色萎黄、蜘蛛痣、男性乳房发育、腮腺肿大、杵状指、肝掌、脱发、肝脾肿大、腹壁静脉曲张。门脉相关性胃炎和溃疡，胆汁反流性胃炎发病率高。晚期可影响心、肾功能。

肝功能失代偿期：主要表现为门静脉高压症，脾功能亢进致全血细胞减少，食管胃静脉曲张破裂可引起上消化道大出血，腹水。

很多患者往往在无明显自觉异常情况下，因某些应激因素如情绪激动、劳累、感染、酗酒而迅速产生肝功能失代偿情况而被发现患有肝硬化。部分患者因门脉高压产生的并发症可经治疗而被控制，处于慢性肝功能不全状态，保持一定生活质量，如此反复长达多年。晚期肝硬化可产生肝衰竭，表现为肝性脑病、肝肾综合征（同时有肾功能不全或衰竭）而危及生命，肝炎后肝硬化患者，若同时存在某些遗传易感基因，在环境因素作用下易发生肝癌。

诊断

肝硬化诊断除病史临床症状外，主要依据是实验室检查：肝功能表现为血清白蛋白降低，球蛋白增高，白、球蛋白比例倒置，AST、γ-GT、透明质酸酶、Ⅲ型胶原前体、γ_2 球蛋白、γ 球蛋白、γ_2 巨球蛋白、总胆汁酸等血清学标致物对评估纤维化和肝硬化有重要意义，B超可提示肝硬化形态学表现，APRT 评分＞2 提示肝硬化。在鉴别诊断中应注意明确病因，除外酒精性肝硬化，严重脂肪肝所致肝硬化和相关的门静脉高压，布—加氏综合征等，并应警惕是否已转化为肝癌。

治疗

1. 一般治疗：注意休息，避免劳累，预防感染，调节情绪，营养支持，高热量、高蛋白（肝衰竭患者应低蛋白），多种维生素摄入。

2. 病因治疗：改善和去除潜在的致损伤因素。某些可望用于抗肝纤维化的药物正在临床试验中，中西医结合综合治疗有一定疗效，能延长生存期，提高生活质量。抗肝纤维化药，如肝细胞生成素、扶正化瘀胶囊、甘草甜素、促代谢药，如谷胱苷肽等护肝制品，可选用，但疗程要长。

3. 有肝衰竭史可行肝移植。

【并发症处理】

（1）门脉高压症：

①食管胃静脉曲张破裂引起上消化道大出血（EOB）：

a. 一般治疗及止血剂应用详溃疡病并发症上消化道大出血治疗。

b. 预防肝性脑病：当血氨增高时，谷氨酸钠 20—40ml/d，谷胱苷肽 600mg/d 稀释后静滴。

c.维持水、电解质、酸碱平衡。输血宜谨慎,易诱发肝性脑病,人血白蛋白、新鲜(干冻)血浆可酌情使用。

d.出血控制后,可考虑门脉高压的血管介入、门体分流等手术减压治疗。

e预防和治疗合并感染等并发症和相关疾病。

②腹水:

a.利尿剂应用:呋塞脒、螺内酯单用或联合应用,剂量1∶2为宜,可避免低血钾或高血钾。剂量按腹水程度而定。初始剂量为咪噻脒20—40mg,1—2次/d,口服或静注,注意低血钾。螺内酯40—80mg,1—2次/d,按需调整剂量,腹水消退后小剂量维持或间歇应用。长时间使用疗效降低,注意过度利尿致肝性脑病等。血管加压素受体拮抗剂托伐普坦可用于低钠或血钠正常患者。

b.呋塞脒40mg+多巴胺20mg/n.s,40ml腹腔内注射,1次/d。

c.机械腹水自体回收。

d.大量腹水,可适当腹腔穿刺放水500—1000ml/d+利尿剂应用。

e.人血白蛋白10—20g/d静滴,对血浆总蛋白<30g/L患者有益。

f.并发原发性细菌性腹膜炎患者,单纯利尿作用差,应有效广谱抗生素应用,腹水培养+药敏可作为抗生素选用依据。

g.重症患者,腹水基本消退后可行门体分流术。

③脾功能亢进(脾亢):

脾亢可致红细胞、白细胞、血小板数减少(三血全少),以血小板减少为明显(继发性血小板减少症)。白细胞总数<3000/μL时易感染,血小板数<30000/μL时有出血倾向。

糖皮质激素应用,副作用大,不宜长期应用;严重血小板减少,巨大脾脏可脾切除术。

*肝性脑病:晚期肝硬化肝功能衰竭时可出现神经精神症状,严重时出现昏迷。

*肝肾综合征:肝硬化患者伴有肾损害,甚至肾功能衰竭。

*肝硬化性心肌病:是终末期肝病并发症。

肠易激综合征(IBS)

肠易激综合征是以反复发作腹痛、腹部不适及/或大便异常的胃肠功能紊乱,缺乏形态学和生化异常改变、应激性增高的胃肠动力学失调症候群。发病率非常高,女性居多。大多起始于中年期,持续迁延多年。

病因

迄今未完全阐明。免疫失调(肠道—免疫互通作用)与精神心理因素在症状发生和发展中起主要作用,属心身疾病。其典型患者发病机制可能为中枢应激导致激素和细胞因子释放,作用于肠道,脑—肠轴调节异常,改变了肠道动力和免疫功能,加之肠道菌群失调,从而导致内脏高敏症。是心理因素和生理因素共同作用的结果。急性胃肠道感染后出现的IBS称感染后IBS(PI-IBS),此类患者肠粘膜固有层有炎症变化。

临床表现

1.常有腹痛,胃结肠反射亢进引起,腹痛通常位于下腹部,持续和痉挛性疼痛,特别是餐后腹痛、腹胀、腹部不适、下坠感,腹部症状常在排便后缓解,持续>3个月;腹泻,大便性质无异常或粘液便,腹泻多在上午,下午则很少有大便,或便秘,或腹泻便秘交替。

2.呈持续反复发作,慢性经过。

3.患者常表现出非常痛苦,症状出现与应激有关。

4.患者较多呈神经质,常具有焦虑、抑郁等不良心理因素。

5.可同时伴有头痛、倦怠、失眠、注意力不能集中等全身躯体症状,个体间临床表现差异甚大,故有便秘型、腹泻型、餐后腹痛型之分。

诊断

根据典型临床症状,属排除性诊断。>40岁患者近期出现的肠易激症状,应选择性做大便隐血试验,结肠纤维镜、胃镜、腹部超声波、CT、妇科检查、甲状腺功能测定等检查,以排除相关器质性疾病,如肠道感染,肠道及盆腔肿瘤,慢性胰腺疾病,缺血性肠病,甲状腺疾病等。如出现报警症状:直肠出血、发热、消瘦、腹痛腹泻加剧、大便性质改变,必须进行进一步检查,以排除肿瘤可能性。

*罗马诊断标准:过去三个月内腹痛腹泻或腹部不适>3天/月,同时伴有下列≥2项情况:腹痛在大便后缓解;大便次数改变;大便性质改变。

治疗

策略:根据患者症状类型、严重性及发作频度制订个体化综合治疗方案。

1.一般治疗:(1)饮食疗法。(2)心理和行为治疗,解除对疾病的疑虑。(3)腹部体操(按摩)等。

2.药物治疗:(1)抗焦虑、抑郁药使用,小剂量,有效后维持>6个月,为首选。(2)肠道功能调整药(微生态制剂)、粪微生态移植(FMT)是调整肠道微生态失调相关疾病的生物治疗。(3)PPI可使用。(4)利福昔明、阿洛司琼、咯呱丁胺酌情使用。(5)对PI-IBS患者必要时可短期辅用抗菌药物。(6)便秘型可用缓泻药。

炎症性肠病(IBD)

炎症性肠病是一组慢性非特异性肠道炎症性疾病。近年来发病率呈上升趋势。包括溃疡性结肠炎(UC)和克罗恩病(CD)。

病因

病因尚未完全清楚,一般认为与遗传、环境因素有关。基因突变引起患者肠道内微生物种类和数量发生变化,肠道菌群失调,从而引起不适当的炎症反应。感染可为其促发因子,自身免疫失调及多种炎性介质,如细胞因子、白介素和肿瘤坏死因子等为其中介。炎症性肠病通常导致不典型增生,部分患者可逐渐发展为癌症。

临床表现

临床特点是发病年龄轻,病变范围广泛,起病隐匿,病程长,反复发作,发作期与缓解期交替,不规则发热,偶可高热,胃肠道症状明显,诸如恶心、呕吐、食欲不振、腹痛、腹泻、便血等。重度克罗恩病或回肠广泛切除后,可引起消瘦、疲乏、贫血、营养不良、低蛋白血症、负氮平衡、多种维生素缺乏。重症患者出现电解质不平衡。病程迁延反复,属难治性疾病,预后不良。非甾体类消炎药可加重 IBD 病情。罕见的肠外表现有大关节炎、结节性红斑、虹膜睫状体炎、口炎。UC、CD 和结直肠腺瘤患者的结直肠癌发病风险显著高于一般人群,应予关注。

诊断

年青患者,若有不规则发热,发作与缓解交替的慢性腹痛腹泻,抗生素疗效差,应与肠结核、肠道肿瘤、嗜酸细胞性肠炎鉴别。X 线全消化道造影,多种类型的小肠镜如胶囊内镜、单气囊、双气囊内镜、色素内镜及纤维肠镜检查,细胞病理学是确诊依据。

溃疡性结肠炎与克罗恩病鉴别

	溃疡性结肠炎	克罗恩病
发病年龄	青壮年	青少年
男女比例	无差别	无差别
起病方式	缓慢起病,活动期与缓解期交替,少数可急性发病	同
临床症状		
消化系统表现		
腹泻	粘液脓血便为本病特征,少便血	脓血便可见,少便血
腹痛	多位于左下腹或下腹部阵痛,有里急后重,大便后疼痛可缓解	多位于左下腹或脐周,痉挛性阵痛,伴肠鸣,大便后疼痛可缓解
右下腹包块	无	常可触及不规则包块及形成内、外瘘
全身表现		
发热	少有	常有
营养障碍	较轻	较重
肠外表现		
关节炎、结节红斑、眼部表现	少有	少有
并发症		
肠出血、肠梗阻、肠穿孔、癌变	较克罗恩病少	可有
中毒性巨结肠	见于重型、暴发型	无
内镜表现	病变主要位于乙状结肠、直肠。表现为浅溃疡、粘膜呈弥漫性充血水肿、颗粒状、脆性增加	主要分布于迴肠末端及邻近结肠,病变节段性分布,纵形溃疡、偏心性狭窄、周围鹅卵石样增生
病理特征	固有层粘膜弥漫性炎症,无典型上皮样肉芽肿	肠壁或淋巴结可发现上皮样肉芽肿

治疗

目标：诱导和维持临床症状和粘膜炎症的缓解，改善生活质量。治疗分诱导缓解和维持缓解两阶段。

1.一般治疗：营养支持十分重要。维生素 D$_3$ 可改善生活质量。

2.药物治疗：

(1)糖皮质激素：对急性期有效，不适用于缓解期用药。重症患者可短期静脉冲击，3—5 天，甲基强的松龙 60—80mg/d 或氢化可的松 300mg/d。口服用药，布地奈德较甲强龙副作用小，但起效慢。也可保留灌肠。

(2)免疫抑制剂：柳氮磺吡啶及其活性成分 5-氨基水杨酸（美沙拉嗪），其他如甲氨喋呤等，可用于缓解期维持治疗。

(3)INF-α 单克隆抗体：如英夫利昔单抗等应用。

3.并发症处理：如抗生素应用，对 CD 有帮助，对 UC 作用有限。

4.手术：CD 患者如出现肠梗阻，经积极内科治疗效果不明显，不能排除恶性肿瘤时可考虑手术治疗。

肠结核

病因

肠结核因肠道感染结核分支杆菌引起，绝大多数继发于肺结核。机体免疫力低下患者，易感染发病。按病理形态分：溃疡型、增生型、混合型。实质是不同病理过程的演变。

临床表现

隐匿起病，进展缓慢，病程迁延，早期无症状。慢性腹痛、腹泻是主要表现。腹痛为间歇性或持续性，极少阵发性，疼痛多不剧烈，腹痛部位因结核病灶所在部位有所不同，因肠结核好发于回盲部，故疼痛常位于右下腹，类似慢性阑尾炎的疼痛，进食可诱发疼痛，疼痛时常伴腹泻，糊状便，可有黏液或脓血，后者提示溃疡性病变，腹泻与便秘交替常见。增生型者，局部可扪及半固定的包块，表面粗糙不平，周围常伴粘连，可引起不全性肠梗阻，肠穿孔、肠出血罕见。可伴肠系膜淋巴结肿大，若伴有渗出性腹水，提示合并结核性腹膜炎。全身症状可有低热、盗汗、消瘦、乏力、食欲不振、贫血，同时存在活动性肺结核者尤为明显。

诊断

凡有不明原因慢性腹泻伴低热、消瘦，应疑诊，同时存在肺结核更有可能。B超、腹部平片(钙化点)、CT、MRI、纤维肠镜检查十分必要，病理学检查是确诊依据。但是本病有时诊断并不容易，应与下列疾病鉴别：炎症性肠病，特别是克罗恩病、慢性阿米巴、细菌性痢疾、血吸虫病等引起肉芽肿性病变、回盲部恶性淋巴瘤、升结肠肿瘤等。

治疗

1.一般治疗：休息，营养支持，对症处理。

2.抗结核治疗。

3.有肠梗阻等并发症需手术治疗。

结核性腹膜炎

病因

结核性腹膜炎系由结核分支杆菌引起的慢性弥漫性腹膜炎症。年轻女性多见。

临床表现

起病较为缓慢,发热,多数为低热或中等热,很少有高热、畏寒、盗汗、乏力、消瘦、食欲不振等一般结核毒性症状。腹胀、腹痛,多数位于脐周围,多为持续性胀痛,阵发性者极少,腹泻与便秘交替。常见。呈弥漫性腹膜炎体征,腹壁柔韧感、弥漫性压痛、反跳痛,移动性浊型阳性,若同时伴有肠系膜淋巴结核、肠结核,干酪样病变时,则可扪及包块。免疫机能低下患者可有多浆膜炎(胸膜炎、脑膜炎),少数患者可同时有生殖道结核,有或无肺结核。结缔组织病,如 SLE 可并发结核性胸膜炎。

诊断

根据临床表现可疑诊。B 超、CT、MRI 检查,腹水常规为渗出液,呈草绿色或混浊状,比重>1.018,蛋白含量增高,>3g/dL,细胞数>500/uL,以淋巴、单核细胞为主,中心粒细胞增多提示混合性感染,腺苷酸脱氨酶(ADA)明显增高,血清白蛋白/腹水白蛋白(SAAG)<1.1/dL,排除其他腹膜炎后可诊断。浓缩腹水涂片找结核杆菌、PCR 检测有价值,结核培养阳性率低,动物接种、腹腔镜腹膜活检很少需要。

治疗

1.一般治疗:休息,营养支持,对症处理。

2.抗结核治疗:必要时糖皮质激素短期使用。

3.腹水抽尽后可局部注射链霉素及糖皮质激素。

胃 癌

胃癌是我国最常见恶性肿瘤之一,男性仅次于肺癌,女性仅次于乳腺癌,属第二位,居消化道肿瘤首位。多数国家胃癌发病率已在下降,男多于女约 4 倍。胃癌是可治愈性癌肿。

病因

1.亚硝基化合物可以致癌,在腌、腊、熏、煎制品食物中含有丰富亚硝酸盐。

2.幽门螺杆菌长期感染者比非感染者患胃癌危险性高 6 倍。

3.维生素缺乏,特别是叶酸缺乏容易发病。4.遗传易感性。

胃粘膜细胞的变异成为癌前状态(报警症状)时,容易演变成癌。癌前状态是指胃粘膜异型增生和化生,包括胃体萎缩性胃炎、巨大溃疡、结肠型不完全型肠腺化生。大部分癌前病变经过治疗或可逆转。胃酸过低能促进胃粘膜萎缩。胃癌按组织学类型可分腺癌、未分化癌、粘液细胞癌等,最常转移部位为腹腔内淋巴结和肝脏。

临床表现

早期症状不典型,也无特异性,常见症状是中上腹不适、饱胀、隐痛,食欲减退,厌食肉类等一般消化不良症状,中老年人出现上述症状按胃病治疗无效果,特别是既往无胃病症状或与原来胃病症状不同,且出现贫血、消化道出血、消瘦、疲乏则应进行胃镜等检查。部分患者可毫无感觉突然出现消化道大出血或上腹部剧烈疼痛而发现。

诊断

胃镜检查是诊断重要手段,已能早期发现小胃癌和微小胃癌。应加强对有癌前病变患者定期胃镜随访,要重视浅表糜烂性胃炎。对可疑患者及胃液中游离酸,总酸度下降,大便隐血阳性,癌胚抗原增高,HP(＋)、贫血,应及时做胃镜检查。少数早期患者胃镜检查可能阴性,若临床怀疑,应反复检查,以防疏漏。胃钡剂造影对早期胃癌无诊断意义。目前对胃癌免疫及基因诊断方法正在研究中。胃部恶性肿瘤除胃癌外,还有恶性淋巴瘤、平滑肌肉瘤。

治疗

根治幽门螺杆菌(HP)治疗是预防胃癌重要措施。

1.饮食预防和对癌前病变干预治疗十分重要。

2.手术治疗:早期胃癌手术切除可以治愈。

3.晚期患者则进行化疗等综合治疗。

食 道 癌

食道癌是由食道鳞状上皮细胞发生的恶性肿瘤。是常见恶性肿瘤之一,男性明显多于女性。

病因

食道癌发病常表现为家族聚集性,与基因异常有关。亚硝酸盐及霉菌毒素等致癌物质接触,烟瘾和酗酒等对食道粘膜损伤是主要环境因素,导致食道慢性损伤。食道下段柱状上皮化生是癌前状态。食道癌发生于中、下段居多,上段甚少。肿瘤生长缓慢。组织学类型以鳞状细胞癌最多见,其次为腺癌,未分化癌较少。晚期可有食管内及邻近器官扩散和局部淋巴结转移。

临床表现

可表现为咽下梗噎感、食物滞留和异物感,胸骨后和剑突下及背痛,但并无特殊性,进行性吞咽困难是食道癌晚期症状。

诊断

X线吞钡摄片,食道内窥镜活组织检查能明确诊断。食道平滑肌瘤是较常见食道良性肿瘤,食道憩室与食道癌发生关系并不明确。

治疗

1.如能早期手术,预后良好。

2.放疗、化疗只能延长生存期。

肝细胞癌（HCC）

肝细胞癌是常见的恶性肿瘤之一，仅次于肺癌、胃癌，发病率逐年上升，不易早期发现。恶性程度高，预后差。

病因

我国已分离出肝癌致病基因，这些癌基因异常就发生了肿瘤。乙型肝炎病毒和丙型肝炎病毒感染是发生肝癌主要原因，在病毒携带者中，肝癌发生危险性比未携带者高几百倍，因为病毒 DNA 最终可进入到患者肝细胞的染色体组内，发生基因突变，从而诱导癌，但确切机制不清楚。慢性活动性肝炎、坏死后肝硬化、酒精性肝硬化和有肝癌家庭史患者中有较高发病危险性。黄曲霉素污染食物反复摄入是第二个环境因素，在与 HBV 感染共同作用时，致癌作用增强。

近年来由于诊断和治疗技术水平提高，生存期在延长——直径＜3cm 单个结节/病灶未超出肝小叶范围称小肝癌，＜1cm 称微肝癌——经积极治疗生存期可超过 5 年。肝癌按组织学类型分肝细胞癌、胆管细胞癌（罕见）和混合型；按原发部位分原发性肝癌（又分巨块型、结节型、弥漫型）和转移性肝癌，后者也十分常见。因肝脏有丰富血管，所以常由血运转移而来、肝转移癌可源于身体任何部位，但肺、乳房、结肠、胰腺和胃是肝转移最常见原发部位，常常肝转移癌发现比原发癌还早，少数还不能寻找到原发癌，肝转移癌的特点是肝内存在多个大小不等结节。原发性肝癌以肝内转移，附近淋巴结、肺、脑转移为多。

临床表现

早期无症状，后期可表现为肝区疼痛、食欲减退、进行性消瘦和显著乏力、黄疸＜50%，不规则或长期发热（多见，可为唯一症状），患者自己在右上腹摸到包块（肿大肝脏）癌肿侵袭后腹膜、脊椎骨转移可引起腰背痛有误诊为腰椎间盘突出者。少数患者可发生自发性肝癌破裂引起腹腔内大出血休克时才发现为肝癌。

诊断

多数有 HBV、HCV 肝硬化史，甲胎蛋白（AFP）是肝癌诊断的特异性指标，仅次于肝活组织检查，而且能发现小肝癌。但少数患者可呈阴性，故阴性不能排除肝癌。胃癌、结直肠癌、胰腺癌肝转移时也可阳性，胆管细胞癌一律阴性。滴度超过500ng/ml，要充分考虑肝癌，若浓度呈持续上升可确诊。联合检测其它肿瘤标志物，如 CEA、CA50，特别对 AFP 阴性患者能提高诊断率（作者曾专题报导）高尔基体糖蛋白-73(LGP-73)测定其敏感性远高于 AFP，但尚未普及。B 超和 CT、MRI 等检查有较高诊断价值，同样可以发现小肝癌，体检时做 B 超有利于早期诊断无症状肝癌。

治疗

1.一般治疗：营养支持。

2.手术治疗：凡手术能切除者生存期显著提高。

3.介入治疗：适用于中晚期患者。

4.其他治疗：冷冻、局部注射纯酒精对孤立结节性肝癌有一定疗效，适用高龄患者。

5.肝移植：应用于无远处转移的晚期肝癌。

6.中草药是晚期患者综合治疗内容之一。

结 直 肠 癌

近年来发病率与肺癌一样，上升速度最快，60—75岁是发病高峰年龄。

病因

遗传易感性：结直肠癌是多基因常染色体显性遗传性疾病，有一家数代发病者。环境因素中以饮食结构最重要，长期高蛋白、高脂肪、低纤维素饮食易诱发结直肠癌。家族性腺瘤性息肉病、憩室、腺瘤，尤其是锯齿状腺瘤、炎症性肠病为癌前病变。结直肠癌可发源于结、直肠任何部位，但男性以直肠癌为多，女性以结肠癌为多。95％为腺癌，少数为粘液腺癌。晚期常见有局部淋巴结、腹腔内及经血源性转移。

临床表现

结直肠癌生长速度缓慢，早期并无症状。结肠癌侵及局部神经时可出现疼痛，直肠癌一般无痛，便血往往是首先出现症状，可误认为痔疮出血。晚期症状则根据肿瘤部位、病理类型、大小、合并症、有无转移，转移部位而不同，贫血可能为唯一表现，大便习惯改变、便秘、腹泻、粘液便、粘液血便，易被误诊为结肠炎、痢疾；其他症状有里急后重、排便不尽感、大便呈细条状，以及低位肠梗阻表现。结直肠癌误诊率较高。

诊断

凡＞40岁人群中，有下列情况之一，则应做纤维结肠镜检查：(1)免疫法大便隐血试验阳性。(2)一级亲属中有结直肠癌家族史、腺性息肉病史。(3)本人有癌症史或检查有结肠息肉。(4)有慢性腹泻、粘液血便、慢性便秘、慢性阑尾炎。第一次筛查可以只做60cm深的检查，因82％大肠癌在降结肠以下。以后每2—3年检查一次，国外学者认为所有无症状和无患大肠癌危险因素≥50岁的人群，应5年接受一次肠镜检查，每年一次肛门指诊、大便隐血检查。

治疗

1.如能早期手术，预后相对良好。

2.化疗只能延长生存期。

附　肠息肉

肠息肉是指肠粘膜表面茸状突起性病变，可分布小肠、结肠任何部位，家族性肠息肉者，有多达数百枚者，多于一个息肉称多发性息肉。由腺瘤样粘膜增生（腺瘤性息肉）为癌前病变，与结直肠癌关系密切、腺肌瘤、炎性息肉等引起者称假性息肉。由血管瘤、脂肪瘤、平滑肌瘤、腺瘤、腺癌等引起者称真性息肉，真性息肉都分别单独报告，一般B超、肠镜报告为息肉者都报假性息肉。

肠息肉有下列情况可考虑手术：年龄＞40岁，息肉直径＞5mm的乳头状腺瘤；单发、无蒂（宽基底息肉）或多发性息肉；溃疡性结肠炎引起多发性炎性息肉；有腺瘤性息肉家族史者。手术方式应根据息肉类型、大小、单发或多发而定,从局部电灼、激光切除至进行部分肠切除术。因腺瘤性息肉与肠癌关系密切,一旦发现都应给予切除为妥,并应定期随访有无复发。

胰腺癌

胰腺癌是消化道常见恶性肿瘤之一,男性略多于女性,女性在绝经后发病率上升,预后差。

病因

不明。高蛋白、高脂肪饮食、吸烟、嗜好烈性酒等人群中发病率增高。主要由胰腺管细胞发生,腺泡细胞发生少,80%发生于胰头部,少数位于胰腺体部和尾部,胰腺癌常与慢性胰腺炎同时存在,糖尿病患者患胰腺癌风险增高。一旦确诊为胰腺癌,90%患者已有广泛转移,多为直接蔓延至附近组织器官,局部淋巴结及肺转移。

临床表现

在胰体、尾部肿瘤最早可出现定位不清楚的(模糊)上腹痛症状,类似于胃痛、胆痛、腰痛,但治疗无效,逐渐加重,以致疼痛不能忍受。可伴有其他胃肠道症状,首诊当"胃病"医治者不少。位于胰头部位时,随着肿瘤增大,因胆总管受压,可出现阻塞性黄疸(无痛性黄疸),十二指肠受压时出现呕吐等症状。进行性消瘦出现得比较早,有时可以是唯一表现,同时可放射至背部、右肩部,发热也是常见症状,一般腹部摸不到肿块。

诊断

血液癌胚抗原检查阳性率高,但不是特异性;B超是首选检查方法;不能明确时可进行 CT 或磁共振检查;再有怀疑时可做逆行胰胆管造影术(ERCP)或及时行剖腹探查手术。

*胰腺囊性肿瘤病变(IPMN):分主胰管型和分支胰管型。易癌变,高危因素包括:主胰管直径>1CM、管径突变、远端胰腺萎缩、淋巴结肿大、囊肿>3CM、囊壁增厚,经造影剂增强后,囊壁强化,囊壁结节增强后不强化,某些影像学上有"担心"特点(Worrisome features)。不及时手术预后差。

治疗

1.手术治疗:胰腺癌被诊断时多数已是晚期,手术切除率低,治疗效果差。

2.化疗:化疗等综合治疗措施对延长生存期作用有限。

3.药物靶向治疗。

第四章　泌尿生殖系统疾病

肾脏有许多疾病发展后可引起相同的肾功能障碍,其病理变化可大体归纳为:

1.肾实质疾病:是以急慢性肾小球损害为主的免疫反应性炎症,主要依据血尿(肾炎综合症)、大量蛋白尿(肾病综合症)或两者皆有,并依据肾活检病理学进行分类,又分原发性和继发性两类。

2.肾小管疾病:由肾缺血和肾毒性损害所致,如严重休克引起肾血流量不足,某些具有肾毒性抗生素、止痛剂等引起。

3.肾间质疾病:细菌感染引起的肾盂肾炎,滥用止痛剂引起的间质性肾炎。

4.肾缺血性损害:由肾动脉系统狭窄或闭塞使肾实质血流量减少所致,多见于高血压、糖尿病等引起的动脉粥样硬化致缺血性肾病;肾动脉急性闭塞,可产生肾梗死,全身性小血管炎。

肾脏疾病的发展和转归大不相同,部分患者可自发缓解,部分患者病情长期稳定,部分患者病情或快或慢进展,最终发展为终末期肾病。给予关注并进行早期干预具有现实意义。

第一节　常见症状

排尿异常

多尿:日尿量＞3000ml。可见于尿崩症、糖尿病、慢性肾功能减退多尿期等、利尿剂应用。

少尿:日尿量＜400ml。可见于饮水过少、脱水、肾功能不全等。

无尿:日尿量＜50ml。可见于尿毒症,严重休克,周围循环衰竭。

尿频:指白天和夜间排尿次数增多,但尿量不相应增加甚至少于正常,是膀胱有效充盈力下降的表现,常同时伴有尿急感。可由感染、结石、肿瘤、前列腺肥大、尿道括约肌松弛、心因性等多种因素引起。

夜尿:夜间排尿次数增多,总尿量大于全日尿量 1/3,是老年人常有的现象。常由于高血压、肾病、全身性小动脉硬化等因素亦造成肾动脉硬化,肾脏浓缩功能低下引起。其他如心功能不全、肝衰、膀胱颈不全堵塞(如前列腺肥大)晚间饮水过多也可引起。

排尿困难：指排尿不畅、排尿紧张、尿流力度减弱、尿流变细、排尿终止前滴尿，均提示膀胱颈以上部位阻塞的表现。前列腺肥大、前列腺癌、膀胱肿瘤、膀胱结石、尿道口狭窄、尿路感染均可引起，男性最常见的是前列腺肥大。

尿失禁：指各种原因引起尿液不自主地由尿道流出，同时有残留尿。分急性、可逆性及暂时性尿失禁。按病因分：

1. 神经原性膀胱：由糖尿病、卒中、痴呆、脊髓肿瘤、末梢神经病、前列腺手术损伤等神经病变引起膀胱功能障碍。

2. 充溢性尿失禁：由于前列腺增生等因素致慢性下尿路长期梗阻引起，是男性尿失禁第二大原因。一次尿量可以很少，但呈持续性滴漏，致使总尿量较多。

3. 压力性尿失禁：由于女性骨盆底部肌肉松弛，在轻微用力，如咳嗽、喷嚏、笑、跑步、提重物等即有尿滴出，严重尿失禁患者常继发尿路感染。是女性尿失禁第二大原因。

4. 功能性尿失禁：由神经或尿道结构异常，认知功能缺陷，如痴呆、卒中后遗症及长时间憋尿引起的。

防治：按病因治疗，永久性者治疗困难。

蛋白尿

蛋白尿指尿中出现蛋白质，通常为白蛋白。许多肾脏疾病如肾小球疾病、肾小管疾病，都可出现蛋白尿，常伴有其他尿检异常。分类：

单纯性蛋白尿：无任何症状及尿检异常的蛋白尿。

体位性蛋白尿（功能性蛋白尿）：当患者站立或行走时出现蛋白尿，休息或睡眠时，蛋白消失或含量减少。早晨7点至晚上10点尿蛋白量明显多于晚上10点至早晨7点。病因未明。多见于儿童及<30岁青少年。系功能性，无须干预。

溢出性蛋白尿：由于尿中存在过多的小分子白蛋白，超过远端肾小管重吸收能力，而出现在尿中。如多发性骨髓瘤产生的免疫球蛋白轻链。

蛋白尿多数属病理性，急性尿路感染有脓尿时，可出现微量蛋白尿，均应进行尿液分析、肾功能以及其他相关检查，明确病因，从而给予不同治疗。

血　尿

血尿指尿液中含有超过一定数量红细胞尿。正常人在显微镜下每高倍视野不超过3—6个红细胞，若超过10个可视为病理性。轻度血尿，肉眼看不出，称显微镜血尿，明显可辨的血尿称肉眼血尿。常用三杯尿试验以区别其出血部位：即把整个小便按初中末三段分别留入三个杯中，若三杯尿均为血色称全血尿，提示肾脏、输尿管或膀胱出血；若第一杯尿血色明显加深，第二、三杯尿血色越来越淡，称初血尿，提示膀胱颈部、后尿道、前列腺出血；第三杯尿血色明显加深，称终末血尿，提示膀胱三角区及尿道出血。

血尿病因很多，原因不明的血尿为特发性血尿，但常有致病因素存在，病因：

1. 药物性血尿：由药物过敏或毒性引起，如解热镇痛药，氨基糖甙类及头孢类抗生素，息斯敏、感冒类药物等。

2. 泌尿系统感染：半数以上血尿病因为泌尿系统感染。

3. 其他：如肾小球疾病、结石、结核、外伤、前列腺肥大、肿瘤、多囊肾及某些全身性疾病等。

尿路邻近器官疾病引起并发感染时多伴有尿痛，老年人无痛性间歇性血尿首先要排除泌尿系及前列腺恶性肿瘤。可选择性地进行前列腺检查、尿常规、尿细菌培养、尿沉渣找肿瘤细胞，肾功能、腹部 X 线平片、静脉肾盂造影、膀胱镜、B 超、CT、MRI、肾穿刺活组织检查等，以明确诊断。治疗因病因不同而异。

血　精

血性精液常提示精囊病变，也可发生于前列腺炎，性交过频或偶尔性交，少数全身性出血性疾病均可引起。可反复发生或偶尔发生，良性病变居多，前列腺及阴囊超声波检查有助诊断。

外 阴 不 适

外阴不适包括烧灼感、刺痛、过敏、触痛、痒感以及伴随的尿道、肛门或下腹部疼痛。无局部可见病变。更年期和绝经期患者中很常见，可存在多种原因引起。常难找到病因，亦有与心理因素有关。需与下列疾病鉴别：糖尿病、各种皮肤病、药物、清洁剂、衣服引起的过敏以及细菌、霉菌感染所致外阴抓痒症。皮质类固醇激素、抗霉菌药物或其他常用的治疗方法若不见效。小剂量抗抑郁药治疗对有些病例明显有效。利多卡因软膏可辅助治疗。心理疗法对某些患者有效。

肾 囊 肿

肾囊肿指肾实质内有完整包膜、大小不等的囊腔。有的囊内含有液体（可为尿液），囊内膜光滑，少数有乳头状隆起（癌前病变），为发育不良性病变，多数为先天性，有家族遗传史，少数为后天性。

按病理形态分：

1. 肾孤立性囊肿：可一个或多个，大小不一，以 1—10cm 大小为多见，多在做 B 超时发现，无感染和不引起症状者，无须治疗，预后良好。出现下列情况：囊肿靠近脏器表面，直径大于 8 公分，有破裂危险；囊肿合并感染或外伤出血；囊肿内有乳头状病变。可在超声引导下，穿刺抽液后局部注入硬化剂（常用 95％无水酒精），效果良好。有的需放射介入或手术治疗。

2. 多囊肾：为常染色体显性遗传性疾病。特点是双侧肾脏呈多囊状肿大，表面凹凸不平，实质被挤压，肾单位减少。病情缓慢发展，年青时很少有症状，迄至中、老年期出现慢性肾功能不全，常伴发高血压和慢性感染，终末期需透析治疗。

第二节 常见疾病

肾炎综合征

肾炎综合征指临床表现为有/无高血压,水肿,尿液检查有轻至中度蛋白尿、血尿、异型红细胞、细胞管型、血肌酐增高。是肾小球肾炎的一种表现,可发生于任何年龄。包括急性肾小球肾炎、慢性肾小球肾炎,两者表现相似,唯后者病情进展较慢,有原发性和继发性因素,后者多数。

病因及临床表现

1.感染后肾小球肾炎:系急性肾小球肾炎,该病多见于 3 岁以上儿童和少年。成人发病<5%。目前因抗生素广泛使用,发病率已明显下降。主要由 A 组 β-溶血性链球菌感染引起,少数患者可由金黄色葡萄球菌感染的皮肤脓疱疮、中耳炎引起。病原感染后激发抗原抗体簇反应,产生循环抗原—抗体复合物(循环免疫复合物、CIC)沉积于肾小球毛细血管壁内皮细胞,引起肾小球体积增大,内皮细胞增多,荧光显微镜下可见 IgG 和 C_3 颗粒不规则地沉积于肾小球基底膜和系膜内。少数重症患者可出现新月体。通常在上呼吸道感染后经 1—6 周(平均 2 周)的潜伏期后,患者开始眼睑浮肿,少数有全身性水肿、少尿、血尿、蛋白尿(0.5—2.0g/24h),少数伴高血压。若仍有链球菌感染可发热。罕见的肺出血—肾炎综合征及重症患者可出现急性心衰,高血压脑病,甚至尿闭、肾衰。多数患者可逐步恢复,儿童型预后良好,成人型预后较差。少数可发展为慢性肾炎。经治疗恢复后,部分患者微量血尿和蛋白尿可持续 6—12 个月或长达数年者。再次上呼吸道感染时,尿中红细胞及蛋白量增加。

2.IgA 肾病:病因可能为多因素,存在家族聚集性,提示可能与遗传有关。可发生于任何年龄,30 岁以下人群发病率最高,男性多于女性,是最常见的肾小球肾炎。是以肾小球系膜增生,基质可见 IgA 为主的沉积。它不是一个单一疾病。临床上以慢性进行性、反复发作性血尿为特点。典型病例常在上呼吸道感染后出现肉眼血尿,个别患者可伴腰痛。轻型患者多数能自动缓解,少数患者可伴高血压、肾病综合征或产生急性肾功能不全。持续蛋白尿,≥1g/24h 是影响疾病进展的独立危险因素。肾活检免疫荧光显示,系膜区存在 IgA、C_3 呈颗粒样物质沉积,伴有局灶性节段增殖或坏死性损伤,血浆 IgA 浓度可能升高。

3.薄基底膜肾病:具有遗传性,属常染色体显性遗传。为良性家族性血尿。是一种肾小球基底膜变薄的疾病,通常存在抗肾小球基底膜抗体(GBM 抗体)。长期预后良好,无须治疗。

4.遗传性肾炎(Alport 综合症):属常染色体隐性遗传,存在多样性,大多数以 X 性连锁方式遗传。由影响编码 IV 型胶原的基因突变所致。肾活检免疫组化显示 IV 型胶原纤维亚型,电镜观察可见典型肾小球毛细血管祥致密层组织破坏。临床表现以血尿、进行性肾功能损害、神经性耳聋以及视觉异常（多为白内障）为特征的异质性疾病。女性通常无症状或仅有轻微的肾功能损伤。大多数男性发病，病情进展迅速，最终出现肾功能不全与肾衰，预后不良。

5. 新月体肾炎（急进性肾炎）：病因未明，为特发性，罕见。在免疫荧光显微镜下显示：肾小球有广泛的新月体形成。依据免疫荧光显微镜表现可分下列4型：Ⅰ型，由抗GBM抗体介导，在抗GBM抗体同时存在下，很快出现肾炎—肺出血综合症（Goodpasture综合症）；Ⅱ型，由免疫复合物介导；Ⅲ型，寡免疫性，抗中性粒细胞抗体增高，伴有全身性小血管炎，为非特异性颗粒样免疫物质沉积；Ⅳ型，双抗体型，具有Ⅰ型、Ⅲ型特点，同时存在GBM抗体及ACNA（抗中性粒细胞胞浆抗体）。如不及时治疗，可在数周或数月内迅速进展为终末期肾病。预后不良。

诊断

根据临床表现，各型肾炎均有相应特点。诊断依赖肾活检病理分型、免疫荧光显微镜、免疫组化能指导治疗及判断预后。

治疗

本病无特效治疗。

1. 一般治疗：休息；避免劳累；限盐；清淡饮食；预防感染。

2. 药物治疗：（1）血压正常、尿蛋白<1g/24h，肾功能正常患者无须特殊治疗。（2）感染者，无肾毒性抗生素应用，不常规使用。（3）糖皮质激素及免疫抑制剂应用。（4）对症处理：如少尿时可利尿剂应用。（5）中药治疗。

3. 对扁桃体感染后出现肉眼血尿或尿检异常加重患者，在积极控制感染，病情稳定后，可考虑进行扁桃体切除，以防再发（包括IgA肾病患儿）。

肾病综合征

典型表现为全身浮肿，大量蛋白尿，≥3—3.5g/24h（正常<0.15g/24h），尿蛋白/肌酐≥3，尿液检查显示红细胞和各种类型的管型，高胆固醇、甘油三酯血症、低蛋白血症，血浆白蛋白<3g/dL（三高一低），本病可发生于任何年龄，常见于儿童。有原发性和继发性因素，前者少见，后者多见，约占70%。

病因及临床表现

1. 先天性肾病综合症：系常染色体隐性遗传病，常对糖皮质激素对抗，病程凶险，短期内进展至肾衰竭，罕见。

2. 微小病变肾病（类脂质肾病）：儿童多见，约占70%—80%。是肾病综合征最常见病症之一。电镜下显示上皮足、细胞足突水肿，伴有弥漫性肿胀，免疫荧光无补体和免疫球蛋白沉积。对激素敏感者预后相对较好。

3. 膜性肾病：是指免疫复合物在GBM沉积，GBM增厚的肾脏改变。临床上以大量蛋白尿为主要表现。可分：原发性，约占30%；继发性，约占70%，以肿瘤和自体免疫性疾病为常见，可伴有原发病的临床表现，突然出现的剧烈腰痛，伴肉眼血尿，尿蛋白突然增加，双肾区叩击痛常提示膜性肾病急性型。由于进展缓慢，临床经过差异很大,偶有自发缓解可能。

4.局灶节段性肾小球硬化病:可为原发性或为其他病理类型慢性肾小球疾病演变的后果,肾活检显示肾小球局灶性和节段性透明性变,电镜下显示 IgM、C_3 以结节性和粗颗粒形式沉积,可导致肾小球硬化和萎缩。也见于继发性肾病,预后较差,仅少数患者能自发缓解。

5.膜增生性肾小球肾炎:同时具有肾小球肾炎和肾病综合征特点。是指肾小球基底膜(GBM)增厚和增生性改变为特征的免疫介导异质性疾病。常分 3 型,其中 I 型表现为系膜增生伴免疫物沉淀,最常见,多为继发性;II、III 型与免疫复合物 IgG、C3 沉淀相关,临床表现为高血压、蛋白尿、浮肿,预后较差。

诊断

典型病例诊断不难。有时需与急性肾炎、各种继发性肾炎、慢性肾盂肾炎鉴别。尿液分析需结合临床,尿中出现腊状管型和透明管型提示有慢性肾炎;肾炎、肾病或两者同时存。仅凭临床表现有时诊断困难,主要诊断依赖肾活检病理分型而对原发性与继发性的鉴别主要不是病理学表现,而是有无明确的基础疾病。免疫荧光显微镜、免疫组化能指导治疗及判断预后。

治疗

1.一般治疗:(1)注意休息、切忌劳累。(2)避免感冒。(3)饮食适当:无高血压和水肿者,不必限止水分和钠盐摄入,食盐<3.0/d,蛋白质 0.8—1.0g/d,维持正氮平衡,对蛋白质丢失过多,而肾功能良好者,可适当进高蛋白饮食。(4)避免肾毒药物应用。

2.药物治疗(按不同病因而异):

(1)糖皮质激素治疗:对肾病综合征有效,多数患者对激素敏感,但要正规治疗,长期应用注意毒副作用,对激素不敏感,称耐激素肾病,应用激素有效,但难于撤药者称激素依赖型肾病。

(2)免疫抑制剂治疗:激素治疗不能巩固疗效时可联用免疫抑制剂治疗。

＊多靶点治疗法:激素＋他克莫司＋吗替麦考酚酯联合应用,能提高疗效及分别降低药物剂量,可考虑使用。

(3)生物制剂:肿瘤坏死因子(INF-α)拮抗剂,通常与糖皮质激素联合应用。

(4)抗凝剂应用:低分子肝素、氯吡格雷、双嘧达莫等。有高凝状态及血栓形成者有效。

(5)中医中药辨证论治及中成药有一定疗效,可延缓病情进展。

(6)对症治疗:如消肿、降低血压、抗感染、慢性肾性骨病治疗等。

全身性疾病相关性肾病

1.高血压肾病:由长期高血压致肾小动脉硬化引起的缺血性肾病,多合并有心、脑及眼底动脉病变,贫血不明显,无大量蛋白尿,隐血尿多见,终末期可引起肾萎缩、肾功能衰竭,称固缩肾。

2.糖尿病肾病:是糖尿病最常见微血管并发症,未经正规治疗糖尿患者尤易加剧病情,早期正规治疗糖尿病是延缓糖尿病肾病的最根本措施,肾小球滤过率(GFR)下降是早期肾损伤指标。

3.痛风性肾病:与遗传有关,系嘌呤代谢障碍致血、尿酸过高,过多尿酸盐在肾小管中沉积引起,可同时伴有尿酸性结石,痛风患者常见,晚期可产生慢性肾功能衰竭。

4.紫癜性肾炎:过敏性紫癜伴有肾炎表现。经糖皮质激素治疗可缓解,常间歇发作,预后相对较好。

5.药物性肾病:药物是急性肾损伤的常见原因。药物通过一种或多种致病机制发挥毒性作用导致肾损害,药物作为抗原沉积于肾间质,诱发免疫反应导致炎症,产生急性间质性肾炎(慢性间质性肾炎相对较少),以及药物在肾脏浓集产生结晶损伤肾小管等。近年来,已十分重视药物性肾损害的危害性,对原有肾脏疾病的患者药物对其影响更大。除常用西药,如解热镇痛药,氨基糖甙类抗生素,含羟乙基淀粉类药品,某些抗癌药均可引起肾损害外,目前还发现很多中药也可引起肾脏损害。故服用多种药物的患者,应定期监测肾功能。对比剂肾病(CCRN)已引起关注。

6.恶性肿瘤相关性肾炎:以膜性肾病多见。如肺癌、恶性淋巴瘤、多发性骨髓瘤等。

7.自体免疫病相关性肾炎:(1)狼疮性肾炎:SLE 伴肾损害者占 50% 以上,临床表现与慢性肾炎无异。伴有肾损害的 SLE 患者预后较差。部分患者会发生抗磷酯综合征肾病。经按 SLE 系统治疗,能获得缓解者,肾病的临床表现可有一定程度改善,延缓病程的发展。自身免疫性结缔组织病均可引起相关肾炎。(2)HBV(HCV)相关性肾炎:乙型肝炎病毒可直接侵袭或变态反应致肾小球损害,其临床表现与慢性肾炎无异,诊断主要依赖肾活检,肾小球系膜内可见 HBV(HCV)颗粒存在。(3)几乎所有自身免疫疾病都可引起肾损害,诸如类风湿关节炎、干燥综合征等。

8.肥胖相关性肾小球病:1974 年开始报导。隐匿起病,以蛋白尿为主,可伴有镜下血尿,早期 GFR 增高,肌酐正常。后期 GFR 开始下降,血肌酐增高,缓慢进展至终末期肾衰竭。体重指数(BMI)降低可使尿蛋白减少,两者呈正相关。诊断主要依赖肾活检,早期可见肾脏体积增大。

9.HIV 相关性肾病:临床表现类似于局灶节段性肾小球硬化,常迅速发展至终末期肾病。

急性肾小管坏死(ATN)

急性肾小管坏死是一组因急性肾小管细胞损伤导致功能不全为特征的疾病。

病因

最常见为脓毒症、挤压伤、大手术、严重烧伤等引起低灌注、低血压、休克导致缺血性肾小管坏死,其次为肾毒性药物;如氨基醛苷类抗生素、两性霉素 B(两者联用更易发生)、NSAIDs、对比剂(对比剂肾病)、某些草本植物等引起。

临床表现

突然出现少尿或无尿是典型的首发症状,并伴随出现的急性肾衰竭症状。

诊断

具有急性肾衰竭的临床症状和实验室表现可诊断。与肾前性氮质血症的区别是:后者经积极扩容后可使血肌酐水平迅速下降,而 ATN 则不会下降。以吐泻为首诊表现时,易误诊为急性胃肠道炎症,应警惕之。如处理不及时,死亡率高,死亡原因通常是基础疾病和感染。

治疗

1.一般治疗:营养支持,立即停用肾毒性药物或物质,对症,支持、维持水、电解质、酸碱平衡。

2.药物治疗:如无尿时使用利尿剂维持尿量。

3.血液净化最为重要。

急性小管间质性肾炎(ATIN)

ATIN 是指在数月内影响肾间质,炎症浸润和水肿相关引起肾功能不全的疾病。

病因

1.由药物过敏引起者,最常见。如抗生素、非甾体类消炎药、利尿剂、抗惊厥药、别嘌呤醇、美沙拉嗪、奥美拉唑、干扰素等。

2.其次为感染细菌、病毒、分枝杆菌、钩端螺旋体、立克次体、依原体、支原体、弓形体、真菌等。

3.自身免疫性疾病、抗肾小球基底膜疾病、肉芽肿性多血管炎、淋巴瘤、多发性骨髓瘤等,少见。

临床表现

由于不同病因而引起不同症状。症状无特异性,或无临床表现。可有多尿、夜尿增多和进行性肾功能恶化的临床和实验室表现。凡任何不明原因肾损伤均需排除之。既往有药物过敏,近期有感染,应用抗生素患者出现肾脏损害更应重视。常表现为发热和荨麻疹通常是药物引起的早期临床表现。轻度高血压,水肿不常见。

诊断

蛋白尿、血尿、尿中出现白细胞、白细胞管型。尿中出现嗜酸性细胞提示过敏,血肌酐上升,严重时出现急性肾损伤表现。除实验室检查外,肾穿刺活检是唯一确诊依据。

治疗

1.一般治疗:营养支持,去除病因,按急性肾损伤处理,对症,支持、维持水、电解质、酸碱平衡,并发症治疗。

2.药物治疗:由免疫介导或药物引起者可用糖皮质激素,可与免疫抑制剂联合应用。

慢性小管间质性肾炎(CTIN)

慢性小管间质性肾炎系缓慢进行性的肾小管损伤导致间质浸润、纤维化、肾小管萎缩和功能障碍,常伴有肾小球硬化及进行性肾功能恶化。病程通常需数年。

病因

病因繁多,主要是药物和免疫介导的疾病,其次为感染。反流性或阻塞性肾病,高血压,某些遗传性疾病也可引起。

临床表现

常缺乏症状和体征,无水肿,早期血压正常或稍增高,可有多尿、夜尿、贫血、后期出现肾功能不全症状,甚至出现肾小管酸中毒。

诊断

依据病史,临床表现及实验室检查一般可做出诊断。蛋白尿、尿中出现红细胞、白细胞、管型,肾性糖尿、肾小球滤过率下降。肾小管功能检查可提示病因诊断。

治疗

1. 病因治疗:不同病因,治疗和预后不同。

2. 免疫介导性疾病可用糖皮质激素联合免疫抑制剂。

3. ACEI/ARB 可延缓疾病进展。

急性肾损伤(AKI)

急性肾损伤定义:指 2—7 天内血清肌酐升高,2 天内血清肌酐≥3mg/dL(≥265mmol/L);7 天内血清肌酐比基线升高 1.5 倍;少尿＜0.5ml/(kg·d)。是常见危重病之一。

病因

急性肾损伤极大部分由内科性疾病引起,可以发生在原来无明确肾病者,也可以是慢性肾脏病的并发症。临床上可以为单一的肾损伤,也可以是多脏器功能衰竭的一部分,前者如能及时正确处理,多能取得缓解,其预后与基础疾病、年龄、并发症、肾损伤程度、是否及时得到正确处理密切相关。按发病机理传统将急性肾损伤分为三类:

1. 肾前性:主要由于循环血容量急剧减少,使肾血流量急骤下降致肾小球滤过率急剧降低所致,急性缺血性肾损伤,如严重吐泻、失水、过度利尿剂应用、糖尿病酮症、大出血、创伤、烧伤和大手术、脓毒血症、重度休克、急性心肌梗死,心力衰竭、心包填塞、肺栓塞、肝肾综合征、药物如非甾体类消炎药和肾毒性药物等。

2. 肾实质性:系由各种肾脏疾病(肾小球、肾小管、肾血管)引起,常见诱因为感染(如流行性出血热)、药物、代谢、中毒性及急性溶血等引起急性肾小管坏死等为常见。

3. 肾后性:存在各种原因导致急、慢性尿路梗阻引起,是梗阻性肾病的最终结果。如结石、前列腺肥大、膀胱、后腹膜、结直肠肿瘤、淋巴瘤、尿道狭窄等机械性梗阻,肾小管内某些药物、肌红蛋白等沉淀及神经元性疾病。如排尿后残余尿量＞

200ml 提示膀胱出口梗阻。

临床表现

根据引起急性肾损伤的原发疾病不同,引起的代谢紊乱程度和并发症多少也不同。最早出现症状是尿量减少,直至无尿(尿闭),发生速度可快可慢,进而因代谢产物不能及时排泄(尿素氮、肌酐浓度急骤升高)而产生一系列代谢紊乱症状和并发症。症状常在短时间内发生,主要表现不同患者间有差异。按疾病发展程序可分:

少尿期:尿量<400ml/d,迅速出现氮质血症,恶心、呕吐等胃肠道症状、水、电解质(低钠、高钾)、酸碱平衡紊乱(代谢性酸中毒)。尿量不减少所产生急性肾损伤,称非少尿性急性肾损伤。有的以高血压急症、肺水肿、心力衰竭、心包炎、心包填塞、急性呼吸窘迫综合征为主要表现;有的以淡漠、嗜睡、烦躁、昏迷为主的神经精神系统症状表现;少数可表现为消化道出血;发热、感染也是常见症状。

多尿期:若经抢救成功3—4日后尿量明显增多,可达5000—10000ml/d,是肾功能恢复的一个指标,经过正确处理,数日后尿量逐日减少,恢复至正常尿量。

恢复期:此期除患者衰弱外,各种危险症状可相继改善而致消失,部分恢复欠佳的患者,可遗留永久性肾功能损害。

诊断

在原发病或各种诱因情况下,突然出现的少尿,应高度怀疑,诊断主要依据血肌肝、血尿素氮、肾小球滤过率等肾功能测定,尿量不是必备标准,怀疑肾后性,应测定残余尿量,其他检查必须包括血常规、血气分析、电解质测定等相关检查。急性肾损伤鉴别诊断中必须明确病因和发病诱因。

KDIGO* 急性肾损伤分期标准(2012 年)

分期	血肌酐(μmol/L[mg/dL])	尿量(ml/kg/h)	持续时间(h)
1	绝对增高≥265[3.0]	<0.5	6—12
	相对增高 0.5—1 倍		
2	绝对增高≥354[4.0]		
	相对增高 1—2 倍	<0.5	12—24
3	相对增高>2 倍	<0.3	≥24
	已开始肾脏替代治疗	无尿>12h	

*美国改善全球肾脏病预后组织。

治疗

1.一般治疗:(1)绝对卧床休息、吸氧、重症监护。(2)营养支持:分肠内营养(不禁食)和肠外营养(静脉营养),根据不同病情分别采用。

2.去除病因:及早纠正可逆原因。如肾前性因素,则需扩容输液;如为肾性,则应限止输液和利尿剂应用;尿路梗阻引起者,手术解除梗阻。

3.透析:连续性血液滤过为抢救重要手段。

4.维持水、电解质、酸碱等内环境稳定十分重要。

5.处理并发症、防治感染,无肾毒性抗生素应用。

慢性肾脏疾病(CKD)

2000 年美国 K/DOQI 指南提出,慢性肾脏疾病(CKD)定义:CKD 包括肾脏结构和功能异常,可以有或无 GFR 下降,临床表现为病理学检查异常或肾损伤,包括血、尿成分异常或影像学检查异常,GFR<60ml/min/1.7m^2,≥3 个月。CKD 是各种慢性肾脏疾病所致肾功能长期进行性损害的终末期表现。

病因

慢性肾脏疾病是与慢性肾小球肾炎、肾病综合征、肾间质及肾血管性疾病等系统性疾病相关的肾病,以慢性肾炎、糖尿病肾病、高血压肾病多见,少数如双侧多囊肾、痛风性肾病、延误治疗的严重尿道梗阻,如尿路结石、前列腺肥大。

临床表现

高血压、浮肿、贫血、疲乏、蛋白尿为 CKD 常见症状,由于肾脏代偿功能极强,其病理变化是一个隐匿的长期的渐进过程,非特征性症状常不为患者注意。当肾功能下降至正常的 1/3 时才出现一系列全身症状。常在感染、劳累、肾毒性药物使用等诱因下,肾功能急剧恶化,临床症状也日益严重,出现多种全身性并发症。全身症状表现不尽相同,大致可分:

1.系统器官症状:(1)心血管症状:严重高血压、心律失常、心脏扩大、心包积液、心力衰竭等。(2)消化道症状:厌食、恶心、呕吐、腹痛、腹泻、消化道出血。(3)呼吸道症状:咳嗽、气促、呼吸深而快;支气管炎、肺炎,甚至急性肺水肿,咯血、胸水。(4)神经精神症状:淡漠、萎靡、头痛、头晕、烦躁、失眠、四肢麻木,甚至抽搐、昏迷。(5)凝血系统:严重贫血、出血倾向。

2.水、电解质、酸碱平衡失调:主要表现为少尿或无尿,代谢性酸中毒,高钠、低钠、高钾、低钾、低钙、高磷等复杂变化。

3.其他表现为蛋白质、脂肪、糖代谢障碍、营养不良、肾性骨痛等。

诊断

慢性肾脏疾病患者因病程较长,对症状有所适应,临床症状可不明显。除临床症状、体征外,肾小球功能测定是慢性肾脏病变程度的主要诊断指标,血气分析,电解质测定,B超,必要时肾活检。KDIGO 2000 年提出将尿蛋白量作为判断预后指标,尿蛋白>3.0g/24h,血清肌酐>3mg/dl 提示预后不良,较快进展至肾衰竭;尿蛋白<1.5g/24h,通常进展较慢。

K/DOQI＊分期(2000 年)

损害程度/分期肾功能	1 正常	2 轻度下降	3＊＊ 中度下降	4 重度下降	5 肾衰竭
GFR(ml/min・1.73m^2)	≥90	<60—89	30—59	15—29	<15
临床表现		不明显	疲乏、厌食、贫血	明显疲乏、胃肠道症状、酸中毒、电解质紊乱	有明显全身症状

＊美国国家肾脏病基金会所颁布 CKD 损害程度分期。

＊＊3A 为 45—59;3B 为 30—44。

治疗

【CKD分期治疗策略】

1期:病因及合并症治疗,延缓疾病进展。2期:延缓肾功能减退。3期:并发症评估和治疗。4期:肾脏替代治疗准备。5期:肾脏替代治疗。

1. 一般治疗:

(1)休息,避免劳累、预防呼吸道感染十分重要。

(2)营养管理:应遵循下列原则:热量25—35Kcl/Kg.d,盐摄入应<3g/d,蛋白质摄入,0.6—1.0g/Kg.d,透析患者可略增,1.2—1.3g/kg.d以动物蛋白质为主(优质蛋白占60%—70%),减少豆制品成分,脂肪摄入,0.4—0.6g/kg.d,蔬果不限制,高钾者应避免过量。

2. 病因治疗:

(1)原发性肾小球肾炎目前仍无特效治疗。

(2)对继发性肾脏疾病首先是病因治疗,例如高血压降压、糖尿病控制血糖、痛风降低血尿酸、感染抗生素应用、药物性肾病停用相关药物、结石排石治疗等。

3. 药物治疗:

(1)中西医结合治疗较多地被采用,对延缓生命起到很好作用。

(2)应避免使用对肾有损害药物及不要过多地服用药物。

(3)a-酮酸应用。

(4)处理各种并发症,如降低血压,严重贫血时可注射促红细胞生成素、骨化三醇纠正继发性甲状旁腺机能亢进所致骨病或输注洗涤红细胞、利尿、防治感染等。

4. 替代治疗:腹膜透析,血液透析,中药透析(中药结肠灌洗)。

5. 肾移植:肾移植有严格适应证与禁忌证。

＊很多因素如药物、毒物、对比剂、中草药的广泛应用及某些免疫介导性疾病发病率的上升,对急、慢性肾损伤的认识日益受到关注。早期症状隐匿,且无特异性,一旦被诊断为急、慢性肾损伤时,可能已出现中、晚期肾衰竭,使治疗显得棘手。无论肾实质损伤或肾间质损伤,有时两者并不孤立,可相互影响。

泌尿系感染

泌尿系感染指泌尿系统粘膜的病原菌感染。肾、输尿管炎症称上尿路感染(肾盂肾炎),膀胱及尿道炎症称下尿路感染(膀胱炎、尿道炎)。

病因

常见致病菌有大肠埃希氏菌、支原体、滴虫、丝虫病等。出血性膀胱炎病因还包括腺病毒感染。有糖尿病、结石、前列腺肥大、膀胱膨出、子宫脱垂、阴道后穹隆脱垂、直肠膨出等病理情况致膀胱排尿障碍患者特别容易发生尿路感染,性传播是发生尿路感染的重要因素。免疫失调、先天性尿路畸形、治疗不彻底和会阴卫生不良是最常见反复发作原因。糖皮质激素及免疫抑制剂应用、肾移植后或因躯体性疾病住院时留置导尿管等情况可产生获得性尿路感染。其病原菌可为真菌、金黄色葡萄球菌、绿脓杆菌等严重感染。

临床表现

女性居多,以急性发作为多见。

1.无症状性菌尿:老年女性多见。糖尿病、长期留置导尿管患者发病率高。尿内细胞数轻微增多,有持续性菌尿,且菌群多变。虽无症状,但难于治愈。绝大部分无须治疗。

2.尿路感染(下尿路感染、急性膀胱炎、急性尿道炎):多数表现为尿急、尿频、尿痛(膀胱刺激征),可有血尿、尿失禁,常无发热,尿常规检查可有蛋白尿(脓球崩解后所致,不要误为肾炎)、红细胞、白细胞、脓细胞、无管型。因治疗不彻底可演变成慢性,反复发作。

3.急性尿道综合征:常见于妇女。有排尿困难等尿道刺激症,可有脓尿,常由尿道病原体引起,但多次尿培养阴性,病程<6个月,属排除性诊断。

4.男性尿道炎:主要症状为尿道口溢出脓性分泌物,伴尿痛。诊断条件:(1)有粘液性或脓性分泌物。(2)尿道分泌物检验示白细胞数≥5个/高倍视野。(3)尿道分泌物革兰氏染色发现白细胞内革兰氏阴性双球菌或晨尿沉渣中白细胞数≥10个/高倍视野。凡具有上述任何一条均可诊断非淋病奈瑟菌尿道炎。

5.急性肾盂肾炎(上尿路感染):常有突起发热、寒颤、病侧腰痛、叩击痛、中毒症状明显,而膀胱刺激症状反而不明显。先天性尿路畸形、肾结石易诱发。因急性肾盂炎反复发作演变成慢性后,常同时波及肾实质部分,统称肾盂肾炎。常因治疗不彻底和反复感染导致慢性肾盂肾炎,慢性肾盂肾炎可发生肾性高血压及慢性肾功能不全,后期不易与慢性肾炎区别,中老年妇女常见。

诊断

尿路感染时结合症状、尿常规检查:尿中有大量白细胞和脓球,少量和中等量红细胞、假性蛋白尿,即可诊断,上尿路感染时,有时需多次尿细菌培养可确定诊断,药物敏感性试验是合理选药的可靠方法,对经正规治疗而仍反复发作者应做尿培养+药敏静脉肾盂造影(排除尿路畸形)、膀胱镜、B超、CT、MRI等,以寻找原因。年青患者难治性肾盂肾炎,特别是持续性血尿应排除肾结核。

治疗

1.一般治疗:(1)女性重视会阴部卫生。(2)多吃酸性水果及饮水。

2.抗感染:强调正规有效抗生素治疗,可选用喹诺酮类、头孢菌素类、氨基糖苷类,疗程不少于14天,反复发作患者应连续使用4—8周抗生素交替治疗,或延长疗程,直至尿细菌培养三次阴性。以联合抗生素治疗为宜。必要时可应用预防性抗生素(如性生活时)。

3.发病相关因素治疗:老年妇女反复发作者,可辅以雌激素治疗;改善膀胱排空机能,消除病理学基础;糖尿病控制血糖、肾结石排石、前列腺肥大手术,解除肾后性梗阻,尿路感染可迅速痊愈。

慢性尿道综合征

女性反复发生尿频尿急而多次尿常规正常及细菌培养阴性者,病程>6 个月,谓之慢性尿道综合征。

病因

女性常见,经长期抗生素治疗无效。大多有膀胱尿道功能异常,以不稳定膀胱及尿道痉挛、内压增高为最常见。雌激素缺乏,特别是绝经后妇女及心因性因素也有很大影响。

临床表现

反复发作的尿急、尿频、尿道不适感、无发热、发作与情绪有一定关系,分散注意力可减少排尿次数。既往可能有负性生活事件或同时伴有焦虑、抑郁、失眠等症状。常同时伴有躯体化障碍,症状持续至少已 6 个月。

诊断

采取排除法,经多次中段尿细菌培养阴性,尿常规多次正常,并经 B 超、膀胱镜、CT 和造影等辅助检查,无明显器质性病症,并排除尿路其他疾病,如间质性膀胱炎(腺性膀胱炎)、慢性膀胱疼痛综合征、失尿性排尿功能障碍(膀胱过动综合征)、外阴痛、尿道粘膜脱垂、尿道狭窄等,有时鉴别相当困难,因都具有相同的症状,膀胱区或盆腔疼痛,尿急、尿频和夜尿。故有人认为三者可能是不同名称的同一组综合征。

治疗

1. 根据尿动力学检查结果,分别选择治疗;酒石酸托诺罗定可用于膀胱过动综合征,有轻度抗胆碱样作用,闭角型青光眼忌用。

2. 抗焦虑抑郁药治疗:一旦有效,疗程应在半年以上。

3. 雌激素:围绝经期妇女可短期使用。

泌尿系结石

泌尿系结石系指某些盐类(草酸盐、尿酸盐、磷酸盐)及有机物质在泌尿系内异常堆积而成。结石可发生于肾、输尿管、膀胱等任何部位。

病因

未明。与盐类代谢障碍等有关,如痛风、高尿酸血症引起的结石。少数有家族史。

临床表现

多数隐匿而无症状,常体检时发现,除非引起梗阻,也有表现为反复尿路感染而并无疼痛,肉眼血尿。典型肾结石绞痛时,常骤起一侧季肋部或腰部阵发性绞痛,放射至腹部,提示上尿路及肾盂梗阻;沿侧腹壁向耻骨部或会阴部放射,提示下尿路梗阻;远端输尿管、膀胱输尿管移行部或膀胱结石,可引起耻骨上疼痛,并伴尿急、尿频,恶心、呕吐,肉眼血尿或尿中有红细胞,体检时有肾区叩击痛,继发肾盂感染时可有发热。疼痛常呈间歇性,难于忍受。

诊断

尿常规检查可见红细胞,感染时有白细胞及/或脓球,B超检查或静脉肾盂造影,C-T有阳性发现。

治疗

1.一般治疗:多饮水,减少豆制品摄入,碱化尿液,口服枸橼酸钾溶液或碳酸氢钠。

2.去除病因:如痛风性结石治疗痛风。

3.药物治疗:中西医药综合排石治疗。

4.微波体外碎石治疗:有一定疗效。

5.手术治疗:位于输尿管、膀胱之结石可通过膀胱镜及输尿管导管行体内碎石治疗。嵌顿于肾盂或肾输尿管开口处,或有明显肾盂积水,反复感染者经内科治疗无效时应进行手术治疗。

良性前列腺增生(BPH)

良性前列腺增生是中老年男性常见病,可导致各种程度膀胱出口堵塞的前列腺增生性病变。

病因

病因未完全阐明。雄激素水平降低,使前列腺的纤维细胞和血管呈结节性增生而导致腺体良性增生,本病实是一种良性退行性病变。呈家族聚集性,>50岁男性一半以上有此病,>80岁者发生率大于85%。已成为全球老年男性常见病。

临床表现

根据病程发展大致可分两个阶段:早期仅产生轻度病理改变,不产生任何症状,经直肠指诊及超声波检查也查不出异常。称病理性良性增生期。后期随着年龄增大,病程进展,直肠指诊和超声波均可发现腺体增大,质地呈橡皮样变硬,严重时中央沟消失,但表面光滑,无触痛。此时,临床可出现尿刺激性和受阻性两大症状群,如小便次数增多,出现夜尿、尿急,但总尿量不增加,排尿不畅和间断、滴尿、尿线无力、血尿(常为一过性),最终排尿困难,发生充溢性尿失禁、尿滞留。当尿路受阻时出现逆行性肾盂积水,严重者导致肾功能不全或肾衰竭,当尿路感染、疲劳、饮酒时可发生急性尿滞留。

诊断

诊断最简便的方法是做直肠指诊和超声波检查,经直肠超声、CT、MRI均有诊断价值。前列腺大小与症状严重程度可不一致。如患有糖尿病、中风、膀胱排空严重不能,可进行最大尿流率测定和腹部超声波检查测定残尿量。应与下列疾病鉴别:

1.急性尿路感染:此时细菌波及前列腺引起腺体充血肿胀,可诱发急性尿滞留,而出现急性排尿困难。尿检查可见脓性尿或尿中白细胞明显增多。

2.慢性前列腺炎:专家认为慢性前列腺炎常与良性增生同时存在,慢性感染可加重前列腺增生。前列腺液检查可出现白细胞或脓细胞,细菌培养可阳性。

3.神经原性膀胱功能障碍:病因复杂,糖尿病、卒中、痴呆、脊髓肿瘤、脑脊髓损伤患者均可引起。但此病常有明显神经系统损害症候,常同时存在下肢感觉、运动障碍,肛门括约肌松弛和反射消失。而良性前列腺增生时则无此种表现,容易鉴别。必要时可进行膀胱测压试验。

4.前列腺及膀胱肿瘤。

治疗

有人统计有明显症状出现的患者仅占 1％左右,多数患者并无明显排尿异常表现,仅在检查时发现,无须任何治疗。有明显症状时,才需治疗,分手术和非手术两大类:

1.手术治疗:当前本病的最佳治疗仍以手术为主,最常用的手术方法是经尿道(或耻骨前、后)前列腺切除术,手术安全,治愈率 85％。但应严格掌握手术适应证,在下列情况下可考虑手术:(1)反复血尿。(2)夜尿频繁,严重影响休息睡眠。(3)因尿路受阻致肾盂积水,甚或有肾功能损害。(4)残余尿＞60ml 的慢性尿滞留,反复出现急性尿滞留,充溢性尿失禁。(5)可疑癌变者。

2.非手术治疗:

(1)介入治疗:目前介入治疗发展很快,方法很多,但总的方法是疏通扩张尿道,缩小增生组织。有前列腺气囊扩张术、尿道支架、腔内微波治疗、腔内射频治疗、经尿道激光治疗、前列腺扩张术、滚轮式电极汽化等。各有一定疗效,但不是根治治疗,手术有困难者可考虑。

(2)药物治疗:适用于轻至中度症状患者,药物治疗较为安全。包括 a-肾上腺素受体阻滞剂,如特拉唑嗪、多沙唑嗪、赛洛多辛;5-a 还原酶抑制剂,如非那雄胺、度他维胺;其他有 N 受体拮抗剂、5 型磷酸酯酶(PDE-5)抑制剂和植物制剂等。都有一定副作用,应在医师指导下使用,坚持长期服药能提高疗效。中重度患者以不同作用机理药物联合能提高疗效。

肾结核

病因

肾结核是经血行传播的继发性分支结核杆菌病变。多见于男性成人。20 世纪 70 年代前自早期至晚期,甚至损毁肾均可见到,近年来已少见。

临床表现

患者进展隐匿而缓慢,常感染数年而无临床表现,直至病变损害肾实质后,出现间歇或持续性、无痛性血尿才可能被发现。病变下行,侵袭膀胱后则引起尿急、尿频,次数不一,严重患者一天小便可数十次(现已少见)。很少全身症状及发热,除非同时存在活动性肺结核。病变干酪坏死后,可呈球形病灶(结核球),可有不规则空洞,病变靠近肾包膜下可出现腰酸腰痛。很少混合感染。病变通常为一侧,双侧结核少见。少数可有生殖道结核,男性以附睾结核为常见,多数有陈旧性肺结核病灶。

诊断

年轻患者遇不明原因血尿,除外其他肾脏疾病应疑诊,尿常规除红细胞外可有少量蛋白、白细胞或脓球,尿普通细菌培养阴性,尿结核杆菌培养阳性率不高。胸片、B超、CT、MRI检查可发现结构性损害,静脉肾盂造影有时可发现对侧肾盂积水,24小时浓缩尿找结核分支杆菌,应连续3次以上,浓缩尿PCR检测,膀胱镜检查。老年患者应与肾肿瘤鉴别。

治疗

1.一般治疗:休息,营养支持,对症治疗。

2.抗结核治疗。

3.手术治疗:损毁肾、孤立性病灶,病情稳定者,可考虑手术。

前列腺癌

病因

病因未明完全阐明。慢性刺激,内分泌,基因表达异常,与环境因素可能有关。病理类型以未分化腺癌、鳞状细胞癌多见,75%—80%前列腺癌患者可伴有前列腺增生。

临床表现

症状隐匿,发展较慢,早期不易诊断,病情进展缓慢。晚期因膀胱出口或输尿管堵塞而出现血尿、脓尿、尿急尿频、排尿困难。有些患者在出现转移症状(骨痛)时才被诊断,最常见转移部位是骨盆、肋骨和椎体。

诊断

最简单方法是直肠指诊,触及肥大的前列腺呈坚硬结节状,表面粗糙,凹凸不平时应高度怀疑。B超、CT、MRI均有诊断意义。血清前列腺特异抗原(PSA)明显增高,前列腺针吸或钳取活组织进行细胞病理学检查,可确诊。放射性同位素全身骨扫描、PET可早期发现前列腺癌的骨转移,多数为体检发现,≥50岁应每年进行一次直肠指诊及PSA检查。

治疗

1.手术。

2.诊断可疑时应进行前列腺针吸活检或手术探查。

3.内分泌(去势)疗法、化疗。

膀胱癌

病因

未完全阐明。与苯胺类染料、烟草煤焦油产物等慢性刺激有关。常见病理类型为移行细胞癌、鳞状上皮细胞癌(恶性程度高)、乳头状腺癌。分原发性和转移性,多数转移癌来自结直肠腺癌。

临床表现

男性多见。无痛性血尿是最早出现症状,晚期可因肿瘤局部蔓延,侵袭引起的尿频、尿痛、脓尿、排尿困难或伴发感染时的发热、脓尿等症状。

诊断

≥50 岁以上男性,凡出现无痛性血尿应首先怀疑。膀胱镜检查、B 超、CT、MRI 均可确诊。

治疗

1.手术:早期手术根治,预后良好。

2.化疗:化疗药物膀胱冲洗及综合治疗。

肾 癌

病因

未明。肾脏癌占成人癌症 1% 左右,男性居多。

临床表现

突然出现间歇性无痛性全血尿为最常见首发症状。当肾癌侵袭至肾表面时可表现为腰部及肾区疼痛,并可摸到肿块。

诊断

B 超、CT、MRI 可诊断,绝大多数肾脏实质性肿瘤均为恶性。肾穿刺活检可明确病理类型,但很少做。多数为体检发现。

治疗

1.手术:早期手术十分必要。

2.化疗:化疗等综合治疗可延长生存期。

第五章 内分泌代谢疾病

第一节 内分泌疾病症状纲要

内分泌疾病分类：

按功能分：正常、亢进、减退、衰竭。

按病变性质分：原发性、继发性。

按病理分：炎症(结核)、浸润、增生、坏死、变性、肿瘤、酶异常、自身免疫。

按病变部位分：下丘脑、垂体、甲状腺、甲状旁腺、肾上腺、性腺、胰岛、多腺体病。

下丘脑疾病

1.下丘脑综合征。

病因

肿瘤、结核、脑炎、退行性变及外伤。

临床表现

非常复杂：

(1)内分泌功能障碍症状：根据影响何种激素失调而不同,可表现功能亢进或减退。可波及垂体,甲状腺,肾上腺皮质,性腺等,如尿崩症、溢乳—闭经综合症。

(2)神经精神症状：按累及不同功能部位而不同,如嗜睡与失眠、厌食与食欲亢进、性欲减退、性早熟、发热与体温过低、多汗与汗闭、情绪障碍、间脑性癫痫,头痛较为常见。

若内分泌症状及体征不能用单一的靶腺体或单纯垂体损害能解释,又能排除其他疾病时应疑及。

2.松果体瘤。

病因

良性肿瘤

临床表现

好发于男性青年,1/3患者有性早熟,局部压迫可出现颅内高压症状,步态异常,侵犯下丘脑可出现尿崩症。

垂体疾病

1.垂体腺瘤。

病因

可分泌乳素瘤、生长激素(GH)瘤、促肾上腺皮质激素(ACTH)瘤、促甲状腺素(TSH)瘤、促性腺激素瘤和混合性腺瘤等。少数为无功能性(非分泌性)瘤。

临床表现 按各自特性的功能不同而异,以垂体微腺瘤(＜1cm)多见,主要表现为功能亢进;垂体巨大腺瘤可引起垂体功能减退。无功能性垂体瘤往往引起视交叉压迫,以致偏盲、头痛时被引起重视。

2.巨人症与肢端肥大症。

病因

因垂体或异位性腺瘤、细胞增生或垂体外肿瘤持久分泌 GH 过多所致。如垂体 GH 腺瘤,以微腺瘤多见。

临床表现

单纯巨人症少见,成人半数以上伴发肢端肥大症。

巨人症:儿童期生长过速,身材高大,四肢生长尤速,食欲亢进,臂力过人,但晚年体力渐衰。

肢端肥大症:脸面增长、眉弓及双颧隆突、凸颌、巨鼻大耳、唇舌肥厚等体征具有特征性,出汗多,体毛粗,皮肤粗厚,声音沙哑;女性患者阴蒂肥大、月经不调、闭经、偶有溢乳,男性患者性欲亢进;内脏普遍肥大,心脏肥大特别明显,可引起心力衰竭、高血压、血脂异常、糖耐量异常。GH 腺瘤后期因压迫视交叉出现头痛、偏盲而被发现。

3.垂体性侏儒症。

系指婴儿期或儿童期起病的垂体前叶 GH 分泌严重缺乏导致生长发育障碍所致。

病因

有先天性(占 2/3 以上);获得性(儿童颅咽管瘤、神经胶质瘤,幼年血吸虫病感染,结核、外伤等)。

临床表现

躯体、骨骼、性器发育不全,第二性征缺乏(似儿童幼稚面容),但智力与年龄相称,成年后呈"老小人"模样。

4.垂体前叶功能减退症(席汉氏综合症、西蒙氏病)。

病因

产后大出血致垂体坏死。糖尿病微血管病变,垂体或下丘脑肿瘤为常见。

临床表现 起病缓慢,女性多见,毛发(腋毛、阴毛)稀少,脱落,闭经,性功能下降,低代谢综合征(低血糖,低血压),以抑郁、淡漠为主的精神神经表现,可出现危象致昏迷。

5.尿崩症。

病因

分特发性、继发性,前者原因不明或为自身免疫性,后者常为肿瘤、感染、脑血管病变、肾源性所致。

临床表现

可突然起病,多尿(24 小时尿量可达 5—10L 或更多)、极度烦渴、多饮、低比重尿、尿渗透压降低、血浆渗透压正常、电解质紊乱及原发病表现。

6.空蝶鞍综合征。

病因

垂体受压、缩小,蝶鞍扩大引起的一组综合征。

临床表现

好发于中年肥胖经产妇,多数原发性者无症状,部分患者有头痛,视力缺损,肥胖、脑脊液鼻漏。

7.抗利尿激素分泌不当综合征。

病因

指非生理性刺激 ADH(抗利尿激素)情况下,血浆 ADH 不适当升高所致。常见病因:异位肿瘤,如支气管燕麦细胞癌多见,偶见前列腺癌、胰腺癌、胸腺肿瘤、脑瘤、中枢性感染、脑外伤、结核等。

临床表现

主要是低钠血症所致神经精神症状,无脱水、浮肿及低血压等症状。

甲状腺疾病

1.甲状腺机能亢进症[*]

2.甲状腺机能减退症[*]

甲状旁腺疾病

1.甲状旁腺机能亢进。

病因

原发性:腺瘤为多,增生与癌为次。继发性:慢性肾疾病引起者多。

临床表现

起病缓慢、病程长、高血钙、低血磷、神萎、无力、厌食、神衰、抑郁、感觉异常。多尿、多饮、脱水,肾结石、骨质疏松、血钾、血镁下降、尿钙、尿磷上升。

2.甲状旁腺机能碱退。

病因

手术损伤多。

临床表现

低钙性搐搦。

肾上腺疾病

1.皮质醇增多征(Cushing 氏综合征):由肾上腺皮质分泌过量糖皮质激素所致。

病因

肿瘤，增生、医源性（长期服用糖皮质激素引起）。

临床表现

"满月"脸，"水牛背"，向心性肥胖，高血压、肌肉消瘦、乏力、皮肤变薄、皮肤紫纹、多毛、女性男性化，血糖增高（类固醇性糖尿病）、多尿、多食。皮脂腺分泌过多、痤疮、闭经、肾结石、骨质疏松等。

2.肾上腺皮质功能减退症（阿狄森氏病、Addison 氏病）。

病因

由于双侧肾上腺皮质破坏，肾上腺糖皮质激素合成和分泌障碍，可有盐皮质激素不足。分原发性（自身免疫性）和继发性（结核、出血、感染、肿瘤浸润、肝硬化、慢性心衰等）。

临床表现

病情进程慢，早期不易察觉，无力、畏寒，低代谢、神经衰弱综合征、抑郁、皮肤粘膜色素沉着（古铜色皮肤）、胃肠道症状、性功能减退。本病急骤加重时可出现危象致昏迷。

3.原发性醛固酮增多症（Conn 氏综合征）。

病因

由于肾上腺皮质增生、腺瘤或癌肿引起，自主型分泌过多醛固酮，引起水、钠潴留，体液容量增高而引起继发性高血压。

临床表现

中重度高血压，低血钾，尿钾增高，发作性乏力，使用利尿类降压剂时出现严重低血钾，经停利尿剂四周而血钾不能恢复正常，螺内酯有良好降压效果，醛固酮/肾素比例增高，尿醛固酮增高。

嗜铬细胞瘤 *

性腺疾病

1.性早熟。

2.性幼稚。

3.肥胖—生殖无能症。

4.男子乳房发育。

5.多囊卵巢综合征。

胰岛疾病

1.糖尿病。*

2.低血糖症。*

* 见常见疾病。

第二节　常见症状

肥　胖

　　肥胖是由于能量摄入超过能量消耗而导致人体脂肪积聚过多。体质指数(BMI)$>28kg/m^2$,为肥胖,$24—28kg/m^2$为超重,$19—24kg/m^2$之间为正常体重。女性较男性为多,肥胖者的肌肉并不发达,肌肉非常发达的人可有高体重指数值。因此,腰围能更好地反映着肥胖,男性腰围超过90cm,女性腰围超过85cm,男性腰臀之比>0.9,女性腰臀之比>0.85,称腹型肥胖,有更高发病危险。脂肪分布男性以腹部较多,女性以乳房、腹部、臀部、大腿上部丰富。轻度肥胖可无症状,重度肥胖常有疲乏、头晕、多汗、气促等症状,并可影响性功能(睾酮水平下降)。肥胖是许多慢性非传染性疾病的主要危险因素,可导致高胰岛素血症、胰岛素抵抗,引起2型糖尿病、高脂蛋白血症、冠心病、脑卒中。肥胖也增加某些癌症、胆石症、肌肉骨关节疾病及呼吸系疾病危险性。所以,肥胖是一种慢性疾病。肥胖发生确切机制还不清楚,其主要病因虽然与基因遗传有关,但遗传因素只有在不健康生活方式(少运动)和不科学饮食习惯(高脂肪和高能量食物结构)基础上才起作用。多数肥胖者常伴有血清瘦素水平增高,瘦素可能直接参与了肥胖患者的心血管功能改变,高热量摄入,运动减少是目前中国人肥胖人数增多的主要环境因素。

　　【分单纯性肥胖和继发性肥胖】

　　单纯性肥胖:发病率很高,无病理原因可查,与家族史有关,可伴有高血压,脂肪分布均匀,这些人通常喜食甜食,油腻和不爱运动。

　　继发性肥胖:常有内分泌疾病可查,如肾上腺皮质机能亢进症,某些药物引起的肥胖。如胰岛素、抗精神病药、柯兴氏综合征等。进入中老年期后肥胖,多属单纯性肥胖,少见原因可由间脑及垂体肿瘤引起。短期内出现肥胖应查明原因。

消　瘦

　　消瘦即体重减轻。健康人一般体重保持恒定,若体重在营养摄入,生活方式无改变情况下逐渐减轻,体质指数$<18kg/m^2$时称消瘦。消瘦不一定是病态,如有些人虽达不到标准体重,但长期保持恒定体重,且体检无明显器质性疾病,饮食起居,体力均正常,称体质性消瘦(老年、生理性)。若短期内体重有明显下降或进行性下降,且伴疲乏,食欲改变等症状,必须查明原因。消瘦常见原因有:1.营养摄入不足或生理性能量消耗增加,如有些肥胖患者,有意识控制饮食,素食,同时体育锻炼过度可引起消瘦。这一部分人中由于不适当节食,到后期可能产生神经性厌食而致病的风险。2.代谢性疾病如甲状腺机能亢进症、糖尿病。3.其他慢性疾病如慢性消化道疾病、慢性肝病、慢性心衰、恶性肿瘤、慢性隐匿性感染、精神神经因素等。

男子乳腺发育

由于各种原因引起血清雌二醇激素水平相对较高或睾酮水平相对较低所致。

【分生理性和病理性两类】

生理性:1.无症状男子乳腺发育,在老年男性中很常见。2.青少年生理性青春期男子乳腺发育:多见于13—14岁,持续6个月或更短时间,然后复原。<5%持续存在,则需做进一步检查,以排除病理性。3.假性男子乳腺发育:由于乳晕下脂肪增多,不伴乳房腺体成分增大。乳腺发育体检特征:组织柔软,有弹性或质韧,受累的组织以乳头乳晕复合体为中心呈同心性分布约半数患者为双侧性。

病理性:1.肿瘤如乳腺癌(质地坚硬,可不规则,位于乳头乳晕复合体之外,单侧发病多见,附近可有淋巴结肿大),睾丸肿瘤、肺癌、胃癌、肾细胞癌、肾上腺肿瘤。

2.某些遗传综合征。

3.原发性性腺机能减退,继发性性腺机能减退(肝硬化、肾病、甲状腺机能亢进症)。

4.药源性:糖皮质激素、螺内酯、西米替丁、抗雄激素制剂、抗癌药(烷化剂)。

彩色B超、CT、MRI、乳腺目靶检查、生殖激素测定有助诊断。

低钙性搐搦

轻度低钙时可表现为夜间腓肠肌痉挛性疼痛,也可发生于其他指、趾等部位。典型的手指、足趾鸡抓状搐搦时,多有显性低钙血症,应积极寻找低钙原因。

甲状腺结节

甲状腺结节是一种甲状腺孤立性病变,超声检查可将其与周围的甲状腺组织区分开。有些可触及病变并无相应影像学异常,而另一些不可触及的甲状腺结节则可被影像学检查发现。炎症、退行性变、自身免疫、新生物等多种甲状腺疾病可表现为结节。分单个结节(孤立结节)和多发性结节。极大部分的结节都属良性,仅极少部分恶变,多发性结节的恶变危险与孤立性结节相同。对>1cm结节应评估有无恶变可能。恶性变的危险因素有:头颈部放射线照射史、阳性甲状腺癌家属史。若结节快速生长,声嘶、颈部淋巴结肿大、结节周围血流丰富等提示结节可能为恶性。具体检查步骤:测定甲状腺激素,如TSH低下,可进行放射性核素(ECT)甲状腺扫描,以确定结节为或功能性结节(如"热结节"或"温结节",功能性结节极少为恶性或无功能结节(如"冷结节"或"凉结节",无功能结节易癌变)。如TSH未被抑制或升高,则进行彩色B超检查,明确结节囊性部分是否>50%,结节是否位于甲状腺后侧等问题。结节>1cm、有恶性可能,可进行细针抽吸活检(FNA)。血清降钙素>100pg/ml,提示可能存在甲状腺髓样癌。

治疗:

1.良性结节,<1cm可观察,每年检查一次,包括TSH和B超,不推荐使用

L-甲状腺素钠治疗,多发性结节,个别患者可考虑应用 L-甲状腺素钠,25—50ug/d,维持 TSH<0.4uIu/ml 水平。

2. 良性功能性结节,>1cm,定期复查。

3. 下列情况宜手术治疗:(1)结节>2cm,迅速增大,甲状腺抑制治疗期间仍增大。(2)结节内有液性暗区或小沙粒样钙化点。(3)结节边缘不规则,结节内或周围血流丰富。

第三节 常见疾病

甲状腺疾病

甲状腺疾病是内分泌系统第二大疾病,中国甲亢总发病率为 3%、女性发病率为 4.1%,>40 岁女性为多,男性 1.6%。无论是碘缺乏还是碘过量都可以引起甲状腺功能受损。

甲状腺机能亢进症(甲亢)

甲亢系甲状腺激素分泌过多引起的一组症候群,此病多见于中青年女性。

病因

机理未完全阐明,系器官特异性自体免疫性疾病,有明显家族聚集现象,细菌、病毒等感染因子对促发本病可能有关。血清中存在抗甲状腺 TSH 受体的自身抗体,使甲状腺持续合成和分泌过量 T_4、T_3,有时可伴其他自体免疫性疾病。同时存在抑制性 T 淋巴细胞功能性缺陷。甲状腺激素分泌过多或减少均可导致情绪异常。

临床表现

1. 弥漫性毒性甲状腺肿(Grave 氏病、Basedow 氏病):典型症状有高代谢综合征,如消瘦、乏力、怕热、出汗、心动过速、激动、焦虑、双手震颤等,伴突眼、甲状腺弥漫性肿大,多数患者可触及,甲状腺部位可闻及血管杂音,部分有胫骨前粘液性水肿,慢性腹泻,起病较急,多见于女性。

2. 毒性结节性甲状腺肿(Plummer 氏病):最常见,中老年女性居多,病情相对较轻,起病缓慢,无突眼,甲状腺肿大呈结节状(甲状腺可不肿大,仅彩超发现),分单个或多个结节,甲状腺同位素扫描表现为热结节,[131]碘吸收率增高;不存在循环抗体,一般不会自行缓解。

3. 不典型甲亢(特殊类型甲亢):甲状腺不肿大,无突眼征,无典型甲亢症状或仅以单一系统症状为首发表现,临床表现多种多样:

(1)甲亢性心脏病:心律失常(特别是快室率房颤、心动过速、心脏传导阻滞)、收缩期高血压、心力衰竭等心血管症状,可误诊为冠心病,高血压。

（2）肌无力型甲亢：特别是两下肢无力，常伴低血钾性周期性麻痹。

（3）淡漠型甲亢：焦虑、抑郁、淡漠甚至昏迷等神经精神系统症状，老年居多。

（4）T_3型甲亢：T_3、FT_3显著增高而 T_4、FT_4正常，TSH降低，是甲亢的早期表现。临床症状相对较轻。

（5）T_4型甲亢：T_4、FT_4显著增高而 T_3、FT_3正常，TSH降低，较少见。

4.亚临床甲亢：$TSH<0.3mIu/L$，T_3、FT_3、T_4、FT_4测定值正常或正常值上限称之。临床症状轻微或缺如。

5.药物性甲亢：如长期服用胺碘酮、锂制剂的患者可引起。

器质性疾病可同时伴发甲亢，如冠心病、高血压、糖尿病，老年人居多。重症患者可出现肝损害：黄疸及/或转氨酶增高，而肝损害也可能是甲亢药物治疗的副作用。

诊断

1.依据临床症状，体征初步诊断不难。

2.甲状腺功能测定是确诊依据。T_3、T_4、FT_3、FT_4增高，TSH减低（$<0.01mIu/L$），是诊断可靠依据。初诊时应同时测定甲状腺相关抗体：TGA、TMA、TPOAB。

3.甲状腺彩色B超、ECT、CT扫描及细针抽吸活检等检查。

治疗

1.一般治疗：注意休息，加强营养，忌食含碘食物（海带、紫菜）及含碘药物。

2.药物治疗：

（1）常用药物有甲巯咪唑（MMI）5mg/片、10mg/片，丙基硫脲嘧啶（PTU）50mg/片。MMI在很多方面优于PTU。剂量按病情、甲状腺激素水平决定，起始剂量1—2片，每日2—3次，甲巯咪唑可单次服用，初始治疗应2周调整剂量一次，症状常于3周内减轻，起效1—2月后逐渐减至维持量，并定期检测甲状腺功能，调整用药，用药过程中要注意白细胞减低，肝功能损害，药疹等副反应。初始使用，应每周测定白细胞数，若低于 $3000/\mu l$，应停药或另做处理，每4周查肝功能1次，2—3月后若无反应则不必常查。本病易复发，故用药时间不应少于1—2年，西班牙研究者提出小剂量可维持5年，能大大降低复发率，特别是儿童。必要时可延长。

甲亢患者有生育要求时，可允许怀孕，孕期可服用PTU（首选）或MMI，剂量宜小，不建议与 L-T_4联用，每2—4周复查 TSH、FT_4，保持FT_4在正常范围上限的1/3，TSH维持在低水平或零为宜，若 $TSH>1—2mIu/L$ 时，应减少剂量或停药。于妊30周后抗甲状腺药减量或停服。定期B超监测评估胎儿发育情况。甲亢未控制患者，先兆子痫、流产率、早产率高，新生儿死亡率明显增高。亚临床甲亢无需抗甲状腺药物治疗，仅需动态观察。

（2）心动过速者可酌情使用β-受体阻滞剂。

（3）心率降至80次/分以下时，可酌情加用小剂量甲状腺素片，常用左旋甲状腺素钠，每日12.5—50μg。

（4）辅助药品使用，早期常加用升白细胞药物，重症患者或突眼明显者、白细胞偏低而必须治疗者可短期加用糖皮质激素。

3.手术治疗：若毒性结节性甲状腺肿明显影响外观，局部压迫不适，可先经药物控制，待激素水平正常时考虑手术。

4.同位素^{131}碘治疗：若无同位素治疗禁忌证，停药后复发的患者可考虑同位素治疗，特别是老年甲亢性心脏病见效快，少数患者治疗后可发生医源性甲减而需终身替代治疗，未婚少女、育龄妇女、吸碘率不高患者均列为禁忌。

【甲亢危象】

临床表现：以多种甲亢症状呈暴发性发作为特征，起病急，症状多种多样，是甲亢最严重并发症。诱因常为重症甲亢未经治疗或治疗不充分引起，感染、创伤、手术、应激，不适当停用抗甲状腺药物等。属危重急症。

1.一般症状表现为高热、大汗、脱水、皮肤潮红、极度虚弱。

2.胃肠道症状表现为：食欲减退、恶心、呕吐、腹泻、腹痛、黄疸、肝肿大、肝功能异常等。

3.神经精神症状有：情绪不稳、易激惹、精神异常、震颤、谵妄、昏迷。

4.循环系统症状有：心律失常、心动过速、高血压、休克、心力衰竭、循环衰竭。

5.电解质紊乱。

诊断：甲亢患者当病情突然加重，均应考虑有无甲亢危象。偶有所谓"淡漠型"甲亢危象，突出表现为表情淡漠、木僵、嗜睡、低热、疲乏、反射降低、心率减慢，最后陷入昏迷而危及生命。快速甲状腺功能测定可明确诊断。

治疗：首先应评估病情严重程度。

一般治疗：吸氧、镇静、高能量饮食、高热者物理降温、重症监护。

药物治疗：

1.丙基硫脲嘧啶片，300—400mg，1次/4h，口服或鼻饲，症状减轻后维持量100—200mg，3次/d。

2.口服复方碘溶液（Lugol 氏溶液），5—10滴，1/6 小时或 30 滴顿服或用碘化钠（碘化钾）1—2g/n.s 250ml 静滴。

3.β-受体阻滞剂、钙通道阻滞剂等降压剂应用。

4.维持水、电解质、酸碱平衡。

5.对症及并发症处理。

【甲状腺相关眼病】

病因未明，与自体免疫异常有关。甲亢患者不一定有突眼，突眼重者，甲亢症状相对较轻，仅见于 Grave's 患者。可分为：非浸润性突眼（占本病大多数，多为双眼突出，偶有单眼突出）和浸润性突眼（少见，甲亢轻度或甲状腺功能正常）。

临床表现：因上眼睑收缩，眼睑裂隙变宽，不能闭合，患者可感异物感、畏光、流泪、眼痛、眼外肌部分麻痹时可出现复视，可伴眼睑浮肿，重症患者因角膜暴露，可发生角膜混浊、溃疡，球结膜充血、水肿，已少见。

治疗:非浸润性突眼一般无须处理;浸润性突眼,有要求者可考虑治疗:1. L-甲状腺素钠对改善症状有一定帮助。2.生长抑素。3.糖皮质激素联合免疫抑制剂:甲氨蝶呤 15mg/w,6—24 个月,毒性大,是否必要值得考虑。4.硒联合糖皮质激素。5.英夫利昔单抗:只能改善突眼程度和复视。

甲状腺机能减退症(甲减)

甲减系甲状腺激素合成或分泌不足所引起的一组症候群。

病因

发病于新生儿及幼年期时称克汀病(已经少见),成人型甲减分原发性和继发性,无原因可查称原发性,目前认为与甲状腺自体免疫调控失衡有关,系自体免疫性疾病。继发性者:甲状腺炎,医源性甲减,甲状腺手术切除过多,放射性碘和含碘药物治疗后。

临床表现

无特异性,临床表现复杂,症状体征常隐匿而不明显,头昏、神疲乏力则是共有症状,并可伴有下列表现:

1.粘液性水肿:典型表现为颜面及周围水肿,按之不下陷(非凹陷性水肿),某些患者因一般情况良好,被误认为是体重增加的"胖",以浮肿为主要表现者不少,用利尿药效果不良,有浮肿数年而未被诊断者,或伴有轻度贫血,被误诊为肾炎。

2.抑郁:甲减可以神经精神症状为主要表现,如情绪低落、淡漠、抑郁、少语、记忆力下降、行动缓慢、怕冷、低体温、心率减慢、失眠、嗜睡、精神异常,痴呆样表现(粘液水肿性精神病),甚至昏迷(甲减危象),可误诊为老年期抑郁症或老年痴呆。凡老年抑郁症患者,经抗抑郁药治疗效果不佳时,应及时做 TSH 测定,甲减和抑郁可同时存在,伴不明原因浮肿者更为可能。

3.甲减型心脏病:以心动过缓,心功能不全,心包积液、胸腹水等心血管症状表现为主,可能被误诊为冠心病、心包炎,有高血压者被误诊为高血压性心脏病。

4.高脂蛋白血症:甲减可使血脂增高,甲减好转,血脂下降,可误诊为高脂蛋白血症。

5.胃肠道症状:甲减还可使胃肠蠕动功能减弱,表现为厌食、腹胀、便秘,误诊为胃肠疾病。

诊断

临床表现无特异性,主要依靠甲状腺功能检查,彩色 B 超检查部分患者可发现甲状腺腺体萎缩。

【有下列情况应排除甲减】

1.孕妇产后长期全身浮肿,原因不明,经一般利尿剂无效。

2.老年抑郁性神经症,抗抑郁药治疗三个月效果不显著。

3.高脂蛋白血症,而经调脂药治疗无效者;高血脂伴水肿者更有可能。

4.不明原因心包积液。

5.已绝经妇女出现贫血、倦怠、乏力、畏寒、浮肿，经治疗效果不显者。

亚临床甲减：老年人多见，TSH 增高（5—10mIu/L），T_3、T_4、FT_3、FT_4 正常或降低，虽无明显异常，也应治疗。

妊娠期亚临床甲减筛查：妊娠期甲减是引起后代神经、智能损害的因素之一，应重视亚临床甲减筛查。妊娠早期 TSH＞2.5mIu/L、中晚期＞3.0mIu/L（妊娠期正常值：早期 0.1—2.5mIu/L、中期 2.0—3.0mIu/L、晚期 0.3—3.0mIu/L），应诊断为亚临床甲减。甲状腺自身抗体阳性的亚临床甲减均应用 $L-T_4$ 治疗，TSH＞10mIu/L，无论 FT_4 水平如何均应按临床甲减处理，单纯 T_4 下降或单纯甲状腺自身抗体阳性，暂不治疗，观察，1 次/月检测，妊 26—32 周，至少检测一次。

治疗

1.甲状腺激素替代治疗：左旋甲状腺素钠（$L-T_4$）治疗，50—100μg/d，从小剂量开始，部分患者可增至 150—200μg/d，待甲状腺功能正常后可小剂量维持，有的患者需终身服药。

2.甲减危象治疗：（1）对症治疗：营养支持，纠正低氧血症、低血压、心律失常，呼吸维持，必要时机械呼吸，维持体液平衡，输液需谨慎，速度不宜过快。（2）静脉滴注 $L-T_4$ 300—500μg 或 T_3 25—50μg，病情好转后，逐渐减量，直至能口服时，即改口服，给予维持量。（3）糖皮质激素应用。（4）继发性者：纠正促发因素。

3.甲减型心脏病治疗：（1）$L-T_4$ 治疗。（2）并发症处理：如心包积液明显，应心包穿刺放液，纠正心衰。

慢性淋巴细胞性甲状腺炎（桥本氏甲状腺炎、自体免疫性甲状腺炎）

病因

慢性淋巴细胞性甲状腺炎是一种伴有甲状腺淋巴细胞浸润性慢性炎症。属自体免疫性疾病。与遗传环境因素、基因多态性的产生密切相关，病理表现为淋巴细胞广泛浸润，伴有淋巴滤泡和疤痕形成。是原发性甲状腺机能减退症最常见原因，30—50 岁女性多见，男女之比为 1∶8，常有家族史，较常见。

临床表现

典型症状是甲状腺肿大，质韧，无触痛，一般情况良好，无突眼。少有主观不适，腺体较大者可引起咽喉部不适，早期可有甲亢症状，时间短暂，后期多表现为甲减。最后一般都能恢复正常，部分患者可表现为永久性甲减，病程长，预后好。

诊断

凡青年女性出现甲状腺肿大，而缺乏自觉不适者均应疑及。甲状腺自身抗体增高：甲状腺球蛋白抗体（TGA）＞30％，甲状腺微粒体抗体（TMA）＞15％，甲状腺过氧化酶抗体（TPOAb）显著增高，具诊断性。实验室早期可表现为甲亢，后期多表现为甲减。少数可伴结节状增大,甲状腺细针抽吸活检是确诊依据。

产后无症状淋巴细胞性甲状腺炎:应与慢性淋巴细胞性甲状腺炎鉴别,其临床表现,病程经过,预后及实验室检查与桥本氏甲状腺炎相同。再次妊娠几乎必定复发,其病理学改变与桥本氏甲状腺炎相似,但无淋巴滤泡及疤痕形成。本病可能是桥本氏甲状腺炎的一个亚型。

治疗

无特效治疗。主要是纠正甲状腺功能。甲状腺增大影响外观,可短期使用糖皮质激素,[131]碘治疗为禁忌,一般不推荐手术,除非伴有多发性甲状腺结节可考虑手术治疗,术后长期 L-甲状腺素钠替代治疗。

亚急性甲状腺炎(巨细胞性甲状腺炎)

病因

可能由于病毒引起的甲状腺亚急性炎症性疾病。

临床表现

患者常有腮腺炎、上呼吸道感染史。表现为突发性颈部或"咽喉"疼痛,伴压痛。疼痛可游走于两侧最后固定于一侧,可向两耳、颌部放射。低热、疲乏。病程有自限性。通常在数月内自行消退。

诊断

体检时可有甲状腺不对称肿大,质硬伴触痛,甲状腺功能可正常或初期表现为一过性甲亢,少见甲减。应与口腔、咽喉炎、中耳炎等鉴别,易误诊。甲状腺彩超有诊断价值。病理学检查有典型巨细胞浸润而无淋巴细胞浸润。

治疗

无特效治疗。有症状者可用非甾体类消炎药及糖皮质激素,后者疗效较好,可酌情应用。有甲亢者可短期使用甲巯咪唑类药物,但应短期复查甲状腺功能,一般无须应用。

甲状腺功能正常性甲状腺肿

病因

多因素,碘代谢障碍、与炎症、退变、自体免疫及环境因素有关。

临床表现

1.地方性甲状腺肿:因饮食、饮水中缺碘引起,既往山区常见,自实施碘盐以来,已十分罕见。

2.单纯性甲状腺肿:青春早期、孕期、绝经期妇女可见轻度甲状腺肿大,甲状腺柔软,对称光滑。

诊断

根据病史、体检可诊断;必要时应进行甲状腺功能测定,B超、CT等检查。

治疗

1.地方性甲状腺肿:左旋甲状腺素钠可使缩小,巨大有压迫症状者手术治疗。

2.单纯性甲状腺肿:无须治疗。

甲状腺腺瘤

病因

未明。与系多因素,与环境因素密切相关。女性多见。

临床表现

一般无症状,旁人或患者自己发现颈部一侧有一肿物突出而被发现。腺瘤压迫气管者可出现不适症状,无疼痛,常数年或数十年未见增大者。多数为单个腺瘤,后期可渐增大,很少恶性变。

诊断

瘤体大小不一,呈圆形,光滑、无压痛,随吞咽动作而上下,甲状腺功能正常,彩色B超即可诊断。

治疗

无须药物治疗,有症状者手术治疗。

甲状腺癌

病因

未明。与肿瘤遗传基因异常表达有关,颈部放射线长期接触可诱发。甲状腺癌占全身所有肿瘤的1%。近年来发病率上升。

临床表现

大多数甲状腺癌表现为无症状结节,通常由患者自己或医师发现肿块或体检B超时被发现甲状腺内结节。颈部表现为肿块者,大小不一,质硬,表面不规则,发展缓慢,结节迅速增大可出现压迫症状,有转移时可伴颈部淋巴结肿大或声带麻痹。也可转移至肺、肝、骨骼。

【常见病理类型】

分化型:

1.乳头状癌,约占70—80%;可有家族性,女多于男,多数于中老年时期发病,老年患者肿瘤生长迅速。

2.滤泡癌,约占10%,多见于老年患者和碘缺乏地区人群,恶性程度较乳头状癌高。

髓样癌:约占3%,常有家族性,可单发或多发,血清降钙素明显增高,血钙正常。

未分化腺癌:约占2%,可同时伴有桥本氏甲状腺炎。

除髓样癌、未分化腺癌外,肿瘤恶性程度不高。1%患者可表现一过性甲亢。

诊断

有下列情况应进一步检查排除之。

1. 甲状腺结节；孤立"冷结节"；结节直径＞2cm；结节囊性变。

2. 彩色 B 超或 MRI 显示，小沙粒点状钙化点应警惕乳头状癌，致密均匀的钙化应警惕髓样癌。

3. 结节迅速增大，坚硬如石。

4. 体检时，颈部扪及不规则结节状肿块。

肿瘤标致物测定，可增高，特别是 CEA 增高 2 倍以上，有诊断意义。同位素扫描[131]碘吸收率减低。血清降钙素增高（髓样癌）。彩超、放射性核扫描（ECT）、CT、MRI、PET、结节细针抽吸活检，选择进行。必要时可手术探查，术中做冰冻切片。

治疗

1. 手术治疗。

2. 术后[131]碘消融治疗，能清除残留病灶，减少复发。

3. 术后终身 L-甲状腺素钠服用。

4. 化疗对甲状腺癌无效，当肿瘤压迫气管和食管时，可考虑给予姑息性放疗。

5. 甲状腺癌靶向治疗尚在研究试验阶段。

嗜铬细胞瘤

病因

嗜铬细胞瘤是由肾上腺髓质的嗜铬细胞、交感神经节和其他部位的嗜铬细胞组织肿瘤或增生分泌过多的儿茶酚胺类物质引起的继发性高血压。儿茶酚胺类物质包括去甲肾上腺素、肾上腺素、多巴胺和多巴，其比例有所不同。

临床表现

任何年龄均可发生，男女无差别，多数为良性，仅次于肾性高血压，占第二位，最常见部位是肾上腺，其他可发生于主动脉旁、纵膈内、胰腺、膀胱、肾门旁等处，称异位嗜铬细胞瘤（副神经节瘤）。高血压呈波动性发作，有时正常，有时无原因地突然增高，收缩压＞200mmHg 及舒张压＞100mmHg 时，伴心动过速、心律失常，患者常感心慌、紧张、头痛、脸红、激动、出汗，经治疗或不治疗，一段时间后血压又自然地降至正常，少数可出现低血压，甚至休克。也可表现为持续性高血压，血压常＞200/100mmHg，经多种降压药不能使血压下降，所谓难治性高血压，长期血压增高可引起心脏扩大、肥大，甚至心力衰竭。个别患者触摸或压迫上腹部时血压可突然升高（系压及肾上腺之瘤体，释放大量儿茶酚胺所致）。

诊断

凡遇间歇性发作性高血压或虽然合适降压治疗，但血压不能控制，在排除其他原因后，应及明疑诊。腹部 B 超、CT、MRI 有定位意义，实验室检查包括肾上腺素、去甲肾上腺素、多巴胺及其代谢产物 3-甲氧基-4-羟基苦杏仁酸（VMA）测定，显著增高提示嗜铬细胞瘤。

治疗

1.手术切除是根本治疗方法,不能手术切除者可靶向治疗或经导管动脉栓塞术。

2.如手术后仍有高血压者可用 β-B、CCB。

糖尿病

*胰岛素生理作用

胰岛素是人体唯一具有降糖作用激素,其主要生理作用是调节代谢,促进葡萄糖、氨基酸、脂肪等基本营养物质在体内利用和贮存,晚近研究证明胰岛素对大脑组织具有多种调节作用,包括调节神经元活性、认知和记忆、能量稳态及生殖内分泌等;中枢神经系统是胰岛素调节能量代谢的靶器官。它由胰岛 β 细胞分泌。胰岛素使血糖降低,α 细胞分泌的胰高血糖素使血糖升高,两者相互制约,维持平衡。其他使血糖升高的激素还有很多:如垂体分泌的促肾上腺皮质激素,肾上腺皮质分泌的肾上腺糖皮质激素,肾上腺髓质分泌的肾上腺素,以及生长激素等。人在应激状态下,如高烧、疼痛、饥饿、剧烈运动、外伤、感染、休克等,通过交感神经途径,上述激素分泌增多,使血糖增高,此时,胰岛素需要量增加。

β 细胞首先合成前胰岛素原之后裂解为胰岛素原,它是胰岛素前体,一个分子胰岛素原可分介出一个分子胰岛素和一个分子 C 肽,而 C 肽比胰岛素生物活性稳定。胰岛素的合成、分泌、降解,以及调节血糖平衡方式与作用机制非常复杂,影响因素很多。健康人时刻都有胰岛素分泌,每小时约分泌 0.5—1 单位,当进食时,胰岛素分泌量迅速增加,可达 5—10 倍之多,以发挥餐后血糖迅速增高的调节作用。在人体所有组织细胞,尤其是肝脏、肌肉、脂肪等组织细胞膜上有许多胰岛素受体,它对胰岛素非常敏感,也是特异性的,胰岛素进入组织后,只有与受体亲和结合成胰岛素——受体复合物,胰岛素才能产生生理效应,使血糖进入组织供利用,从而血中血糖水平下降,进入肝脏以肝糖元形式贮存。在病理状态下,若胰岛素受体数量减少,或亲和力下降,则胰岛素敏感性就下降,降糖作用就减弱,即使正常量胰岛素也不能完全发挥降糖作用,使组织利用胰岛素能力下降,称胰岛素抵抗。此时,β 细胞需分泌比正常量还要多的胰岛素来维持血糖平衡,称高胰岛素血症,有时还不能使血糖水平保持正常。这就是胰岛素抵抗患者,虽血中测定的胰岛素水平比正常人多几倍,但血糖仍然增高的原因。这些患者空腹血糖还能保持正常范围,但餐后 2 小时血糖水平就明显增高,所以,空腹血糖正常,不等于没有糖尿病,这种现象,多见于肥胖患者。经研究证明,中国人的糖尿病以餐后高血糖为多。所以,测定餐后血糖与测定空腹血糖同样重要。

全球糖尿病患病率快速增长,全球发病数约 3.4 亿,中国患病数约 1 亿,根据最新流行病学资料,中国成人 Ⅱ 型糖尿病患病率 11.6％,其中餐后 2 小时血糖增高占 6.2％,IGT 占 31％,糖尿病前期人群占 50.1％。我国是世界糖尿病第二大国,已成为危害公众健康的主要非感染性疾病之一,是致盲、致残、致死的主要原因,所引起的慢性并发症给个人、家庭、社会和国家医疗保健带来了沉重负担。我国基层患病人群中血糖总体控制情况甚差,接受正规治疗者少,慢性并发症也重。

糖尿病虽为高发病,但可预防,虽不能根治,但可控制,各种危害虽大,但可预防。WHO 确定每年 11 月 14 日为世界糖尿病日。本文重点按我国糖尿病学会制订的糖尿病诊疗指南进行介绍。

病因

糖尿病是一组由于胰岛素分泌缺陷及/或其生物效应降低(胰岛素抵抗)引起的以高血糖为特征的慢性、全身性代谢性疾病。慢性高血糖状态(糖毒性)将导致人体多组织,尤其是眼、肾、神经及心血管的长期损害,造成多种急、慢性并发症,最终导致功能不全和衰竭。

糖尿病无论Ⅰ型及Ⅱ型均存在着明显遗传倾向和遗传异质性(指不同遗传因素,遗传方式导致完全相同或相似的疾病),有近60种遗传综合征伴有糖尿病或糖耐量减退。1型糖尿病为自身免疫性,具有特异性抗原,血中存在抗体;2型糖尿病相关基因已被发现,环境因素、病毒感染、高热量饮食、肥胖和超重等是促发因素。后两者是发生胰岛素抵抗的重要决定因素。糖尿病的病因错综复杂,是多基因多因素疾病,例如线粒体功能的降低,脂代谢(脂毒性)的紊乱以及神经递质功能的紊乱等。

【分型】

1型糖尿病:由于胰岛β细胞破坏,通常导致胰岛素绝对缺乏(胰岛功能衰竭)引起,与遗传密切相关,分:

1.自身免疫性:急性型、迟发型,具有自身抗体。

2.特发性,无自身抗体表达。

3.暴发性:是Ⅰ型糖尿病的一个亚型,其特点是起病急骤,代谢紊乱严重,临床表现复杂,预后差。

2型糖尿病:以进行性β细胞功能障碍为特征。由于胰岛素抵抗为主伴胰岛素相对不足,或胰岛素分泌不足为主伴有胰岛素抵抗引起,诊断一旦成立,已丧失50%β细胞功能。

特殊类型糖尿病:

1.与遗传有关的糖尿病:线粒体糖尿病、单基因糖尿病、成人晚发性自体免疫性糖尿病(LADA)、新生儿糖尿病。

2.继发性糖尿病:如内分泌疾病(甲亢、肾上腺糖皮质激素过度分泌)、感染(如慢性肝病引起者称肝源性糖尿病)、药物(如激素引起者称类固醇糖尿病)、移植后糖尿病、囊性纤维化相关性糖尿病,胰腺癌以及某些化学制剂引起的糖尿病。

妊娠糖尿病(GDM):指妊娠期初发糖尿病。

临床表现

1型糖尿病:常于幼年或青少年期发病,一般<30岁,也有>40岁发病。起病较急,中度至重度症状,有典型三多一少症状,如多尿、多饮、多食、消瘦(全天血糖值>272mg/dl才引起三多——少症状);常产生急性并发症,如尿酮阳性,酮症酸中毒。个别患者在急性起病后,由于胰岛素分泌部分恢复,血糖在较长一段时间内维持或接近正常水平,称蜜月期。

2型糖尿病:成年后发病,多数在中老年发病。

临床表现有如下几种形式:

（1）无症状。起病隐匿，常在体检时发现，多伴肥胖，尿糖可阳性。

（2）以急性并发症为首发表现：有典型症状，少数起病较急，可因高渗性非酮症性糖尿病昏迷，或酮症而被发现。

（3）以慢性并发症或伴发病就诊发现：如脑卒中、肾功能衰竭、高血压、冠心病、视力减退、性功能障碍，肢体尤其是两下肢麻木、刺痛、足跟痛等。

（4）因感染就诊发现：如女性患者外阴抓痒，反复泌尿道感染，肺部炎症，肺结核、皮肤化脓性感染，外伤后创口不愈合等。

（5）具多饮多尿、多食、消瘦——三多一少典型症状就诊。消瘦是最常见的主诉。

诊断

具典型症状者诊断不难。

诊断标准：按 2006 年 WHO 糖尿病和糖调节受损诊断标准列表如下：

糖代谢异常诊断标准

	Fpgmg/dl(mmol/L)	2hpgmg/dl(mmol/L)
IFG	≥110(≥5.1)	<140(<7.8)
IGT	>110(>6.1)	>140(>7.8)
DM	≥126(≥7.0)	≥200(≥11.1)
GDM	>5.6	>7.8

* 单位换算法，mmol/L×18＝mg/dL

* IFG：空腹血糖受损　　IGT：糖耐量受损　　DM：糖尿病　　GDM：妊娠糖尿病
Fpg 空腹血糖　　2hpg 餐后 2 小时血糖

* 特殊时段正常血糖值：凌晨 3 点＞5.0mmol/L；非空腹睡前 6.0—10.0mmol/L。

凡有下列因素之一者，属糖尿病高危人群，须警惕糖尿病发生，应予重视，及时筛选。

1. 年龄≥45 岁：若空腹血糖≥100mg/dL 或随机血糖≥120mg/dL；应做糖耐量试验，若正常，每隔 1—2 年复查。

2. 年龄＜45 岁：（1）肥胖，≥标准体重 20％或体重指数男≥25、女≥24。（2）一级亲属有糖尿病史。（3）曾有妊娠期糖尿病或有巨大儿（≥4.0kg）分娩史。（4）血压≥140/90mmHg。（5）高密度脂蛋白≤35mg/dL，及/或甘油三酯≥250mg/dL。（6）以往检查有糖耐量受损或空腹血糖受损。

3. 具有糖尿病危险因素：遗传易感性、肥胖、缺乏运动、高糖饮食、高脂血症、高血压、嗜酒、吸烟等。其中肥胖、高血脂、高血压、糖尿病可称"四姐妹"，是互联病。

血糖值是唯一诊断依据。应同时测定空腹及餐后 2 小时血糖及糖化血红蛋白，只检查空腹血糖，将会漏掉 30—40％的糖尿病患者。检查时若血糖值有异常，必须在另一天重复测定一次血糖，如仍属异常，才可确诊，尿糖测定仅供参考。对诊断有疑问时，特别是高危人群，应作糖耐量试验、胰岛素及 C-肽释放试验，空腹血糖≥280mg/dL（15.6mmol/L）不宜进行测定。

＊口服葡萄糖耐量试检(OGTT)具体要求:1.在进行试验的前2—3日应停用降糖药及能影响血糖测定结果药物。2.需禁食8—14小时,但可适量饮水,通常晚餐后禁食,次日晨空腹抽第1次血。3.在空腹抽血后,用75克无水葡萄糖溶于250—300毫升水内,在5分钟内饮毕,自饮第1口水起开始计时,在2小时内不走动、不吸烟,以后1/2小时、1小时、2小时、3小时各再抽血1次,先后共5次,举例:第1次抽血时间为7:00,第2,3,4,5次抽血时间各为7:30、8:00、9:00、10:00。

在进行葡萄糖耐量试验时应同时测定胰岛素释放试验及/或C—肽释放试验,对诊断分型指导治疗有重要意义。

解读:

1型糖尿病:OGTT五管血糖浓度均呈高水平,InST测定,空腹及餐后胰岛素水平均低下,五管胰岛素浓度均<5uIu/ml。

2型糖尿病:OGTT呈血糖峰值后移,正常人血糖峰值在餐后半到一小时之间,三小时回落至正常水平,而2型糖尿病患者血糖峰值后移至两小时,三小时仍未回落至正常水平。InST部分患者可呈高胰岛素血症。

治疗

糖尿病是终身疾病,必须经过培训的糖尿病医师按指南进行长期管理和综合治疗。

治疗理念:个体化降糖、持久控制血糖、安全第一,全面干预多种危险因素,及早用药,尽早联合用药,尽早启用基础胰岛素治疗。

治疗原则:

1.饮食结构调整

(1)总热量:应根据年龄、体重、活动强度计算。肥胖者要偏低,消瘦者要偏高,一般所需热卡为25—30千卡/千克(每日1200千卡为低热量饮食)。

(2)饮食结构:碳水化合物占总热量55%—60%,以高纤维、谷类杂粮为主;选择低GI食物,蛋白质占15%—20%,1.2—1.5g/kg,消瘦者酌增,肾病者酌减(0.8g/kg),动植物蛋白比例2:1;脂肪<30%,高血脂症应<10%,0.8—1g/kg,约50g左右,饱和与不饱和脂肪酸(人体必需)之比为1:2,饱和脂肪酸<30%胆固醇摄入<200mg/d,食盐限在3—6g/d＊＊;高血压和肾病者更严格<3g/d,碳酸化合物、脂肪、蛋白质按5:3:2搭配,简化为大米、小麦、谷类等主食每天250—300g;瘦肉、蛋、鱼、海产品、去皮禽肉等每日100—150g,牛奶每日250ml,低糖水果150g,限制饮酒。

(3)三餐分配:1/5.2/5.2/5;少食多餐,注射胰岛素患者睡前1小时应适当加餐,以防夜间无症状低血糖。

＊在食物中目前提出血糖生成指数(GI)的概念,认为糖尿患者饮食应注意不同食物对餐后血糖的影响,而不是简单计算摄入量。碳水化合物的"量"和"质"会同时影响人体内的血糖水平。而食物中碳水化物的"量"和"质"取决于GI的高低。一般而言GI>70的食物为高GI食物,<55为低GI食物。

＊＊美国提出1.5g/d(Andreoli and Carpenter's Cecil essential's off medcine 9th,p662)。

附表:常见食物血糖生成指数(GI)值

食物名称	GI	食物名称	GI	食物名称	GI
葡萄糖	100	小米粥	60.5	西瓜	72.0
麦牙糖	73.0	马铃薯(煮)	66.4	果糖	23.0
蜂蜜	73.0	红薯(煮)	76.7	藕粉	32.6
小麦面条	81.6	南瓜	75.0	豆腐(炖)	31.9
乔麦面条	59.3	胡萝卜	71.0	豆腐干	23.7
馒头	88.1	苹果	36.0	绿豆	27.9
油条	74.9	李子	24.0	四季豆	27.0
大米粥	69.4	樱桃	22.0	扁豆	38.0
大米饭	83.2	葡萄	43.0	花生	14.0
糯米饭	87.0	葡萄干	64.0	牛奶	27.6
黑米粥	42.3	弥猴桃	43.0	低脂奶粉	11.0
三鲜饺子	28.0	柚	25.0	西红柿汤	38.0
牛肉面	88.6	芒果	55.0	猪肉纯粉条	16.7
玉米	55.0	香蕉	52.0		

2. 运动

通过运动控制体重,肥胖者尤为重要,改善脂类代谢,降低胰岛素抵抗,增强心、肺功能,提高体质。运动强调个体化,在医师指导下,制订适合患者的运动方式与锻炼量。长期坚持,消瘦者忌过量运动。下列情况不能锻炼:(1)空腹血糖＞300mg/dl。(2)胰岛素或口服降糖药作用高峰。(3)空腹。

3. 糖尿病教育和管理

责任医师应掌握患者相关信息,建立糖尿病卡片,进行诊疗时,必须对患者及家属进行详细糖尿病教育,为每个患者制订适合患者个体的综合管理计划。

4. 自我监测

患者应定期进行血糖自我检测。每周1—2次或更多了解空腹及餐后2小时血糖情况。开始治疗初期或转换治疗模式,应一天6—7次测定血糖并随时记录。待血糖、稳定后可减少测定次数。有高血压者每周测一次血压,血脂异常者每3个月复查一次血脂,血脂正常后每年查1—2次。同时应监测体重、尿蛋白、眼底、心电图及神经功能,至少1年1次。

5. 药物治疗

口服降糖药(OAD)治疗,按作用机理不同分以下几类:

适应证、Ⅱ型糖尿病具备一定自身胰岛素水平者,胰岛素抵抗、高胰岛素血症,均适合应用。

(1)胰岛素促分泌剂:磺酰脲类药(SCA),此药起效快,剂量过大,易发生低血糖反应,应从小剂量开始,可使体重增加,不适合肥胖及单纯餐后高血糖患者,已有明显心、脑、肝、肾、眼部并发症者,糖尿病急性并发症及应激状态(如感染、手术、创伤)时均不适应。可单独或与其他口服降糖药或胰岛素联合应用。常用药有:格列喹酮,30mg/片,1—2片,2—3次/d;对肾功能无明显影响,格列齐特,80mg/片,1—2片,2次/d;格列吡嗪,5mg/片,1—2片,2—3次/d;格列吡嗪控释片,5mg/片,格列齐特缓释片30mg/片,格列美脲1—2mg/片,1—2片,1次/d,后两者禁用于肾功能不全。其他尚有多种同类制剂。此类药物均应餐前30分钟服用,长效药如漏服,任何时间可补。

(2)胰岛素增敏剂:二甲双胍类药,此药无低血糖反应,为一线用药,常见初服反应是厌食、恶心、腹胀、腹痛、腹泻,胃肠排气增加,多数患者于3—7天后上述反应消失,故不要贸然停药,可从小剂量开始,有心、肺、肝、肾功能不全者不用此药。糖耐量受损、餐后高血糖及肥胖患者较合适,同时有降低体重及血脂作用,可单独应用,也可与其他OAD或胰岛素联合应用。常用药物:二甲双胍,0.25—0.5g,2—3次/d,应餐后即服,理想推荐剂量为1500mg/d。

(3)肠道酶抑制剂:α-糖苷酶抑制剂,此药也无低血糖反应,适应证、禁忌证及副反应基本同双胍类,可加强其他降糖药物降糖作用,对轻度肝、肾、心脑血管并发症者和老年患者均较安全。常用药物有阿卡波糖50mg/片、伏格列波糖0.2mg/片、卡博平50mg/片,1—2片,3次/d,宜小剂量开始,1—2周后逐渐递增,应在用餐即时嚼碎吞服。

(4)短效胰岛素促分泌剂:格列奈类(GLN),此药特点为餐时血糖调节剂,肥胖、非肥胖2型糖尿患者均适应,能够模拟人体生理性胰岛素分泌模式,控制餐后高血糖,在体内起效快,清除快,不良反应与其他磺酰脲类药物相似,可与其它OAD、胰岛素联用,低血糖反应少,对肝、肾功能无明显影响,但禁用于严重肝、肾功能不全。瑞格列奈,1mg,2mg/片,那格可奈,1—2mg,3次/d,应餐前服用,新诊断2-DM,二甲双胍单药控制不佳,以及老年患者更合适(>75岁不宜应用),但必须尚具有一定β细胞功能。

(5)噻唑烷二酮类药物(TZD):格列酮类,系胰岛素增敏剂,适应证基本同磺酰脲类,有低血糖反应,能使体重增加,应注意肝功能改变。可与磺酰脲类、二甲双胍、胰岛素联合应用,能提高疗效,禁用于心衰患者。马来酸罗格列酮4mg/片,吡格列酮15mg/片,马来酸罗格列酮+二甲双胍,1—2片,1次/d,应餐前15—20分钟服用。

(6)二肽基肽酶抑制剂*(DDP-4):增加早时相胰岛素分泌,不增加体重,低血糖反应少,西格列汀,50—100mg,2次/d;亚格列汀,沙格列汀,5mg,1次/d;维格列汀,100mg,1次/d;阿格列汀,阿格列汀与二甲双胍的固定复方制剂。

(7)SGLT-2(钠-葡萄糖同向转运体-2)抑制剂:达格列净,系通过选择性抑制肾近曲小管上皮细胞膜管腔侧的SGLT-2阻止葡萄糖重吸收,并排泄过量葡萄糖达到降糖目的,使用不受胰岛素影响,与上述降糖药机制完全不同。该药国内未上市。

【口服药选择模式】

单药治疗:

1.二甲双胍:适用于发病时间短,无合并症或肥胖超重患者。

2.SCA 适用于非肥胖患者;六种口服药均可单独使用。

联合治疗:单一药物治疗三个月,HbA1c 水平不能达标时,应及时联合用药(两联或三联)。考来维仑、溴隐亭可作为联合治疗备选药物,我国极少应用。

胰岛素治疗:

适应证:

1.长期消瘦者及Ⅰ型糖尿患者。

2.已产生明显心、脑、肾等器官功能障碍及严重高血压患者。

3.空腹血糖>200mg/dL、餐后血糖>400mg/dL,经口服降糖药治疗效果欠佳。均应接受胰岛素治疗。

4.手术、外伤、妊娠、急性感染等内科疾病、应激状态应短期接受胰岛素治疗。5.有口服药物治疗禁忌症和自愿要求。

美国糖尿病协会(ADA)最新指出:因为胰岛功能受损程度在糖耐量受损(IGT)和空腹血糖受损(IFP)者中已分别达 80% 和 50% 以上,所以在糖尿病自然史的更早阶段应该开始胰岛素治疗,当生活方式干预+1 种口服降糖药,病情控制不佳时,应尽早启用基础胰岛素治疗。将胰岛素作为治疗糖尿患者的一线药物,可明显提高 2 型糖尿病的治疗效果,是目前治疗 2 型糖尿病的理想选择。除外有胰岛素治疗禁忌证或其他特殊因素如有严重低血糖史,预期寿命较短,年龄极小或极大以及受并发症限止等情况。

胰岛素制剂:

1.基础胰岛素类似物:甘精胰岛素、地特胰岛素,睡前或早餐前注射,1 次/d。

2.预混制剂:

70NPH/30R、50NPH/50R(30－60min 起效);75NPL/25Lispro、70NPA/30Asport(5－15min 起效)",持续作用时间均为 10－16h。国内制剂有:诺和灵 30R、诺和锐 30、优泌林、优泌乐(75/25)、重和林、甘舒霖(50/50)。＊NPH:精蛋白锌胰岛素,NPL:精蛋白赖脯胰岛素、NPA:中性精蛋白胰岛素、R:段效胰岛素。

3.速效胰岛素:诺和诺得门冬氨酸胰岛素(Asport)、礼莱酪脯氨酸胰岛素(Lispro)。

4.正规胰岛素:短效胰岛素,餐前 30 分钟注射,低血糖反应多,体重增加,有注射部位脂肪组织凹陷或增生等缺点,主要用于患者需要静滴葡萄糖时,加入葡萄糖液中静滴,一般 5%G.S 500ml＋正规胰岛素 6－8u。

5.胰岛素泵使用:如分娩、大手术、DKA、HONK 等应激状态最适用。

＊胰高糖素样肽-1(GLP-1)受体激动剂:系肠促胰素。作用于 α、β、δ 细胞,减少胰高糖素分泌,增加胰岛素合成与分泌,具有心脏保护作用,同时具有降低体重及收缩压作用。低血糖发生率低,几乎可与所有口服降糖药物联用。利拉鲁肽(Liraglutid)1.2—1.8mg,1 次/d,餐前皮下注射,作用时间 24h,艾塞那肽,5—10μg 餐前皮大注射,2 次/d,作用时间 4—6h。可作为二线治疗选择。

【胰岛素选择模式】

下列四个方案可按病情选择。

1.基础胰岛素睡前注射:22点左右,1次/d。

2.基础胰岛素:每天一次,联合口服降糖药(OHA):若HbA1c≥7.5%,用单药,HbA1c≥8.0%,可选择两药或三药联合治疗,HbA1c≥9.0%,应启动胰岛素替代治疗。

3.预混胰岛素:(1)单用,一日1—2次;(2)一日1—2次,联合非促胰岛素增敏剂OHA1—2种;(3)一日1次,+睡前基础胰岛素1次,不再用OHA,较常用;(4)一日2次,+睡前基础胰岛素1次,不再用OHA,适用于明显消瘦、酮症或上述治疗效果不明显者。注意低血糖风险,特别是迟发型低血糖。剂量分配:一日二次可按1:1或2/3:1/3;一日三次可按4:2,5:3.5(大小中,第三次为基础胰岛素),已较少使用。

4.速效胰岛素加基础胰岛素(强化治疗),速效胰岛素:一日2—3次。基础胰岛素睡前注射(一般10pm),尤适用于妊娠糖尿病,类固醇糖尿病,餐后高血糖,应激、需要强化治疗者。短效餐前30分钟皮下注射,速效或超短效餐时或餐后立即注射。按2:2:2:4分配(睡前占20%—25%,<40%)。

5.胰岛素泵使用。

具体操作:治疗应个体化,遵循"缺多少,补多少原则",根据每一患者不同发病阶段和对胰岛素的敏感性而确定。从小剂量开始治疗,逐渐加量、谨慎调整;初始剂量0.2—0.3Iu/kg/d,3—5天调整一次,FPG>10mmol/L,增加4Iu,7.8—10mmol/L增加2Iu,单次增加量<4Iu;初始剂量也可按下列方法处理,按FPG值注射,例如FPG为12mmol/L,则注射12Iu。若使用后上午血糖高,则增加睡前剂量,下午血糖高,则增加早餐前剂量。

【下列情况应予注意】

1.如食欲不振,则须相应减少药物剂量。2.不要空腹锻炼,活动前吃些碳酸化合物食物。3.注射胰岛素者睡前应适量加餐。4.勿过量饮酒。5.老年人,低血糖危害反比高血糖大,特别要警惕无症状低血糖,血糖24小时内最低时段为0—3点,胰岛素最严重的副反应就是低血糖,忽视自我监测血糖有时是致命性的,应重视测定凌晨3点血糖值。6.外出时口袋中应备有糖尿病卡片及点心。

糖尿病控制目标 *

	理想控制	一般控制	控制不良
血糖 mg/dL(mmol/L)			
空腹	≤100(≤5.5)	≤126(≤7.00)	>126(>7.0)
餐后2小时	<140(<7.8)	≤180(≤10.0)	>180(>10.0)
糖化血红蛋白(%)	<6.5	6.5—7.0	>8.0
HDL-C/LDL-C(mmol/L)	>1.04/<2.6	0.9—1.11	男<0.9,女<1.1
血胆固醇(mmol/L)	≤4.68	≤6.0	>6.0

		理想控制	一般控制	控制不良
血甘油三酯(mmol/L)		≤1.5	≤2.2	>2.2
体质指数(Kg/m²)	男	20—25	≤27	>27
	女	19—24	≤26	>25
血压(mmHg)		<130/85	140/90	>150/90

＊糖尿病患者要求：血糖、血脂、血压、体重良好控制；对于有严重低血糖史、预期寿命有限、有严重血管并发症、病程长、≥80岁、HbA1c可>8.0%。

＊参照2015AACE(美国内分泌医师协会)/ACEC(美国内分泌协会)所颁布《临床实践指南：糖尿病综合管理计划》。

糖尿病并发症

【急性并发症】多数因糖尿病未发现、未饮食控制、不合理治疗及在急性应激状态时诱发。

糖尿病酮症酸中毒(DKA)

病因

DKA多见于1型糖尿患者，也见于2型糖尿患者，急性感染、饮食过度、外伤、手术、突然中断胰岛素治疗均可诱发。

临床表现

急性起病，常在数小时内发生，患者表现为烦躁、恶心、呕吐、腹痛、腹泻，类似急性胃肠炎表现。多尿、循环衰竭后少尿，甚至无尿、呼吸深而快(Kussmaul氏呼吸)，呼吸时可闻及烂苹果样酮味，但不一定能闻到、口唇樱红、皮肤干燥、四肢厥冷、眼眶凹陷、极度疲乏、血压降低、心率加快、神智模糊，迅速产生脱水(低渗性脱水)，严重时出现昏迷，称糖尿病酮症昏迷，危及生命。实验室检查，有明显电解质紊乱，酸碱平衡失调、代谢性酸中毒。

诊断

1.无论病前有无被诊断为糖尿病，若出现上述症状，特别是烦燥、脱水，伴有吐泻时，需及时疑诊，立即进行检测血糖、电解质、血气、肾功能等。

2.实验室表现为血糖值常异常增高、尿糖强阳性、尿酮强阳性、血酮增高、代谢性酸中毒、低钠、低钾(初期可正常，后期可高钾)、低氯，并发糖尿病肾病者，血肌酐值增高。

3.需与下列疾病鉴别：低血糖昏迷，高渗性非酮症糖尿病昏迷，乳酸性酸中毒(少见)，其他原因酮症酸中毒、急性胃肠炎、卒中等。

治疗

1.一般治疗：立即吸氧、重症监护，每小时评估生命基本指标及测血糖。

2.胰岛素治疗：胰岛素泵应用或首次静推，继之静滴。具体应用：

(1)首次静推剂量折算：0.1Iu/kg/次或(实测血糖值mmol/L-7)×0.2=首推剂量。

(2)静滴胰岛素剂量:3—6Iu/小时。希望 6 小时左右血糖控制在 14mmol/L(250mg/dl)左右,每小时下降<4.2—5.5mmol/L(<75—100mg/dL)不宜降至太低,血糖<14mmol/L 时,若已开始进食,胰岛素可改为皮下注射。胰岛素泵应用最为合适。

3.纠正水、电解质、酸碱平衡:原则:先快后慢,先盐后糖,先晶体后胶体,见尿补钾。补液量要足,24 小时内可给予 3000—5000ml(60—80ml/kg.d)。首先用等渗生理盐水(不用林格氏液及钾盐),快速静滴。对中、重度脱水患者,1—2 小时内输入 1000—2000 毫升是安全的,相当于 24 小时内估计失水量的 1/2,以后每 4—6 小时补给 500—1000ml,老年、心功能不全速度宜减慢。待血容量得到补充,肾灌注恢复,尿量增加,血钾就可能降低。可适量补钾,当血糖降至≤13.8mmol/L 时可用等渗葡萄糖盐水(每 25 克葡萄糖加 6—8Iu 胰岛素以抵销增糖作用)。当高血糖状态逐渐纠正,脱水基本好转后,酮症会自然消失,酸中毒常可纠正。此时,若酸中毒尚不能纠正、血 PH 值<7.1,可酌情使用 5% 碳酸氢钠溶液 125—250ml 或 0.4% 碳酸氢钠溶液 500ml 左右静滴(早期禁忌使用)。

4.消除诱因、并发症处理:如有感染时,无肾毒性抗生素应用。

糖尿病高渗性非酮症性昏迷(HONK)

病因

多见于 2 型糖尿病的老年患者。心肌梗塞、心律失常,利尿剂及糖皮质激素应用,急性感染,如吐泻、急性胰腺炎为主要诱因。腹透、血透也能诱发本病。

临床表现

起病较慢,也有急性起病者,临床表现经常被继发疾病遮盖,较晚期症状有可能错误地被解释为脑血管疾病甚至是精神异常,诊断较为困难。主要表现为脱水、昏迷。血钠常>145mmol/L,呈高渗性脱水为其特点。血压降低,脑部易患血栓、脑水肿,易并发卒中。因症状模糊,早期不易识别,大约有 50% 患者事先并未被诊断为糖尿病,有发热时,常提示继发感染,以肺部感染为多,并发症多,常因为心肺功能衰竭而死亡,病死率高。

诊断

老年糖尿病患者突然发生昏迷应首先考虑,伴高血压者尤为可能,仅凭临床表现,诊断困难。因常伴发多种慢性器质性疾病。

诊断标准:血糖≥34.0mmol/L(≥600mg/dL),血钠>145mmol/L,血浆渗透压>350 mOsm/L/kg-H_2O,血清酮体阴性。

治疗

1.一般治疗:同 DKA。

2.胰岛素使用:同 DKA。

3.维持水、电解质、酸碱平衡。补液的速度和液体的选择应根据患者心、肺功能,脱水程度,有效渗透压综合因素谨慎决定。对于心功能正常的患者第 1 小时内可输入1000—2000ml,并注意血钾水平。

4.对症及并发症处理。

【慢性并发症】糖尿病并发症以慢性为最常见,是严重威胁患者生命、影响生活质量,以及致死主要原因。糖尿病慢性并发症的范围极广,几乎可累及全身器官和组织,其基础病变主要是微血管和大血管病变,基本原因是糖代谢障碍控制不满意。

按1985年WHO专家组对糖尿病慢性并发症分类为下:

1.糖尿病眼病:包括糖尿病性视网膜病变、白内障、眼肌麻痹、青光眼,需专科治疗。

2.肾脏疾病:包括糖尿病肾脏病、尿路感染、神经源性膀胱、肾盂肾炎、肾间质纤维化、肾功能不全,处理详见有关章节。

3.糖尿病性神经病变:包括感觉神经障碍、运动神经障碍、植物神经障碍。是糖尿病控制不良严重并发症之一,治疗以改善微循环,神经营养剂为主,目前推荐有效药物是弥可保(甲钴胺),500μg/支,隔日肌注1次;500μg/片,3次/d,3个月为一疗程,第1个月最好用针剂,第2个月起可改口服。应多疗程使用,能明显提高疗效,无副作用,或用唐林50mg,3次/d,疗效较好。α-硫辛酸600mg/d稀释后静滴3周,可获得显著改善,辅以抗血小板治疗,肠溶阿斯匹林0.1,1次/d。

4.心脑血管系统并发症:包括高血压、冠心病、糖尿病性心肌病、血栓性疾病、周围动脉病(间歇性跛行症)、脑梗死、脑出血等。有人认为大血管并发症是糖尿病患者死亡的主要原因,75%的患者最终死于冠心病及脑梗死(血栓性疾病)。

糖尿病伴高血压降压药选择:血管紧张素转换酶抑制剂、血管紧张素Ⅱ受体拮抗剂,钙通道阻滞剂,均为第一线用药,对糖和脂质代谢无不良影响。利尿剂可引起血糖、尿酸增高和低血钾倾向,不宜单独大剂量应用,水肿患者,应小剂量及与血管紧张素转换酶抑制剂联用;β-受体阻滞剂虽目前认为可以应用,因有抑制胰岛素释放,掩盖低血糖症状及低血糖恢复时间明显延长等弊病,故应慎重选择,若病情需要可选用高度选择性β₁受体阻滞剂,如比索洛尔、卡维地洛等。

5.糖尿病足:糖尿病患者足部受损由神经病变和感染双重原因所致,可同时有微血管病变,局部温触觉减退,易烫伤,轻微外伤就可引起局部感染、肿胀,皮肤温度增高,形成溃疡、坏疽,不易治愈。若足部出现红、肿、热症状,无其他病因,应考虑合并夏科氏骨关节病,踝关节内翻畸形,可见骨质破坏。重在保护:足部减压、穿宽松鞋袜、不赤脚走路,治疗皮肤皲裂、鸡眼、胼胝,预防甲沟损伤,必要时抗炎治疗,防止烫伤,药物治疗同神经病变治疗,双磷酸盐可减轻夏科氏骨关节病疼痛。足趾坏疽需截肢。

低血糖症

低血糖症是由多种因素引起血浆葡萄糖浓度降低所产生的一组临床综合征。

病因

1.内源性:功能性(多见,可见于儿童)、胰岛细胞瘤、垂体或肾上腺皮质功能减退、肝硬化等。

2.外源性:药物(磺脲类降糖药,胰岛素)、饥饿等。

临床表现

临床表现为发作性,发作时间及频率随不同病因而异,主要表现为不同程度的交感神经兴奋症候群。按临床轻重程度分:

1.轻度:头昏、眼花、乏力、饥饿感。

2.中度:除上述症状外有出汗、头晕、视力模糊、心悸、脸色苍白。

3.重度:除上述表现外,出现血压下降、心动过速、脸色苍白、大汗、四肢厥冷、神智朦胧、跌倒、抽搐、昏迷,偶有偏瘫,易被误诊为出血性卒中。

下列情况容易发生继发性低血糖:

1.注射胰岛素,口服磺酰脲类,非磺酰脲类胰岛素促分泌剂药物,尤其是长效制剂。

2.老年及肝、肾功能不全者,老人易发生夜间无症状低血糖,迟发性低血糖。

3.进食量少,延迟或遗忘进食,过量饮酒,尤其是空腹饮酒。

4.强体力活动或锻炼过度。

诊断

定义:血糖≤50mg/dL(2.8mmol/L)称低血糖,2005年美国糖尿病协会(ADA)重新定义:不管是否空腹状态,只要血糖值≤3.9mmol/L就应按低血糖处理。低血糖是2型糖尿病治疗中可能发生的严重并发症。

分型:2005年ADA按症状及严重程度将低血糖分为以下几种类型。

1.严重低血糖:要旁人料理或急诊入院。

2.症状性低血糖:血糖值≤3.9mmol/L伴典型症状。

3.无症状低血糖:血糖值≤3.9mmol/L,但无明显低血糖症状。

4.可疑症状性低血糖:有低血糖症状,但未测定血糖。

5.相对低血糖:血糖值>3.9mmol/L,但有典型低血糖症状,多为糖尿病治疗过程中血糖下降过快引起。

治疗

1.纠正低血糖病因。

2.对症治疗:(1)轻度:可立即进餐,吃水果糖1—2颗或饼干数片。(2)中度:立即进餐或饮糖水250ml左右。(3)重度:如尚能吞咽,家属应立即给予糖水灌服或静推50%葡萄糖40—60ml,5%葡萄糖静脉滴注;立即肌注胰高血糖素1mg。

高脂血症

血脂是血液中所含脂质的总称,主要包括总胆固醇(TC)、甘油三酯(TG)、磷脂及脂肪酸等。不溶于水,在血液中与载脂蛋白结合,形成溶于水的复合物,称脂蛋白。血液中脂质是以脂蛋白形式运转的。高脂血症,即高脂蛋白血症。高脂蛋白血症是指代谢障碍引起的血中脂质增高或组织脂质水平异常。

胆固醇来源分外源性(主要是动物蛋白,人从膳食中摄入胆固醇占全身胆固醇的30%);内源性(肝脏合成胆固醇占70%)。内源性根据脂蛋白分子中蛋白质含量、各种脂质比例,分子大小、不同密度等特征,将脂蛋白分成4类:

1.高密度脂蛋白(HDL、α脂蛋白、α胆固醇):具有阻止胆固醇沉积在动脉内膜上作用,能预防和逆转动脉粥样硬化。是冠状动脉保护因子。

2.低密度脂蛋白(LDL、β脂蛋白、β胆固醇):系由 VLDL 降解而成,其增高可促进和加重动脉粥样硬化。β/α约为2:1。

3.极低密度脂蛋白(VLDL,前β脂蛋白)运送内源性甘油三酯到外周组织。

4.乳糜微粒(cm),作用与 VLDL 相同。载脂蛋白,已发现有8种,其中载脂蛋白 I(APOA$_1$)是 HDL 主要蛋白质。其中载脂蛋白 B(APO$_B$)是 LDL 的主要蛋白质。高脂血症患者则 HDL 降低、LDL 增高,APOA$_1$ 降低,APO$_B$ 增高。一定量胆固醇对完成生理功能起重要作用。

病因

病因未完全明了。高脂血症与遗传因素(基因异常)有关,环境因素:如生活方式与饮食习惯不合理,缺少运动,高脂肪饮食、酗酒是促发因素。胆固醇已肯定是动脉粥样硬化、冠心病的重要危险因素,甘油三酯增高,还不能肯定是否单独能成为冠心病发病因素,但多数学者认为,亦能致动脉粥样硬化。甘油三酯增多与糖尿病,高尿酸血症关系是肯定的。发病率逐年增加。

[WHO 分型]

1970年 WHO 推荐,高脂蛋白血症根据脂质特征、临床特征、预后、治疗反应不同分型:

Ⅰ型(家族性高甘油三酯血症):血浆乳糜微粒升高,主要含有甘油三酯,为常染色体显性遗传,罕见。青少年发病,易发生急性胰腺炎。

Ⅱ型(家族性高胆固醇血症):为常染色体显性遗传,多见,常伴黄色瘤,易发生冠心病,心肌梗死。分两个亚型:Ⅱa型主要是 LDL 升高,Ⅱb型 VLDL、LDL 均升高。

Ⅲ型(家族性β脂蛋白异常血症):主要是 CM 残粒、VLDL 残粒增加,血浆 TG 和 TC 增高,遗传方式不明,少见,易患冠心病。

Ⅳ型(内源性高甘油三酯血症):VLDL 增加、TG 升高,最常见,常呈家族性分布,常伴肥胖和糖代谢异常,高尿酸血症,易患冠心病。

Ⅴ型(混合性高脂血症):不常见,有时为家族性,有内源性和外源性甘油三酯缺陷,可发生重症胰腺炎。

常见为Ⅱ型、Ⅳ型。临床上常简单地分为3型:高胆固醇血症、高甘油三酯血症、混合型高脂血症。

继发性高胆固醇血症:由甲状腺机能减退、垂体机能减退、糖尿病,肾病综合征等引起。

继发性高甘油三酯血症:由急性酒精中毒、甲减、糖尿病、肾病、噻嗪类利尿剂、激素应用等引起。

临床表现

高血脂症本身并无临床症状,主要是各种心脑血管等并发症症状。某些类型高血脂症易患黄色瘤和急性胰腺炎。

诊断

主要依赖实验室检查。检查前1天停用血脂调节药及抗动脉粥样硬化药。有急性发热、应激状态可影响测定结果。应排除继发性血脂异常,肝脏疾病甲减及肾病综合征。

血脂正常值(mmol/L)(mg/dL):

	理想正常值	正常范围	异常(需进行治疗)
T-C(总胆固醇)	<5.2(<200)	≤6.5(250)	>6.5(>250)
TG(甘油三酯)	<1.5(<130)	1.5—1.7(130—150)	>1.7(>150)
HDL(高密度脂蛋白)	≥1.04(≥40)	0.9—1.04(34—40)	<0.9(<40)(男) <1.1(<50)(女)
LDL-C(低密度脂蛋白)*	<3.37(130)	3.37—4.11	>4.11
APOA$_1$(g/L)		1.0—1.6	降低
APOB(g/L)		0.80—1.10	增高

换算公式 TCmmol/L×38.61=mg/dL（mmol/L=mg/dL×0.0259）,TGmmol/L×88.5=mg/dL,HDLmmol/L×38.61=mg/dL

治疗

LDL-C是最主要的调脂治疗目标,应将ASCVD的整体风险作为他汀类药物治疗强度的选择依据。

1.病因治疗:继发性高血脂症主要应病因治疗。

2.一般治疗:医学营养治疗是治疗所有高血脂患者主要手段。强调均衡膳食,限制进食含有高胆固醇和饱和脂肪酸食物,如动物内脏、肥肉、猪油、蛋类、全乳等,可多食低胆固醇和不饱和脂肪酸食物,如玉米、乔麦、豆制品、食物油、鱼类(特别是海产类)、家禽、瘦肉、蔬菜、水果、大蒜等;胆固醇每日摄入量约200毫克,占总热量<30%。老年人不要求严格限制,以防营养不良。

3.药物治疗:调整血脂水平,能改变冠心病进程,使发病率、死亡率明显降低。在合理饮食,控制体重情况下6个月血脂仍高者可用药物治疗。目前治疗药物主要分两大类:

(1)贝特类药:主要用于高甘油三酯血症,也有轻微降胆固醇作用。常用药物有非诺贝特、吉非罗齐、苯扎贝特、益多酯等。

(2)他汀类药:主要用于高胆固醇血症,也有降甘油三酯作用。常用药物有:辛伐他汀、普伐他汀、洛伐他汀、氟伐他汀、西立伐他汀、阿托伐他汀、瑞舒伐他汀、匹伐他汀等。

（3）胆固醇吸收抑制剂：依折麦布，可与他汀类药联用。

（4）其他常用药：烟酸、3-ω 脂肪酸、血脂康、脂必妥、多烯康等。

调脂药剂量按血脂水平和相关并发症，如高血压、冠心病、糖尿病而定，他汀类药长期服用对冠心病能显著降低心脏事件。调脂药物对肝功能有一定影响，服用初期应定期检查肝功能，部分患者虽有一过性轻度 ALT 增高，但停药后 ALT 即恢复正常，有肝、肾功能不全患者应限止使用。肾功能不全患者，若必须用药，以小剂量普伐他汀、阿托伐他汀为宜。他汀类药物偶可引起肌痛、肌炎、肌酸激酶（CK）升高，罕见严重反应是横纹肌溶解症。高脂蛋白血症是一种代谢障碍，往往需长期治疗，应注意安全性，特别是老年患者，一旦发生不良反应，要及时停药。并应定期复查血脂水平。血脂异常患者调脂治疗的目标值，按危险分层有所差别，危险因素多，要求相对严格。若通过干预措施＋单药治疗仍未达标者，则启动强化降脂治疗，包括增加单药剂量、联合应用烟酸类或贝特类、依折麦布治疗。

高血脂症治疗目标：动脉粥样硬化性心脑血管疾病、伴其他危险因素患者、高血压、糖尿病、CKD 患者，LDL-C 应＜1.8mmol/L；DM、CKD、高血压＋1 项危险因素＊＊＜2.6mmol/L；高血压＋3 项危险因素＜3.4mmol/L。血脂不是越低越好，胆固醇重度减低，见于重症肝病，免疫力低下患者，易感染。

＊可参阅 2014《中国胆固醇教育计划　血脂异常防治专家建议》。

＊＊危险因素见第一章冠心病一级预防。

附　代谢综合征

若患者同时伴有高脂蛋白血症、肥胖、高尿酸血症、高血压病、动脉粥样硬化和冠心病等代谢病的几种病或全部患病。现统一称代谢综合征。临床多见。

国际糖尿病联盟（IDF）有关代谢综合征的定义：以中心性肥胖为核心（以腰围进行判断），并合并下列 4 项指标中任何 I 项。1. 甘油三酯水平升高：＞150mg/dL（1.7mmol/L）。2. HDL-C 水平降低：男性＜40mg/dL（0.9mmol/L）、女性＜50mg/dL（1.1mmol/L）。3. 高血压。4. 空腹血糖升高：≥100mg/dL（5.6mmol/L）或已诊断 2 型糖尿病。干预措施：一级干预，饮食热量稍加限制，改变饮食组分、增加运动量和减重。二级干预，二甲双胍、噻唑烷二酮类药物、阿卡波糖应用。

高尿酸血症与痛风

高尿酸血症是一组与遗传相关的嘌呤代谢异常所致的疾病。

病因

高尿酸血症：嘌呤是构成细胞核中核酸的成份，其代谢终末产物是尿酸。在正常情况下，尿酸的产生与排泄处于相对动态平衡，约 2/3 的尿酸经肾随尿排出，余 1/3 随粪便及胆汁排出。因遗传缺陷或某些继发性病因，产生尿酸过多或进食大量含嘌呤食物，超过肾脏排泄能力，或肾脏病引起血中尿酸浓度增高。尿酸可能在代谢综合征中发挥一定的作用，与高血压、左心室肥厚密切相关，高尿酸血症与外周血管、颈动脉、冠状动脉疾病、卒中和血管性痴呆有一定相关性。

痛风：分原发性，病因未明，与遗传关系密切；继发性，可因某些酶缺乏致嘌呤合成增多，或由于慢性肾功能减退、多发性骨髓瘤、某些药物等引起。不是所有高尿酸血症都引起痛风,但高尿酸血症与痛风呈强相关,高尿酸血症程度越重,持续时间越长,尿酸盐结晶沉积和痛风急性发作的机会越多。血尿酸>6mg/dL易致急性肾损伤。痛风多见于中、老年,男性居多。过多尿酸形成尿酸盐结晶可沉积于关节、肌腱内及其周围,而致痛风性关节炎(痛风),尿酸盐结晶沉积于肾间质,可引起痛风性间质性肾炎及尿酸盐性肾结石。

临床表现

1.无症状高尿酸血症:单纯高尿酸血症多无临床症状。

2.急性痛风性关节炎:发病前无任何先兆,轻度外伤、饱餐、过度饮酒、手术、疲劳、情绪紧张、感染以及使用青霉素、胰岛素、利尿剂均可诱发。夜间突然足趾关节剧烈疼痛难以忍受,红肿发热,类似于急性感染是其第一个症状,初期仅侵入拇趾、严重患者常于拇趾关节外侧形成痛风结节(痛风石),后可累及其他关节(踝、膝、腕、肘等关节),并间歇反复发作。呈慢性经过,产生畸形。发作时全身症状有发热、寒战、心悸、白细胞增多,可误诊为急性化脓性关节炎或风湿性关节炎。血尿酸可正常,老年退行性骨关节病急性发作时的疼痛肿胀酷似痛风称假性痛风,以膝关节为多见。慢性痛风性关节炎除疼痛外,可致残疾和关节活动障碍。

3.痛风性肾病:是尿酸盐结晶沉积于肾组织引起的间质性肾炎,早期仅有间歇性蛋白尿和显微镜血尿,后期变为持久性蛋白尿,高血压与其他类型慢性肾炎类似。可发生急、慢性肾功能衰竭。

4.尿路结石:将近1/5患者可发生尿酸盐性肾结石,表现与其他肾结石相同。取石后易复发。

诊断

有典型临床症状时诊断不难,需与其他类型骨关节炎鉴别。血清尿酸测定,应在正常嘌呤饮食状态下,非同日2次空腹测定,男>420μmol/L(7mg/dl)、女>360μmol/L(6mg/dl)、尿尿酸排泄率>3.57μmol(600mg)/d,可诊断高尿酸血症,B超、X线、CT可辅助诊断。

治疗

1.一般治疗:(1)多饮水,每日饮水2—3L。(2)饮食调节:减少富含尿酸食物摄入。(3)控制体重:坚持适当运动。(4)急性发作期注意休息,抬高患肢。

2.药物治疗:

(1)抑制尿酸合成药:可用于原发性和继发性痛风患者,适用于尿酸产生过多型患者,不受肾功能限制,与促尿酸排泄药合用有协同作用。常用药为别嘌呤醇,100mg/片,1—2片/次,3次/d,尿酸浓度降低后(<300umol/L)可小剂量维持,急性关节炎发作时停用,大剂量能引起骨髓抑制。

(2)促尿酸排泄药:主要用于痛风急性发作期及无明显肾功能损害患者,适用于尿酸排泄减少型患者,尤适用于痛风结节较多者。①苯溴马隆,25—100mg/d,是促进从肠道排泄尿酸药物,系微粒化活性炭,在肠道内吸附尿酸、肌酐等有害物质后促进排泄,与别嘌醇合用效果佳,可用于肾功能不全,无明显不良反应。②丙磺舒:属磺胺类药,对磺胺过敏者禁用,可与别嘌醇联用,0.5mg/片,从小剂量开始,1/2 片,2 次/d,逐渐递增,最大剂量为 2 片,2 次/d,长期应用应定期检查血细胞,预防骨髓抑制,肾功能不全、尿路梗阻者不用。

(3)碱化尿液:可服用枸橼酸钾、碳酸氢钠。

(4)痛风急性发作期控制疼痛药物:①秋水仙碱为首选,0.5mg/片,1mg/片,在急性疼痛时服用,具体用法是每 2 小时服 0.5mg,首剂加倍,直到疼痛缓解或出现恶心、呕吐、腹泻等胃肠道副反应后停用,止痛效果明显,常在 12 小时内减轻,48 小时内完全消失,以后减量,1 片,2—3 次/d,维持 2—3 天停药。此药有一定毒性,过量能引起肝、肾功能损害和骨髓抑制。24 小时内总量应＜6mg。秋水仙碱不能阻止痛风石造成的进行性关节破坏,仅是对症药,秋水仙碱的应用强调规范治疗。②非甾体类消炎药有止痛作用,可用于急性发作期,对秋水仙碱不能耐受者尤为适用。通常于餐后服用,可减少胃肠道反应,可使用 2—3 天。③糖皮质激素全身或局部应用,止痛作用迅速,只用于对其他药物疗效不佳或存在禁忌证时,疼痛消失,红肿减轻后即停用。

降尿酸药应从小剂量开始,以防用药量过大导致关节腔内尿酸盐结晶迅速析出沉积,使急性关节炎反复发作。同时伴有高血压、高血脂、糖尿病的患者,若相关症状控制不好,亦影响血尿酸浓度下降及易促发急性发作。乙酰唑胺可用于尿酸盐结石患者,500mg/d,睡前服。

下列药物应避免使用:青霉素、大剂量噻嗪类利尿剂、胰岛素、维生素 B_1、维生素 B_2、维生素 C、阿斯匹林等。

单纯高尿酸血症,无痛风发作患者,一般不必用降尿酸药。

骨质疏松症

骨质疏松症是指全身性渐进性骨量减少,骨微结构改变,使骨强度减弱,易发生骨折。其中骨小梁的减少比致密骨质的减少比例要大得多,而骨小梁的交叉连接结构对骨支撑强度起重要作用。是成年人中最常见代谢性骨病,以老年人及女性居多。因为人体对钙的吸收随增龄而减少。正常成人体内钙含量约 700—1500g,占体重 1.5%—2.2%,其中 99% 存在于骨骼和牙齿中,仅 1% 存在于体液中。而且人体骨量减少每年约 0.3%—0.5%,老年期为 1%,绝经后妇女可达 2%—3%。据报道,＞60 岁人群患病率 22.6%。WHO 规定每年 10 月 20 日是世界骨质疏松日。

病因

骨质疏松症分原发性骨质疏松症与继发性骨质疏松症。

原发性骨质疏松症:又可称老年性骨质疏松症。影响原发性骨质疏松症的危险因素有:老年、绝经后妇女、阳性家族史、瘦小形体(低体重)、绝经过早、缺乏运动、光照不足、吸烟、酗酒、长期低钙、高盐、高蛋白饮食、小肠吸收钙障碍等。

继发性骨质疏松症:可由许多内科疾病引起,常见有肾上腺皮质机能亢进、性腺机能减退、甲状腺机能亢进、糖尿病、类风湿性关节炎、尿毒症(肾性骨营养不良）、多发性骨髓瘤、胃大部切除术后、器官移植手术、长期静脉营养、慢性病的长期卧床，以及某些药物如长期服用糖皮质激素、抗肿瘤药、抗癫痫药、甲状腺激素补充过量等。

临床表现

无并发症的骨质疏松症患者可无症状，或只有轻度骨钻痛，尤其在背部。严重骨质疏松症患者常可在无诱因下或轻微创伤时发生骨折，最常见的是脊柱压缩性骨折，第 8 胸椎以下多见，疼痛常难以忍受，不放射，负重时恶化，有局部压痛，多发性骨折可产生脊柱弯曲，引起慢性钻痛，在下胸椎及腰椎区特别明显。老年人骨质疏松症时，轻微跌倒就可发生股骨颈骨折和桡骨远端骨折，非常多见。骨关节病常与骨质疏松症同时存在，加重疼痛。

诊断

属排除性诊断。骨骼疼痛是一种非特异性症状，脊骨痛特别严重，应警惕潜在严重疾病如肿瘤骨转移可能。双能 X 线吸收法（DEXA）骨密度检测进行骨结构分析，并对骨折做出预测。中老年人应每 1—2 年检查一次。实验室的血钙，血磷测定，并无价值，原发性骨质疏松症患者多属正常范围，明显降低时则要鉴别继发性骨质疏松症，需进一步查明原因。骨源性碱性磷酸酶在骨质疏松症患者中常明显增高，目前有试剂盒可供测定，对合理补钙有参考价值。骨转换标志物（BTM）中的骨形成标志物（PLNP）和骨吸收标志物（CTX）可早期监测骨质疏松症治疗效果的评定，CT、MRI 对鉴别诊断有价值。

治疗

1.一般治疗：（1）饮食补钙最重要，应多进富含钙食品，戒烟、饮酒适度。（2）适当运动。（3）从事户外活动。

2.药物治疗：

（1）钙剂补充：强调科学补钙，食物能满足需要就不必服钙片。

（2）服钙的同时必须补充小剂量维生素 D_3，$25(OH)_2D_3$（骨化三醇），$0.25—0.5\mu g/d \times 4$ 周为一疗程，不能长期连续使用。

（3）二膦酸盐：能抑制破骨细胞活动，同时能减轻骨痛，不能与钙剂同时服用。阿仑膦酸盐 70mg/片，1 片/w。唑来膦酸，5mg1 次/y，伊斑膦酸盐，3mg/支，1 次/3m，静脉使用，对严重骨痛患者有效，注意胃肠道反应。

（4）鲑鱼降钙素：皮下注射，鼻吸入剂可供吸入用，可短期使用。

（5）雌激素：用于围绝经期妇女骨质疏松症，不适宜长期服用，监测药物副作用，尼尔雌醇 1mg/d、雷洛昔芬 60mg/d、拉索昔芬 0.5mg/d、多巴昔芬 20mg/d。

（6）严重患者可用重组甲状旁腺激素片。

【下列情况应予注意】

1.高血压患者在服用钙通道阻滞剂药物同时服用钙片及服用噻嗪类利尿剂患者，服用大剂量碳酸钙均容易产生高钙血症。

2.长期服用乳酸钙，可产生疲劳感。

3.过多的钙可引起肾结石、肾钙化;鼓励多饮水。

4.钙剂能增加洋地黄毒性,服用地高辛患者禁用钙剂。

5.钙剂能降低铁剂吸收,对缺铁性贫血不利。

6.钙剂使肺结核患者服用异烟肼时疗效降低。

水、电解质、酸碱平衡失调

【水代谢平衡失调】

成人体液总量约占体重70%,其中极大部分为水。体液由3部分组成:血浆,占体重5%;组织间液,占体重15%;细胞内液,占体重50%。

计算公式:总体液量=(0.55×kg)+0.51。年龄、性别、肥胖影响着总体液量。

水代谢的体内外交换

摄入:1.饮食、饮水所得。2.食物氧化及组织代谢所产生的水,约300ml/d。

分泌:唾液1500ml,胃液2500ml,胆汁500ml,胰液700ml,肠液3000ml。共计8200ml左右,其中约8000ml被肠道重吸收。

排泄:尿1500—2000ml,大便100—200ml,不显性出汗及肺呼出水分约1000ml,共计2600—3200ml。所以,成人每日需要水分约1500—3000ml(30—45ml/kg)。

水在交换中取得整体的平衡,除上述体内外交换之外,还有消化道的自身交换,血浆和细胞间液的交换和细胞内外之交换。

水代谢平衡调节机制

神经内分泌调节:抗利尿激素(ADH)促进肾脏水的重吸收,是主要的失水保护机制。

肾脏浓缩稀释功能:肾小球过滤和肾小管重吸收。

电解质对渗透压的平衡调节:电解质是在体液内起渗透作用的主要溶质。

包括失水(脱水)和水过多(水中毒)。本节主要简述脱水。

脱水类型

脱水类型及临床表现

	高渗性脱水 (单纯性失水)	低渗性脱水 (单纯性失盐)	等渗性脱水 (水、盐均有丧失)
病理生理	少见,无显著电介质丧失,主要为细胞内失水	不多见,细胞内水肿,细胞间液容量↓>血浆容量	最常见,细胞外液容量↓,常伴有酸碱平衡失调,细胞内外失水伴失盐
血钠 mmol/L	>145	<135	≈135—145
血浆渗透压 * mOsm/kg·H$_2$O	>300	<270	≈290

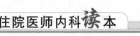

	高渗性脱水 (单纯性失水)	低渗性脱水 (单纯性失盐)	等渗性脱水 (水、盐均有丧失)
病因	脑疾病,如糖尿病高渗性非酮症昏迷	高温、热痉挛,脱水患者仅补水分	急性感染、吐泻、胃肠引流、大量出汗、利尿剂过量应用,糖尿病酮症酸中毒,慢性肾衰,急性肾衰恢复期
临床表现	口烦渴(失水>2%体重时即出现口渴症状)、软弱、口唇干燥、眼眶凹陷、尿少、消瘦、高热	口不渴、头昏、疲劳、厌食、恶心、呕吐、血压下降、直立性晕厥	前两类型脱水症状均可产生,无烦渴,严重时出现周围循环衰竭
尿比重	↑	↓	↑↓
尿氯化钠(受肾功能影响)	有	无	有
处理原则	0.45%Nacl(低渗)	3%Nacl(高渗)	等渗液 0.9% Nacl+5%G-S (2:1)

　　*血浆渗透压计算公式:血浆渗透压$(mOsm/kg、H_2O)=2[(Na^+)mEg/L]+[(Glu)mg/dL/18]+[(Bun)mg/dL/2.8]$。

　　血清渗透压浓度:$(mOsm/kg、H_2O)=2(Na^+)mEq/L+(K^+)mEq/L]+[(Glu)mg/dl/18]+[(Bun)mg/dL/2.8]$。

　　正常参考值:$290mOsm/kg、H_2O$。

　　脱水程度估计

　　轻度脱水:失液量<5%/体重(2%时可无症状),表现为口渴、疲乏。估计补液量 40ml±/kg/d。

　　中度脱水:失液量 5%—10%体重。除口渴外,有口唇干燥、尿少、疲乏、憔悴、血压开始下降。估计补液量 60ml±/kg/d。

　　重度脱水:失液量>10%体重。除上述症状外可产生休克、烦躁等神经精神症状,周围循环衰竭,肾损害,肾衰、甚至尿闭。估计补液量>80ml/kg/d。

　　由于体液内水钠同时存在,水钠代谢紊乱也常同时存在。任何水的容量改变,无论失水或水过多,必然导致钠浓度改变,意即是血容量改变。所以,脱水必然引起血容量不足。

　　【电解质平衡失调】

　　电解质与血浆渗透压在分析脱水性质及电解质失调中有着重要意义。分述如下:

　　低血钠症:血清钠<135mmol/L。

　　病因:

　　1.摄入减少,补液时钠盐不够。

　　2.排泄增加:吐泻,过度利尿,出汗过多,渗漏出液抽吸损失。

　　3.水滞留:肝硬化腹水、心衰、晚期肾衰。

　　4.内分泌疾病:糖尿病酮症酸中毒,甲状腺机能减退,阿狄森氏病等。

　　按病因分:

　　低渗性低血钠症:

1.低容量性低血钠症:主要是机体液体丢失。如吐泻、大量出汗、胃肠引流、造瘘、过度利尿、渗透性利尿剂、失盐性肾病等。

2.高容量性低血钠症:常见于心力衰竭、肝硬化腹水、肾衰、限钠盐和利尿剂有关,腹水(稀释性低血钠症)。

3.正常容量性低血钠症:主要是细胞内积水,临床无水肿,见于抗利尿激素分泌不当综合征,肿瘤、中枢神经系统疾病,甲状腺机能减退,肾上腺皮质功能减退、妊娠。

高渗性低血钠症:包括高血糖、甘露醇试用。

正常渗透压性低血钠症(假性低血钠症):高脂血症、高蛋白血症、MDS。

临床表现:最常见精神萎靡、肌阵挛,特别是腓肠肌,心率增快,血压下降,严重低血钠症患者可出现明显神经精神症状,低钠性昏迷,周围循环衰竭、休克等,常同时存在脱水与酸碱失平衡。

治疗:

1.主要是原发病治疗,无症状低血钠症一般不必治疗。

2.低容量性:常同时伴有脱水,以生理盐水为主等渗液纠正血容量,有低血压者补充胶性液(白蛋白、血浆)。

3.高容量性:控制出入液量,利尿剂应用。

4.正常容量性:必要时酌情使用高渗盐水。

高血钠症:血清钠＞145mmol/L。

病因:1.低容量性高血钠症:如吐泻、大量出汗、烧伤、渗透性利尿剂应用过多等。2.高容量性高血钠症:盐皮质激素过多,高渗盐水过量等。3.正常容量性高血钠症:尿崩症等。

临床表现:主要表现为烦渴,严重时脑细胞肿胀引起一系列神经精神症状。处理不当死亡率高。

治疗:

1.原发病治疗,限制钠盐摄入。

2.高容量:主要是补充水份,以5％葡萄糖液为主,同时给予利尿剂。

3.正常容量和低容量:5％葡萄糖液或0.45％低渗盐水混合液,如合并有严重酸中毒(PH＜7.10)可加用碳酸氢钠。

低血钾症:血清 K^+ ＜3.5mmol/L。

病因:分缺钾性、转移性及稀释性,以缺钾性为多见。可由于:

1.摄入不足:禁食患者,严格节食减肥者。

2.排泄过多:吐泻、大量出汗、尿路失钾。

3.疾病:低血钾性家族性周期性麻痹,原发性醛固酮增多症,甲状腺机能亢进,肾小管酸中毒等。

4.与药物相关:洋地黄中毒,失钾性利尿剂应用,大剂量长期糖皮质激素应用,胰岛素过量等。

临床表现:腹胀、肠麻痹、肌无力、腱反射减退或消失,心律失常、多种类型心律失常均可产生,以室性早搏,心动过缓,房室传导阻滞多见,严重时出现室性心动过速,甚至室颤。血 $K^+ < 2mmol/L$ 时可产生上行性肌麻痹、呼吸肌麻痹。EKG 可出现:S—T 段下降,T 波改变,Q-T 间期延长,U 波出现是低血钾的特征性表现。

治疗:

1.治疗原发病。

2.补充钾盐:(1)能口服者尽量口服,10％氯化钾 10—20ml,3 次/d(3—6g/d),氯化钾缓释片 1—2 片,2 次/d,中重度低血钾患者可口服＋静脉滴注补钾。(2)静脉补钾常规浓度为 2—3g/1000ml 液体,极重度低血钾患者(血 $K^+ < 1.5mmol/L$)高浓度快速微泵补钾时需心电监测。(3)补钾速度不宜过快。

高血钾症: $> 5.5mmol/L$。

病因:

1.假性高血钾症:溶血、白细胞增多,血小板增多。

2.酸中毒,高渗、高血糖伴胰岛素缺乏,烧伤、严重挤压伤、急慢性肾衰。高钾性家族性周期性麻痹等。

3.药物:如 β-受体阻滞剂、ACEI、洋地黄中毒,滞钾利尿剂等。

临床表现:少见。最初无症状,严重高血钾表现为心脏毒性—心律失常:窦性静止,高度房室传导阻滞、室性自搏心律、室颤致心跳骤停。EKG 高耸 T 波,Q-T 间期缩短为其特征。

治疗:

1.原发病治疗。

2.钙剂拮抗:10％葡萄糖酸钙 10—20ml＋50％G.S 20ml 静推,起效快,降钙素皮下注射 0.5—1μg/d×7d。

3.5％碳酸氢钠 10—20ml 静推后,250ml 静滴,伴代谢性酸中毒适用。

4.葡萄糖、胰岛素治疗;

5.呋噻咪针 40—80mg 静注。6.重症患者应立即透析治疗。

【酸碱平衡失调】

在生理情况下体液中之酸碱物质处于动态平衡状态,其表示之比值称酸碱度—PH,主要由重碳酸盐及碳酸之比例决定,其比值是一个常数。正常值为 7.35—7.45。其阈值为 6.8—7.8,<6.8 或>7.8 皆可导致死亡。

酸碱平衡调节机制

体液缓冲系统:

1.重碳酸盐系统, $H_2CO_3/BHCO_3$。

2.血红蛋白及血浆蛋白系统:主要为红细胞内之调节。

3.磷酸盐系统:次要作用。

4.氯:较重要,参与血红蛋白氧化还原作用。

肺调节:呼出 CO_2,以减少酸性, $H_2CO_3 \rightarrow H_2O + CO_2$。

肾调节:

1.排出代谢产生的酸性物质,尿呈酸性。

2.远端肾曲小管产生 H^+ 与 $NH3^-$,重吸收钠。

酸碱平衡失调定义:PH<7.35 为酸中毒,>7.45 为碱中毒。

常见酸碱平衡失调

常见酸碱平衡失调病因、临床表现、治疗

类型	病因	临床表现	治疗
代谢性酸中毒	感染、饥饿、吐泻、胃肠引流、酮症、甲亢危象、肾功能不全、肾小管性酸中毒、休克	原发病表现、轻度无症状。倦怠、恶心、呕吐、PH<7.2,呼吸深而快,典型 Kussmaul 氏呼吸,口唇樱红,心律失常,失水常同时存在。	1.原发病治疗。2.纠酸:轻度无须处理,补充 N.S/G..S 纠正后,常自动恢复。PH<7.2静脉输注 5%碳酸氢钠溶液,首剂补充总液量 1/2。PH 达到 7.2 即可。快速纠正酸中毒易致低血钙,可加用葡萄糖酸钙,酸中毒纠正后,易致低血钾,必要时加用氯化钾。3.维持水、电介质平衡
代谢性碱中毒	持续吐泻、过度利尿、过多补碱	原发病表现、肌无力,姿位性眩晕,手足麻木,面部及肢体肌肉小抽动(游离钙下降)、多尿、麻痹(低钾)等。	1.原发病处理。2.心、肾功能良好,N.S 滴注;对氯化钠不能耐受,严重碱中毒应用 0.1—0.2%盐酸(稀盐酸),易引起静脉炎。3.低血钾补氯化钾,以口服为主。4.碱中毒伴高血钾,透析治疗
呼吸性酸中毒	COPD、气胸、肺心、右心衰	肺心脑病症状,呼衰,头痛,呼吸急促,烦躁,扑翼状震颤,肌陈挛,谵妄,昏迷等代谢性脑病症状。	1.原发病治疗。2.改善通气。3.纳络酮注射,不宜用碳酸氢钠。4.维持水、电解质平衡
呼吸性碱中毒	过度换气、发热、中枢神经感染、癔症	明显呼吸困难,呼吸深长,叹息样呼吸;由癔病引起者表现为频数浅表快速呼吸,紫绀。	1.处理原发病。2.维持水、电解质平衡。3.对症处理,一般无需处理碱中毒

酸碱平衡失调实验室检查

类型	PH	HCO_3^-	BE	$PaCO_2$	Na^+	K^+	Cl^-
代谢性酸中毒(失代偿)	↓	↓	↓	↓(代偿)	↓	↓	N↑↓
(代偿)	N						
代谢性碱中毒(失代偿)	↑	↑	↑	↑(代偿)	↑↓	N↓	↓
(代偿)	N						
呼吸性酸中毒(急性期)	↓	N↑	↑	↑↑(AB>SB)			
(慢性期)	N	↑↑					
呼吸性碱中毒(急性期)	↑	N↓	↓	↓↓(AB<SB)			
(慢性期)		↓↓					

＊N:正常,↓:减低,↓↓:明显减低,↑:增高,↑↑:明显增高。

酸碱平衡机理十分复杂,恒定的酸碱平衡是保持细胞正常代谢的重要条件。在危重症抢救中及时识别酸碱失衡并正确处理是危重症抢救成功的重要保证。酸碱失衡的识别主要依靠血气及电解质分析。

　　＊动脉血气分析(血气分析):

　　通过物理仪器分析动脉血内氧和二氧化碳压力和酸碱度,对评价呼吸生理现象和体内酸碱指标有重要意义,静脉血也可做血气分析,唯 FaO_2、SaO_2 值甚低,其他指标仍有参考意义。常用指标有:

　　1.酸碱度(PH):正常值为 7.35—7.45,＜7.35 为酸中毒,＞7.45 为碱中毒。

　　2.氧分压(PaO_2):正常值为 95—100mmHg,＜80mmHg 为低氧血症,＜60mmHg 为中度缺氧,＜40mmHg 为重度缺氧。

　　3.二氧化碳分压($PaCO_2$):正常值为 35—45mmHg,反应肺泡通气量大小,增高表示氧不足,二氧化碳滞留,减低表示通气过度。

　　4.HCO_3:正常值 22—26mmol/L,受肾调节,增高提示呼吸性酸中毒或代谢性碱中毒;减低提示呼吸性碱中毒或代谢性酸中毒。

　　5.AB(实际碳酸氢盐):受代谢与呼吸影响,正常时 AB＝SB,呼吸性酸中毒时 AB＞SB(表示 CO_2 潴留),反之呼吸性碱中毒时 AB＜SB(表示 CO_2 过多排出。

　　6.标准碱(SB、标准碳酸氢盐):正常值为 22—26mmol/L,意义同 HCO_3^-)。

　　7.剩余碱(BE):正常值为 ±2.5—3mmol/L,是代谢性酸碱平衡重要指示,正值上升提示代谢性碱中毒,负值增加提示代谢性酸中毒。

　　8.缓冲碱(BB):正常值 45—55mmol/L,是反映代谢性酸碱平衡可靠指标。

　　9.氧饱和度(SaO_2):正常值为 90—100％,低氧血症时氧饱和度可降低,欠敏感。PaO_2/SaO_2 值称氧解离曲线。

　　10.阴离子间隙(Ag)＝Na^+－($Cl-HCO_3^-$):正常值为 8—16mmol/L(平均 12mmol/L),增高提示酸中毒,减低提示碱中毒。

第六章 神经系统疾病

第一节 神经系统疾病检查与诊断程序

【神经系统疾病检查程序】

神经检查：包括脑、脊髓神经支配部位的感觉、运动和反射。先上后下，先运动、反射，后感觉检查，需左右、上下对称比较。

高级神经活动检查(精神状态)：指意识、认知功能，包括定向力、注意力、自知力、书写、语言、计算、逻辑能力，情感情绪评价等。

可参阅《简易精神状况量表》

颅神经检查：

Ⅰ 嗅神经：为感觉神经，传导嗅觉，如损伤可引起嗅觉脱失、过敏、异常，两侧嗅觉减退无意义。

Ⅱ 视神经：为感觉神经，传导视觉，查视力、视野、色觉、眼底。如损伤可引起偏盲、视神经炎、视神经乳头萎缩、水肿、视网膜炎、变性、动脉硬化等。

Ⅲ 动眼神经、Ⅳ 滑车神经、Ⅵ 外展神经：为运动神经，共同管理眼球协调运动，如损伤可引起外斜视、复视、上眼睑下垂、眼睑抽动、眼球震颤、眼球浮动、瞳孔调节功能障碍。

Ⅴ 三叉神经：为混合神经，感觉纤维管理面部及口腔粘膜知觉，角膜反射，额、面、颊痛觉，如损伤，上述知觉消失；运动纤维管理咬肌颞肌运动，如损伤，张口时下腭向患侧偏斜，咬肌颞肌运动消失，牙关紧闭。

Ⅶ 面神经：为混合神经，管理面部表情动作、皱眉、闭眼、露齿、鼓腮、吹气及舌前 2/3 味觉、支配泪腺、唾液腺功能。如损伤，中枢性麻痹时引起颜面下半部麻痹，口角歪向患侧，皱眉、闭目正常；末梢性麻痹时引起上下部麻痹，不能皱眉、闭眼(兔眼)。

Ⅷ 听神经(听神经、前庭神经)：为感觉神经，查 Riner(林奈)试验、Weber(韦渤)试验、眼动试验。管理听觉、位觉和前庭功能，如损伤，引起眩晕、耳鸣、恶心呕吐、心动过缓。

Ⅸ 舌咽神经、Ⅹ 迷走神经：为混合神经，共同管理咽部知觉及运动、舌后 1/3 味觉。如损伤，引起咽麻痹、吞咽困难、鼻音、构音障碍、声音嘶哑。

Ⅺ副神经:为运动神经,管理斜方肌、胸锁乳突肌运动,如损伤,不能耸肩,上臂落下困难。

Ⅻ舌下神经:为运动神经,管理舌运动,如损伤伸舌偏向患侧、舌肌萎缩、肌束颤动等。

运动检查:

自主运动(随意运动):指随意识之支配而产生的运动。如损伤引起肌麻痹和肌营养不良。检查有无偏瘫、单瘫、截瘫、四肢瘫、交叉性瘫(一侧颅神经麻痹与对侧偏瘫)。

不自主运动(不随意运动):指不随意识之支配而产生的异常运动。检查方法主要依靠观察。如损伤产生锥体外系统症状,包括抽搐(痉挛)、扭转性痉挛、震颤、肌纤维颤动、舞蹈样动作、手足徐动症、抽动症、惊厥等。

肌张力:减退见于周围神经损伤、小脑损伤。增强:痉挛性增强见于锥体束损害;强直性增强见于锥体外系统(苍白球、黑质)损害。

肌力:有无减退。0—5级分级法:0级,无肌肉收缩,肢体不能移动;1级,有肌肉收缩,无肢体移动;2级,肢体能移动,不能抵抗重力;3级,肢体可抵抗重力,不能抵抗阻力;4级,能抵抗阻力,较正常稍差;5级,肌力正常。

肌营养:周围神经损害可引起肌营养不良,出现肌萎缩。

共济运动:检查方法,指鼻试验、闭目难立试验(Romberg 氏征)、跟膝胫试验,有无平衡失调。常引起特征性步态:偏瘫步态(脑卒中后遗症)、共济失调步态(小脑疾病)、慌张步态(帕金森病)、摇摆步态(进行性肌营养不良症)、跳跃步态(遗传性共济失调)。

反射检查

浅反射:腹壁反射、提睾反射、足蹠发射。消失、迟钝属病理性。

深反射:肱二头肌反射、肱三头肌反射、桡骨膜反射、膝反射、踝反射、霍夫曼征(Hoffmann 征)、Rossolimo 征,亢进、迟钝、消失属病理性。

病理反射:巴彬斯基(Babinski)征、夏道克(Chaddock)征、欧本汉姆(Oppenhim)征,阳性为病理性(提示锥体束损害)。

植物(自主)神经反射:(1)竖毛反射:用弱电流、寒冷物质(如冰)刺激患者皮肤或刺耳的尖叫声,若引起竖毛反射提示交感神经兴奋性增强。(2)眼心反射:用徐缓而逐渐加强之力压迫眼球 20—30 秒,心率减慢>12 次/分,提示迷走神经兴奋性增强。(3)皮肤划痕试验:若引起白色划痕,提示毛细血管紧张度增高;呈红色划痕,提示毛细血管紧张度减低。

感觉检查

损害程度描述分感觉缺失(麻木)、减退、异常。

浅感觉:痛觉、温觉、触觉。

深感觉:位置觉、震动觉。

复合感觉:触觉定位、两点区别觉、实体辨别觉。

* 运动、反射、感觉检查方法见专著。

【神经系统疾病诊断程序】

定位诊断(解剖诊断):(1)运动定位诊断:上运动神经元瘫痪或下运动神经元瘫痪。(2)感觉定位诊断:分皮质型、脑干型、脊髓型、末梢型、周围神经病变。

定位诊断还应考虑,病灶是单发还是多发,病灶局限于神经系统还是继发于全身系统性疾病。

定性诊断(病理诊断):炎性,血管性,外伤性(起病较急);变性,肿瘤、中毒、代谢、免疫异常、先天遗传性(起病较慢)。

第二节　常见症状

头　痛

头痛是许多疾病的一个症状,发病机理十分复杂。

病因

分功能性头痛(原发性头痛)与器质性头痛(继发性头痛)两大类:

【功能性头痛(原发性头痛)】

偏头痛:常有家族史,临床表现以周期性反复发作性搏动性头痛为主要特征,常居一侧,女性居多,常起病于青春期。在发作前可有先兆症状,如见闪光、某种颜色幻觉,也可有视野缺损、失语、感觉异常、精神错乱、四肢乏力等。有的在先兆症状消失后头痛即发;有的在头痛时这些症状并不消失。在不同患者中症状多变,但在同一患者中每次发作症状相同,发作时还可伴胃肠功能障碍,如恶心、呕吐、腹痛,历数小时至数天缓解。发作频率可每日数次或几月 1 次不等,间歇期如常人。有的患者可无先兆症状,或表现为某种特殊类型(如偏瘫型偏头痛)。疲劳、情绪紧张、吸烟、饮酒均可诱发,睡眠能缓解偏头痛。

紧张性头痛(肌收缩性头痛):

1.发作性紧张性头痛:每年可有 10 次左右发作,发作天数少于 180 天/年,每月少于 15 天。

2.慢性紧张性头痛:6 个月以内平均头痛频度大于 15 天/月,全年大于 180 天。

3.不符合以上标准的紧张性头痛:青壮年女性多见,可延续至老年,较常见。工作压力重,情绪紧张等心理因素常为诱发原因。故曾称为压力性头痛、心因性头痛。

头痛性质为重压感、紧箍感、牵扯痛、胀痛,多数位于额、顶、颞部,也可为全头皮痛,大多为双侧性,可伴或不伴有肌肉触痛或颅周压痛,梳头、戴帽可加重,可伴头晕、失眠、烦躁、头部及颈部活动受限,多见于神经症患者。

丛集性头痛:有人认为是偏头痛的一个亚型。男多于女,年青时起病,至老年后逐渐减少。临床表现为剧烈的密集性头皮痛。每天相同时间单侧眶颞部头痛,位置深,较严重,通常有流泪、面红、鼻塞、流涕等过敏性反应,持续半小时至3小时左右消失,间歇期为数周至数年。

【器质性头痛(继发性头痛)】

炎症性头痛:如脑膜炎、脑炎、脑脓肿、急性副鼻窦炎、中耳炎、乳突炎及全身性感染性疾病致发热等均可引起。

血管性头痛:如高血压急症、卒中、脑血管畸形、少见的颞动脉炎。

外伤后头痛:都有明确的外伤史,若头痛逐渐加重,出现呕吐、意识改变者应警惕颅内血肿可能。

占位性头痛:脑肿瘤多见,头痛呈固定部位,进行性加重,后期有呕吐等颅内高压症状,按肿瘤部位不同而体征不同。

颈性头痛:由于颈椎退行性病变引起,有时头痛是颈椎病唯一表现。一侧或两侧性,头痛常位于枕颈部,可向额颞部扩散,疼痛性质似紧张性头痛,颈部活动可加重,常伴有肩臂、手部麻木、疼痛,实际上也是肌收缩性头痛一种。

其他原因引起头痛:如中毒、癫痫、肺性脑病、尿毒症、低血糖、挥发性毒气接触、安眠药及烟草戒断症状等引起的头痛。

诊断头痛必须先排除器质性头痛,下列情况应引起重视,多数提示器质性疾病引起头痛:突然发生剧烈头痛,使人难以忍受或伴肢体抽搐及活动不灵;头痛伴发热、恶心、呕吐、视力障碍、精神失常、神智不清;既往每天或经常发生头痛,近期头痛性质、方式突然发生改变;咳嗽、大便、弯腰后明显加重;从睡眠中痛醒。

诊断头痛必须了解:头痛部位、头痛性质、头痛时间及频率、头痛程度、起病快慢、诱发加重与缓解的因素。还应注意的是轻微的头痛可能潜伏着严重疾病,剧烈头痛可能查不出大问题,脑瘤也可没有头痛。CT及MRI对不明原因头痛有重要诊断价值。

* 头痛持续>6个月,在排除器质性疾病后且伴有多种躯体症状时,要考虑患者是否合并了重度抑郁症。

眩 晕

主观性眩晕:患者主观地感觉到自己在空间内转动。客观性眩晕:周围的东西绕自己在转动,常伴有平衡障碍。假性眩晕:通常的头昏、头晕是仅感觉到头昏眼花、头重脚轻、摇晃跌倒感,但不偏向一侧,无恶心、呕吐,也无眼球震颤,它常与脑功能改变、神经症、心血管及某些全身性疾病有关,与本节所讲的真性眩晕不同。

正常的机体平衡与定向功能有赖于视觉、位置觉(来自关节和肌肉本体感觉)及前庭系统的协同作用来完成,其中前庭系统对机体姿位平衡维持最重要。当前庭系统受到各种病理刺激时就会产生眩晕。按病因可分:

1.前庭系统性眩晕:(1)周围性(耳、神经源性):如梅尼埃病、良性发作性位置性眩晕、晕动病(如乘飞机、轮船、汽车时的眩晕)、急慢性迷路炎、前庭神经炎、急性咽鼓管阻塞、庆大霉素、链霉素等内耳药物性中毒、听神经瘤等。(2)中枢性:如椎基底动脉血供不足,大脑、小脑、脑干部位的肿瘤、梗死、出血。

2.非前庭系统性眩晕:颈椎病、神经症、贫血、头部外伤、心血管疾病、全身中毒、代谢、感染性疾病均可引起。

【引起眩晕的常见疾病】

1.梅尼埃病:表现为突然、陈发性旋转性眩晕发作,持续数分钟、数小时至数天,可见水平或水平旋转型眼球震颤,震幅小,与眩晕方向一致,伴单侧耳鸣、耳胀满感、进行性耳聋、恶心,严重时呕吐,无意识丧失。在病情发作之后平衡和听力完全正常,由于内耳淋巴液滞留所致。发作时低盐饮食及利尿剂服用可能有效。老年妇女服用雌激素有时与本病有关。

2.良性发作性位置性眩晕(BPPV):是最常见周围性眩晕。可由外伤、老年退化、血供不足等原因引起。也可继发于梅尼埃病、突发性耳聋、偏头痛和糖尿病。其特点是头部在一定位置如躺卧、翻身、头向后倾斜时,产生突发性阵发性眩晕及眼球震颤,好像自己要掉下床的感觉。严重时可出现呕吐,症状持续数秒至数十秒,重复该头位时眩晕可再度出现,无听力及前庭功能障碍,采取某特定头部位置,眩晕可突然消失。其原因是内耳耳石从椭圆囊脱落而坠入半规管中所致,管内淋巴液失衡引起。当采取某一头位,耳石恢复原位,眩晕自行消失。治疗可用手法复位,但常难操作。近有 SRM—4BPPV 诊断治疗系统问世。继发性者则病因治疗。

3.椎基底动脉血供不足:＞50 岁有高血压及脑动脉硬化患者如突然出现眩晕,应首先考虑本病。神经系统中的前庭神经核在脑干中为最大核块,供应其血液的基底动脉深穿枝较小,内听动脉迷路分支是终未动脉,无吻合支,所以椎基底动脉系统即使有微小的血压、血流动力学变化即可出现前庭功能障碍引起眩晕,称椎基底动脉血供不足。伴严重颈椎病患者更易发生。眩晕常于黎明起床或夜间小便时突然发生,为旋转性眩晕或为固定物体向一侧运动的感觉,眼球震颤振幅粗大,方向多变,与眩晕方向可不一致,无明显耳鸣、耳聋,发作初期可恶心、呕吐,持续时间较久,严重者可数月以上,无先兆,不伴意识丧失,因有一时性四肢肌张力消失,在站立或行走时发病可跌地。测量血压,做头颅多普勒血流超声图(TCD)、颈部血管彩超、颈椎 MRI 及五官科的相关检查可与梅尼埃病区分。本症是卒中独立危险因素。

4.颈性眩晕:由于颈椎骨质增生、椎间盘膨出,韧带纤维粘连,钙化等因素,压迫椎动脉和交感神经引起。颈椎病引起眩晕多数当颈部朝某个方向转动时突然发生,随颈部复原,眩晕很快消失,发作时患者头部活动受限。患者在睡眠中由于颈部位置不当或枕头过高,椎动脉受压时间较长,在半夜或清晨眩晕可发作,而且持续时间较长,严重眩晕可在回头转颈时发生突然倒地(颈性猝倒)。颈性眩晕与椎基底动脉血供不足性眩晕可混合存在。

眩晕是内科很常见症状,但眩晕的病因诊断有时甚为困难。据一组资料报导:周围性前庭神经病变占 44%,中枢性前庭神经病变占 11%,精神因素占 16%,其他原因占 26%,原因不明占 3%。孤立性眩晕多数属良性。

诊断眩晕首要是详细询问病史,眩晕开始时间,是否为突然眩晕,有无伴随症状,有无诱发或加重因素,既往有无类似发作史,做出初步评估,然后进一步检查做出诊断,如病因诊断有困难,可统称眩晕综合征。治疗当以病因治疗为主。

意识障碍

意识是大脑功能活动的综合表现,机理非常复杂,正常人意识清醒、思维活动正常,语言准确,对周围环境各种刺激反应敏锐。但当大脑功能的整体或弥漫性障碍时,对于自己或周围环境不能正确、清晰或完整地认识,则出现意识障碍。意识障碍可短暂或持久,可轻可重。主要病理基础是脑缺血、缺氧、中毒、能量供应不足,引起细胞代谢紊乱,脑活动功能低下,表现为抑制状态。按病因可分:

1.颅内疾患:如脑卒中、高血压急症、脑肿瘤、脑外伤、癫痫、颅内感染、痴呆等。

2.颅外疾患:如各种心脏病致心源性休克,内分泌代谢性疾病如高血糖、低血糖、甲状腺机能减退,肺、肝、肾疾病晚期引起的脑病,以及各种感染高热、酒精中毒、药物戒断症状、中暑、触电、溺水、严重感染均可引起。

【临床类型】

1.嗜睡:是最轻的一种意识障碍,表现为反应迟钝,经常处于睡眠状态,但可被轻微刺激唤醒,能正确应答,但又很快入睡。

2.意识模糊:除嗜睡外,还可出现精神症状,对环境刺激做出错误反应,如错觉(客观存在的物体被错误地认识)、幻觉(看见或听见客观不存在的物体或声音)、定向障碍(对人物、时间、地点均不能正确认别)、思维紊乱、记忆模糊、语言不联贯等,但无躁动状态,事后不能回忆,可在癫痫、酒精中毒、谵妄时发生。意识模糊较轻时可称朦胧状态。

3.烦躁:即患者处于躁动不安状态。按严重程度分为三级:(1)行为明显活跃,但经语言劝导可使之安静。(2)行为过度或持续活跃,语言劝导不能使之安静,但尚不需约束。(3)行为激烈,需约束。病情进一步发展可转为谵妄,也可为谵妄转为清醒前的一种状态。

4.谵妄:即急性精神状态的改变和波动的病程,注意力不能集中,思维紊乱和认知功能、意识状态的改变。在意识模糊基础上突然出现极度兴奋、躁动,定向障碍、幻觉、错觉、糊言乱语,多数伴有激惹与惊恐反应,睡眠障碍。是一种急性可逆性器质性精神障碍,在诊断时必须区别为器质性疾病,抑或功能性精神疾病。

5.昏睡:指患者对外界无反应,给予强烈、重复刺激才能暂时清醒,醒后表情茫然,答非所问,一旦刺激中止,迅速转入深睡状态,但痛觉等反应和某些生理性反射尚未消失,属昏迷前状态。

6.昏迷:指患者无任何反应,无自觉运动,呼之不应,不能用任何刺激唤醒,痛觉及某些生理反射迟钝或消失。分浅昏迷、深昏迷,是意识障碍严重阶段。

7.植物状态:病因常为严重缺氧性脑病、脑炎、中毒和严重脑外伤(多见)等引起。表现为大脑皮层功能受损而脑干和间脑功能仍保持的一组症候群。临床表现为:患者无意识内容,但保留自主反射、运动反射及睡眠觉醒周期,可有眼球运动、打哈欠,但失去自我对周围环境的知觉,血压、心肺功能正常,上述症状>3个月称植物状态,>1年呈持续植物状态。预后差,若有良好医护照料,能延长生存期。

＊去皮质强直(去皮质综合征):病因及临床表现与植物状态相似,唯有去皮质强直姿态,表现为上肢屈曲内收,腕及手指屈曲,两下肢强直,足向下屈曲,四肢肌张力增高,锥体束征呈阳性。

＊无动性缄默征:常见于脑干梗死,大脑皮质及其传出通路正常,由于脑干和丘脑的网状激活系统受损,患者能注视周围环境及人物,貌似清醒,但不能言语及活动,肌张力减退,锥体束征呈阴性,对强刺激无意识反应,觉醒—睡眠周期存在,大小便失禁。

烦躁和谵妄均为意识障碍的兴奋相。嗜睡、昏睡、昏迷则属于抑制相。

意识障碍的诊断必须依靠家属提供详细病史,既往疾病史及客观全面体格检查和有选择性的实验室相关检查,才有助于及时诊断,但有时还会发生困难。任何一种意识障碍都属危重急症,需慎重诊断,及时明确病因,从而进行有效治疗。

运动障碍

1.痉挛(抽搐):指成群肌肉不随意强制性、陈挛性的收缩。分全身阵挛性痉挛和全身强直性痉挛、全身强直阵挛性痉挛、局限性痛性痉挛(乍克森氏癫痫)、癔病性痉挛。

2.震颤:指肌肉按一定形式重复收缩,放松而引起的有节律与交替性的振荡式不自主运动。震颤特征:

(1)静止性震颤:在静止或休息时发生,如帕金森病。

(2)动作性震颤(意向性震颤):在运动时发生,如小脑性震颤,运动时震颤速度不快,振幅粗大,不规则,越接近终点,震颤越明显。

(3)姿势性震颤:肢体在维持一定姿势时出现的震颤,如甲亢患者平伸双手时的震颤,频率快而振幅小。

(4)全身性疾病引起的震颤:CKD,肝昏迷,急、慢性酒精中毒及癔病时的震颤,都有明确的病因,及相应震颤特征。

＊生理性震颤　正常人在过度疲劳、激动、愤怒、兴奋时可出现小而有节律性快速颤动,可涉及眼睑、面肌、舌、躯干和下肢等部位。

＊老年性震颤(原发性震颤)　为细微而快速的震颤,初在情绪紧张时出现,安静时消失,后安静时也可出现,以头、下颌部、口唇多见,但一般无肌张力增高,有生动面部表情,正常运动速度,没有步态障碍。

3.舞蹈样运动＊:是肢体远端或面部的非节律性、不规则、快速的不抑制性自主运动。

4.扭转性痉挛＊:指身体与躯干的怪异性扭曲运动,肌张力不全,表现为高低不一致。

5.手足徐动症*:是一种主要发生在远端肢体的非节律性、缓慢的弯曲扭动,近端肢体常同时受累,形成一连串流动性动作。

6.抽动症:指特殊的、非节律性、快速、可抑制及不断重复的动作,在无意识状态下发生,但可短暂的有意识的控制。

7.肌阵挛:指一块或一组肌肉由同时发生非节律性、快速的不可抑制的短暂、闪电样收缩。

8.肌纤维颤动:指单个肌纤维和肌纤维束之细小颤动,于皮下可见。

9.惊厥:指强直性昏厥样肌肉僵硬状态。

* 属不自主运动的强迫运动,为基底节,尤其是纹状体病变,受外界刺激影响而加强,睡眠时症状消失。

共济失调

共济运动由皮层运动区、视觉、深感觉、小脑、前庭系统共同完成肌力协调运动,任何一个通路损害时均可引起共济失调。共济失调是指肌力正常情况下,运动的协调障碍;表现为起立困难,动作迟钝,笨拙及不稳,但无麻痹,闭眼时症状明显加重。分感觉性共济失调(由深感觉障碍引起)、运动性共济失调(由小脑病变引起)、前庭性共济失调(由前庭系统损害引起,无深感觉障碍)、混合性共济失调(以上共济失调症状的混合)。

小脑综合征

小脑综合征病因包括:先天畸形、变性、萎缩、遗传性共济失调及某些获得性疾病等,其症状随病因不同而不同。如损伤出现下列 3 组症状:共济失调,步态蹒跚(慌张步态、摇摆步态、宽基步态),轮替动作不能、动作过度、不能控制运动范围、眼球震颤、书写困难、构音障碍(断续言语)、言语含糊、指鼻试验阳性。随意运动,呈跳跃式、伴有粗大意向性震颤。肌张力过度,膝反射检查时,下肢呈钟摆状运动。

瘫痪(麻痹)

瘫痪指随意运动缺失。大脑至肌肉神经传导通路中任何部位受损均可引起。
根据麻痹程度分:完全性瘫痪和不完全性瘫痪。
根据瘫痪类型分:偏瘫、单瘫、截瘫、四肢瘫、交叉性瘫。
根据肌肉紧张程度分:痉挛性瘫痪(中枢性瘫痪)、弛缓性瘫痪(周围性瘫痪)。
根据瘫痪机理分:上运动神经元瘫痪、下运动神经元瘫痪。
瘫痪定性:
1.中枢型瘫痪:(1)皮质型:对侧单个肢体及面部瘫痪。(2)内囊型:对侧偏瘫、偏身感觉障碍、偏盲(三偏综合征)。(3)脑干型:交叉瘫、病灶侧脑神经及双侧肢体瘫痪。(4)脊髓型:颈膨大以上横贯性损害,引起中枢性截瘫,半侧损害,出现同侧偏瘫(少见),无颅神经损害。

2.末梢型瘫痪:多由末梢神经损伤引起(1)末梢神经元之神经核损伤,引起核麻痹。(2)末梢神经纤维损伤,引起核下麻痹。

上运动神经元瘫痪与下运动神经元瘫痪鉴别

体征	上运动神经元瘫痪(中枢性瘫痪)	下运动神经元瘫痪(周围性瘫痪)
瘫痪分布	以整个肢体为主(单瘫、偏瘫、截瘫)	以个别或几个肌群为主
肌萎缩	无或轻度废用性萎缩	明显
肌张力	增高、痉挛性瘫痪	减弱、弛缓性瘫痪
腱反射	亢进	减弱或消失
病理反射	有	无

周围神经损伤

挠神经损伤:表现为腕下垂,拇指不能外展,手指呈屈曲状,手背挠侧小范围根性感觉缺失。

尺神经损伤:表现为手腕屈向挠侧,拇指不能内收,其它四指均不能内收外展,拇指与食指不能夹紧,小指与无名指尺侧一半感觉缺失。

正中神经损伤:表现为前臂旋转运动缺失,除小指及无名指末节外,其余指关节均不能屈曲,肌萎缩,以大鱼际明显,除小指、无名指尺侧一半外均根性感觉缺失,皮肤光滑变薄,可伴灼性神经痛。

腓神经损伤:表现为足下垂、不能外展、不能伸趾,足背及小腿外侧感觉缺失。

胫神经损伤:表现为足趾不能蹠曲、足尖不能站立、行走困难、踝反射消失,足底感觉完全缺失。

霍纳(Horner)综合征

霍纳综合征由交感神经传出通路病变引起患侧眼睑下垂、瞳孔缩小及同侧面部无汗。可因中枢性病变、脑干缺血性病变、颅内肿瘤、脊髓空洞症、急性横贯性脊髓炎等引起。

睡眠障碍

睡眠障碍指影响入睡与/或不能保持正常睡眠的能力,是一种与心理因素相关的心理障碍。人们对睡眠的需要,个体差异很大,并受到多种因素影响。正常睡眠整个过程由快速眼动睡眠(浅睡)和非快速眼动睡眠(熟睡)两时相组成,浅睡与熟睡交替反复有节律进行,但 80％时间在熟睡中度过,此期肌肉松驰、心跳呼吸减慢、血压降低,程度不同地难以被唤醒,前半段多为熟睡,后半段多为浅睡(大多数梦境在此期出现)。

睡眠障碍包括:夜惊症(睡眠中突然惊叫,并伴有惊恐表情和动作)、梦魇(睡眠中被噩梦突然惊醒,能回忆梦中恐怖内容)、睡行症(睡中坐起、行走或从事其他较复杂的行为活动,该时患者并不做梦,醒来全然不知)、发作性睡病(病理性睡眠过多)、睡眠节律颠倒、失眠。 ＊本节简述失眠。

失眠是指睡眠困难,或者睡眠方式紊乱而使人产生睡眠不足感,是一组常见症状,可由各种情绪问题或躯体疾病引起。

【按国际睡眠疾病分类】

原发性失眠:

1.特发性失眠:发生于婴儿或儿童时期,并持续存在。

2.精神生理性失眠:适应不良引起的失眠。

3.反常性失眠:对睡眠状态的感知错误。

继发性失眠:

1.与心理社会应激因素有关的失眠。

2.精神疾病引起的失眠。

3.躯体疾病引起的失眠。

4.药物、酒精、咖啡因引起的失眠。

【失眠表现形式】

1.入睡困难(早段失眠):患者常有某种情绪障碍,如焦虑、恐怖、抑郁,以及一些躯体疾病或药物诱发。

2.时醒时睡(中段失眠):多梦,常与焦虑障碍相关。

3.早醒(末段失眠):是指较正常睡眠时间提前数小时(一般指 2 小时)醒来,而且无法再次入睡,可以是老年人现象,也可能是抑郁症的表现,应予鉴别。

【失眠治疗】

一般治疗:管理和教育患者尽量放松自己,自我心理调适,维持有规律的睡眠时间,睡前限止兴奋性饮料,避免看惊险电视、小说、过多思考事务,避免服用能影响睡眠的药物如激素、止喘药、β 阻滞剂等。

心理治疗:需有专业医师进行,常同时施以药物治疗。

药物治疗:

1.苯二氮䓬类:短时效,半衰期 1.5—3 小时,有三唑仑、咪达唑仑,用于入睡困难者,易产生依赖性,已少用。中时效,半衰期 10—20 小时,有劳拉西泮、舒乐安定、佳乐安定。长时效,半衰期 20—50 小时,有氯硝西泮、地西泮等。

2.非苯二氮䓬类:唑吡坦、扎来普隆、右旋佐匹克隆。

3.抗抑郁药:失眠伴有抑郁焦虑症状时,同时给予小剂量抗抑郁药,能提高疗效。

药物治疗原则:服药以睡前 15—30 分钟服用为宜。这些药物虽毒性低,较安全,但都有一定副作用,长期服用应注意如过量、习惯性、耐药性、成瘾以及戒断症状(失眠症状反加重)。故应遵循:尽量不用、间断使用、交替使用(指需长期服用患者)、小剂量使用(但对个体而言一次服足量,才能保证睡眠,不要先服 1 片,睡不着后再服 1 片,这样效果反而差),必须在医师指导下服用的原则。老年人使用任何镇静剂,即或用小剂量个别患者在白天可能出现头昏、烦躁不安、兴奋躁动现象,甚至使器质性脑病症状加重,但有人认为长期服用苯二氮䓬类抗失眠药未发现耐药现象(意见不统一),对身体其他部位影响不大。总之,需因人而异,个体化治疗。

第三节　常见疾病

三叉神经痛

三叉神经痛指三叉神经分布区内出现的一种反复发作性剧烈疼痛。三叉神经分三支:眼支、上颌支和下颌支。

病因

原发性:无确切病因。继发性:通常由供应神经的血管硬化或神经通过的骨孔狭窄所致,肿瘤压迫神经、炎症、血管畸形(血管祥)、糖尿病、卒中等引起。

临床表现

骤然发作,无任何先兆,多为一侧(上颌支最多),少数为多支病变。左右两侧均可发病,但以右侧为多,发作时疼痛剧烈难忍,如刀割样、撕裂样,伴流泪、流涎等症状,疼痛向眼眶、颊部、下颌等处放射,初次发作为电击样感觉,发作时间很少超过 2 分钟。发作次数不等,可一日一次或数次或较多,微笑、咀嚼、刷牙可诱发疼痛,很少从睡眠中痛醒。发作间歇期正常,随病情加重,间歇期愈来愈短,因疼痛之难忍,患者常害怕下一次的发作。可产生焦虑、抑郁情绪。

诊断

典型患者诊断不难,需要与牙痛,偏头痛、带状疱疹后疼痛和其他相邻部位出现疼痛相鉴别。

治疗

1.手术治疗:原发性者可采用三叉神经阻滞,顽固患者可半月神经节切断术。

2.药物治疗:常用药物有卡马西平、加巴喷丁等抗癫痫药;三环类抗抑郁药、5′-羟色胺再摄取抑制剂、5′-羟色胺肾上腺素再摄取抑制剂等。酌情应用,注意副作用。

3.继发性者按病因治疗。

面神经炎（Bell 氏麻痹）

茎乳突孔内急性非化脓性面神经炎。较常见。

病因

未完全阐明。可能为病毒感染，局部受凉或茎突孔受压可为诱因。

临床表现

任何年龄均可发病，绝大多数为一侧性，右侧居多。起病急骤，患者常于凌晨起床时发现或由旁人发现嘴角歪斜，闭目不能而就诊。

病侧面部无动作，额不能皱纹，眼不能闭合（兔眼），流泪不止、嘴角歪向健侧，尤以笑时明显。食物常贮藏于齿颊之间，角膜反射消失，鼻唇沟变浅，病侧呈弛缓性瘫痪。后期因麻痹肌挛缩，病侧肌肉可出现抽搐，嘴角反歪向病侧。耳后可出现轻度肿胀，微痛。少数患者病前 1—2 天有同侧耳侧及面部轻痛。偶有复发者。由于受损部位不同，症状有所不同。

1.Bell 氏麻痹＋舌前 2/3 味觉丧失，受损侧唾液减少，提示面神经管内受损。

2.Bell 氏麻痹＋同侧乳突部疼痛，耳廓部和外耳道感觉迟钝。提示膝状神经节受损。称 Hunt 氏综合征。

3.Bell 氏麻痹＋耳聋，提示内耳管内受损。

诊断

典型患者诊断不难，应注意鉴别其他原因所致周围型面瘫，如腮腺炎、腮腺肿瘤、乳突炎、听神经瘤及中枢性面瘫等。

中枢性面瘫与 Bell 氏麻痹鉴别诊断表

	中枢性面瘫	Bell 氏麻痹
病因	颅内病变如脑出血、脑肿瘤压迫面神经核引起（核上性）	不明、周围性面神经受损引起（核下性）
临床表现		
闭眼、皱眉动作	无损	病侧面部受损
兔眼	无	有
味觉	无丧失	前 2/3 丧失
唾液分泌	无减少	减少
麻痹、肌萎缩	紧张型麻痹，无肌萎缩	弛缓型麻痹，有肌萎缩
偏瘫	可有	无

治疗

早期治疗预后好，多在 3 周内恢复，失治者可部分恢复，常留一定后遗症。

1.一般治疗：(1)耳后热敷，早期非常重要。(2)理疗。(3)针灸。(4)保护眼角膜，预防结膜炎。

2.药物治疗：(1)抗病毒治疗,阿昔洛韦0.2,4次/d×7d。(2)糖皮质激素应用：<2周。(3)多种维生素应用：Vit. B$_{12}$/甲钴胺、VIt. B$_1$,不少于4周。

慢性炎性脱髓鞘性多发性神经根神经病
(Guilain-Barre's 综合征)

慢性炎性脱髓鞘性多发性神经根神经病是一种以运动障碍为主,迅速发展的多发性、自体免疫性周围神经炎性疾病。

病因

病因未完全阐明。一般认为与病毒感染或自身免疫异常有关。组织学改变为巨噬细胞介导的节段性脱髓鞘,不同程度的轴突变性。

临床表现

1.急性起病,病前2—4周常有病毒感染史,尤其是呼吸道与肠道病毒感染、疫苗接种、手术史。

2.对称性、进行性肢体肌无力,先从两下肢开始,逐渐蔓延至上肢,累及躯干及颅神经支配肌肉,少数重症患者可有面肌、口—咽肌群软弱无力,甚至影响呼吸肌而出现呼吸麻痹,危及生命。

3.主观感觉异常,如肢体远端疼痛、麻木、针刺感,但无明显感觉障碍体征,即运动障碍比感觉障碍更明显。

4.植物神经功能障碍,严重患者可出现心动过速、心律失常、低血压、发绀、出汗、胃肠麻痹、尿滞留、并发抗利尿激素分泌异常等。

多数患者经数月后可有相当程度好转或痊愈,少数经数年后仍可留有一定程度的肌无力(后遗症)。暴发型、重型患者影响呼吸肌麻痹可短期内死亡。临床表现中尚有某些变异型,如 Miller-Fisher 综合征：患者只有眼球运动麻痹、共济失调与反射消失,通常会完全康复。

诊断

凡遇急性起病,进行性上升性四肢无力,而无明显感觉障碍患者,即应疑及,病前有病毒感染史者更有可能。神经体征呈下运动神经元性瘫痪,即腱反射减弱或消失,锥体束征阴性,无括约肌功能障碍；脑脊液检查细胞数正常,而蛋白增高,呈细胞、蛋白分离现象,具特征性,但蛋白正常不能否定诊断。电生理检查异常。需与急性脊髓炎、周期性麻痹、重症肌无力、脊髓灰质炎、功能性瘫痪等疾病鉴别。

治疗

1.一般治疗：加强支持治疗,营养支持。保持呼吸道畅通,必要时气管切开,人工辅助呼吸,重症患者应重症监护。

2.药物治疗：(1)静脉用丙种球蛋白：5—10g/n. s 500ml 静滴 5—7/d,最大剂量0.4g/kg/d。(2)免疫抑制剂应用。(3)糖皮质激素,意见不统一,一般不主张使用。

3.血浆置换：是一种安全有效的治疗方法。

4.康复治疗:针灸、推拿、体疗。

重症肌无力(MG)

重症肌无力是神经肌肉间传导障碍之慢性疾病。

病因

由于自身乙酰胆碱受体(AchR)受自体免疫攻击、神经肌肉传递受阻,引发自体抗体的自身免疫病。与遗传有相关性。65％患者伴发胸腺组织异常增生、10％的患者伴发肿瘤,其中一半肿瘤为恶性。手术切除胸腺,病情可减轻或痊愈。与甲状腺毒症、某些自体免疫性疾病也有相关性。

先天性重症肌无力是一种罕见的儿童时期起病的常染色体隐性遗传病。它不属自体免疫性疾病,而是由突触后膜受体结构异常引起。眼肌麻痹为该病常见表现。女性重症肌无力患者的孩子中,约12％罹患新生儿重症肌无力,其症状可在数天或数周内缓解,由于抗体自母体胎盘进入胎儿使发病,产后随自身抗体滴度下降而缓解。

临床表现

起病隐匿。青少年期(儿童型)发病者以女性为多,中年(成年型)以后发病者,以男性居多。主要症状为不同程度肌无力,稍事活动即呈无力以致瘫痪,经休息而减轻,上午轻而下午重。最常受累为颅神经支配骨骼肌,以眼外肌受累最多,表现为眼睑下垂,复视、斜视。因面肌无力使患者面容呈特殊表情。严重时影响咀嚼、吞咽、说话及呼吸,肢体累及以三角肌最早,可累及全身各肌肉,腱反射正常,无感觉,括约肌障碍。

肌无力危象:指肌无力累及呼吸肌不能维持正常通气功能而危及生命的状态,可因呼吸衰竭和吸入性肺炎而死亡。感染、分娩、用药不当可为其诱因。处理:重症监护,立即肌注溴化新斯的明1mg,必要时机械辅助呼吸。注意新斯的明注射过量,可引起新斯的明危象,表现为胆碱能神经兴奋过度,产生流涎等症状。

诊断

1.临床表现:有典型症状伴胸腺增生者诊断不难。

2.新斯的明1mg,肌肉注射10—20分钟后,肌力迅速恢复,有诊断价值。

3.血清AchR测定:约一半患者AchR抗体阴性,酪氨酸激酶(MuSK)阳性。

4.肌电图、CT、MRI胸腺检查,需与先天性眼肌麻痹,功能性眼肌下垂,进行性延髓麻痹,多发性肌炎等鉴别。

治疗

1.一般治疗:营养支持,预防感冒,避免劳累和精神创伤,支持治疗。

2.药物治疗:(1)抗胆碱酯酶药物:新斯的明、溴化新斯的明治疗。(2)免疫抑制剂应用。(3)AchR阳性,无胸腺增生可考虑糖皮质激素应用,注意有时可产生一过性肌无力症状加重。

3.胸腺切除。

4.血浆置换疗法等。

家族性周期性麻痹

周期性麻痹是以周期性发作伴有钾离子代谢异常的弛缓性瘫痪为特点的肌肉疾病。

病因

未完全阐明。具有遗传性,家族发病者呈常染色体显性遗传。可能与肌细胞膜离子通道异常有关。发作时血中大量钾离子移至细胞内导致瘫痪发作。少数继发性者由甲状腺机能亢进、醛固酮增多症、肾小管酸中毒引起。可散发。根据发病时血清钾水平,可分低血钾、高血钾和正常血钾性周期性麻痹。其中以低血钾性周期性麻痹为最常见,本文仅述家族性低钾性周期性麻痹。

临床表现

常于青壮年发病,男性远较女性为多,饱餐(摄取大量碳酸化合物、葡萄糖)、酗酒、剧烈运动(出汗)感染、胰岛素注射等可诱发。常在睡眠中或清晨醒来时发病,神智清醒,瘫痪一般见于肢体,以下肢为重或自下肢开始,两侧对称,近端较重,常于 1 小时内达顶峰,一般至颈部为止,颅神经支配之肌肉不受侵犯。重症患者可影响呼吸与心脏功能。发病前日可有饥渴、出汗、唾液减少、肢体酸痛。发作历数小时至数日迅速自行恢复,间歇期内如常人。

诊断

依据:典型之临床症状;腱反射迟钝或消失;EKG 有低血钾表现,出现 U 波,T波降低;血清钾减低,即可诊断。应与下列疾病鉴别:症状性低血钾、甲亢和重症肌无力等。

治疗

1.发作期可用氯化钾静滴或口服。

2.发作间歇期可用螺内酯、氨苯蝶啶。

3.避免诱因:特别是避免疲劳受寒,睡前避免进食过量碳酸化合物,忌酒,多食富含钾水果。

4.继发性者按病因治疗。

急性脑血管病(脑卒中)

＊支配大脑血管分别来自颈部两侧的颈动脉和颈椎体两旁的椎动脉。颈动脉进入大脑分大脑前动脉、大脑中动脉、大脑后动脉三分支,分别供应大脑前、中、后脑部组织。椎动脉进入颅底部后称基底动脉形成网状颅底动脉环(称威林氏环),一侧椎动脉至另一侧椎动脉间有许多交通枝,另外椎一基底动脉在颅内分别与大脑前、大脑后动脉交通形成交通枝,一侧颈动脉到另一侧颈动脉间也有交通枝。所以脑血管病的发生大多在大脑中动脉分布区域。

急性脑血管病通常指脑部缺血性或出血性病变所产生的一组临床综合征。是老年常见病,致残率、死亡率高。心脑血管病已构成人类死因第一位。发病率以每年 8.7％迅速上升，复发率 9％/年。患者绝大多数继发于动脉硬化、高血压或两者兼而有之。男略多于女，60 岁以上危险性增加，据一组 1066 例资料分析：脑梗死占 68.76％，脑出血占 22.8％，蜘蛛膜下腔出血占 7.32％，脑动脉瘤占 1.13％。其中脑梗死伴发高血压病 70.4％，糖尿病 17％，冠心病 26.3％，说明急性脑血管病常伴有其他多种老年疾病，影响预后。脑血管病的危险因素与冠心病、高血压相同，即家族史、高血压、糖尿病、高脂蛋白血症、高粘血症、吸烟与高盐饮食。情绪激动、劳累为常见脑卒中诱因。

缺血性脑血管病

病因

国际缺血性卒中病因分类：1.大动脉狭窄型：颈动脉颅外及颅内段动脉粥样硬化/动脉硬化引起的狭窄或斑块脱落导致血管闭塞（血栓）造成脑组织低灌注或缺血；2.小动脉闭塞型：特别是无症状颈动脉狭窄；3.心源性栓塞型：如风心病心房内血栓，长期卧床后下肢深静脉血栓等栓子脱落流入脑动脉引起者称脑栓塞。4.其它由病因明确或不明确的因素引起。

颈动脉粥样硬化引起脑缺血发作，主要有下列形式：1.颈动脉狭窄和/或闭塞导致脑组织低灌注，引起分水岭区域脑组织缺血。2.颈动脉不稳定斑块引起继发血栓形成，在高血流冲击下，大的血栓脱落引起颈内动脉颅内段或大脑中动脉等大动脉主干等栓塞，导致恶性脑梗死事件。3.动脉不稳定斑块溃破形成溃疡，在高速血流冲击下，溃疡底部粥样硬化斑块的碎片随血流流向远端血管，导致供血区域远端小的栓塞病变。故缺血性卒中与颈动脉粥样硬化病变关系密切。

脑深部穿透动脉阻塞后所遗留的微小梗死（≤1.5cm）称腔隙性梗死。局部血管一旦阻塞，其相应的局部脑组织因血供障碍，组织缺血缺氧，脑细胞能量代谢障碍，就可迅速产生坏死、软化，其周边脑组织也呈缺血水肿状态，称半暗带，未经及时再灌注的半暗带最终会发生不可逆的脑梗死，有时真正的核心梗死与半暗带或低灌注是难以区别的。颅内压增高可产生脑水肿，缺血再灌注损伤，从而产生一系列脑功能障碍症状和体征。

临床表现

1.亚临床卒中（无症状性卒中）：是指临床症状体征轻微，易被忽视，或因其他原因进行影像学检查时偶然发现的脑卒中。小卒中是指亚临床卒中且体征轻微。亚临床卒中、TIA、小卒中三者都有基本共同的病理生理学基础、危险因素和防治方法。

2.短暂性脑缺血综合征（TIA 发作）

2002 年由阿伯斯（Albers）提出的定义是：TIA 可由于局部脑血管或视网膜动脉缺血引起的短暂性神经功能障碍，临床症状不超过 1h，并且没有急性梗死的证据。

2009 年美国心脏协会/美国卒中协会（AHA/ASA）更新 TIA 定义为：脑、脊髓或视网膜局灶性缺血的表现,但无急性缺血性卒中的短暂神经功能障碍。

中国专家意见:急性缺血性症状、体征在 24 小时内完全缓解,MRI 未见异常,诊断为影像学确诊的 TIA。

临床表现为突然起病的局部脑功能短暂丧失,如对侧肢体和面肌无力、眩晕、偏头痛样发作、单侧眼视力模糊或复视、失语、构音障碍、吞咽困难、一侧肢体麻木、跌倒,但无意识丧失等症候群,它所产生的症状,是根据受影响动脉系统而定,但单一症状出现时不能诊断。持续数分钟至数小时,典型者仅 15 分钟左右,24 小时完全缓解,无后遗症。患者可能在 1 日内有数次发作,也可能在几年内只有 2—3 次发作,需要与下列疾病鉴别:癫痫发作、脑肿瘤、偏头痛、梅尼埃病、其他形式的眩晕,糖尿病低血糖等。近年研究证明 TIA 与颅外颈动脉粥样斑块引起的狭窄、畸形有密切关系,是脑卒中先兆。一次发作后,日后患缺血性脑卒中危险性增高。特别是椎基底动脉系统 TIA,其发作时间也较长,无脑实质损害,可与脑梗塞鉴别。

3.脑梗死(FCI)

急性 FCI 定义:脑、视网膜、脊髓的供血动脉阻塞,导致局灶性组织梗死,引起相应的突发神经功能缺损。

多数有高血压史,部分患者有 TIA 发作史,多静态下发病,半夜或清晨起病者多。定位症状因不同部位脑动脉病变而异。如颈内动脉系统受累,常表现为对侧面部及肢体偏瘫,可仅累及单个肢体,偏身感觉减退,左半球受损害出现失语、失认、失用。病变累及椎基底动脉及小脑动脉常表现为患者突起眩晕、头痛、恶心、呕吐、吞咽困难、共济失调,面部及对侧肢体感觉障碍、偏瘫,有时仅有运动障碍而无偏瘫,或单纯感觉障碍,多数意识清,大面积梗死的严重患者可昏迷。高龄和高血压患者死亡率、致残率高。高血压患者经常头晕、失眠、焦虑、四肢麻木、一过性失语,要警惕腔隙性梗死。

诊断

入院时应进行血、尿常规、凝血、血糖、生化、心肌酶谱、血气分析、心电图等常规检查。有无其他基础疾病,心、肺、肾功能状态及神经体征全面评估;脑血管意外患者应常规进行脑 CT 扫描检查,对脑出血有很高诊断率,但对早期小面积脑梗死(6 小时内)及腔隙性梗死及一部分蛛网膜下腔出血患者,CT 常呈阴性,动态复查能提高缺血性卒中诊断率。MRI 检查对脑梗死能提供更多信息。

治疗

预防和早期干预高血压危险因素,对降低脑卒中发病率有重要意义。戒烟、控制体重、平衡膳食、限盐摄入、适当运动、情绪调节、避免药物滥用、定期体检,对高危人群应定期接受卒中筛查;≥50 岁阿司匹林服用 75—100mg/d,严格控制血压、血糖、血脂,治疗睡眠呼吸暂停低通气综合症、动脉粥样硬化,如颈动脉斑块,启动他汀类药物治疗,房颤患者应接受抗凝治疗,早期干预血管病变。

原则:必须个体化,分型,分期进行治疗;目的:减少卒中造成的脑损害。

一般治疗:

1.供氧,不能进食者应留置胃管,生命体征检测,包括神智、血压、呼吸、脉搏。

2.昏迷患者重症监护,维持呼吸道畅通,及时清除口、鼻分泌物,必要时施行机械呼吸。

3.营养支持:分肠内营养(昏迷患者应置胃管)和肠外营养(静脉输液)。

4.体液平衡:维持水、电解质、酸碱平衡。

5.血压管理:≥220/120mmHg,24小时内降压幅度控制在15%左右。

6.防治并发症:如有心律失常则处理心律失常。有感染,抗生素使用,注意膀胱与肠运动功能,清醒患者不能用力大便,保持大便畅通,留置导尿管,预防肺炎、尿路感染、褥疮和下肢深静脉血栓形成。

7.昏迷患者禁止使用镇静剂。

8.康复治疗:预防和治疗癫痫,恢复期进行康复治疗十分重要。

特殊治疗:

1.急性缺血性卒中症状未缓解:

(1)溶栓治疗:卒中发病3—4.5小时患者,应在接诊后1小时内进行溶栓治疗,组织型纤溶酶原激活剂(rt-PA)为首选,阿替普酶/尿激酶作为备选药,但少数患者可并发致命性脑出血。年龄≥80岁,病前使用口服抗凝剂,影像学显示缺血损伤部位＞1/3,位于大脑中动脉供血区,既往有糖尿病合并卒中史,血压较高患者,必须权衡利弊。

(2)血管内治疗:适用于有静脉溶栓禁忌证、大动脉闭塞、静脉溶栓失败患者,可进行动脉溶栓、动静脉联合溶栓或机械取栓,碎栓,血管腔内成形术、支架成形术。有时间依赖性,从症状出现到再灌注的时间越短效果越好,一般＜6h。

(3)抗凝治疗:如低分子肝素、阿加曲班等治疗。

(4)抗血小板治疗:在发病后24—48小时内使用,入院时给予阿斯匹林,325mg,75—100mg/d维持(静脉溶栓患者24小时后应用),西洛他唑与阿斯匹林效果相当,西洛他唑脑出血发生率明显降低。严重患者阿斯匹林和氯吡格雷/替格雷洛/普拉格雷可联合应用,血小板糖蛋白ⅡbⅢa阻滞剂(GPⅡbⅢa)应用。

2.急性缺血性卒中症状已缓解:

TIA患者必要时可进行MRI颅内血管造影;颈动脉彩超。

有颈动脉狭窄患者可做手术处理:如颈动脉内膜剥离术,PCI(支架植入)等。

他汀类药物对预防缺血性卒中/TIA有重要意义,尤其在急性缺血性脑卒中时应及早启用,在预防再次卒中和阿斯匹林同样重要;

要警惕脑梗死患者恢复后发生抑郁症,认知功能障碍、痴呆、中枢性疼痛:指头痛、痛性痉挛、肌肉骨骼疼痛、肩痛等多种慢性疼痛。

出血性脑血管病

病因

指脑组织内出血形成血肿压迫邻近脑组织使之移位,并产生脑水肿,血肿可破入脑室或蛛网膜下腔引起血性脑脊液。通常由某一硬化的动脉血管(微动脉瘤)破

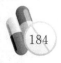

裂所致。少见原因为脑血管畸形、脑血管淀粉样变,血液病或系统性疾病引起。

临床表现

1. 脑出血(ICH)

特点是动态下发病,起病急、变化快,病情重,多数无预感,有的病初可有剧烈头痛、恶心、呕吐,继之迅速产生持续加剧的神经功能缺陷,突出表现为偏瘫,血压突然升高,左侧主半球出血者有失语,常见意识障碍,不同程度昏迷,打呼噜、瞳孔变化,大小便失禁等。严重脑水肿患者可产生脑疝(脑干严重受压的一种征象),迅速恶化,死亡率、致残率高。由于出血部位不同,神经定位症状也不同。

2. 蛛网膜下腔出血(SAH)

自发性蛛网膜下腔出血多见于年青人,病因以脑血管先天性畸形为主(动脉瘤预后较差,动静脉瘘畸形预后较好)。老年人主要是由高血压引起的动脉粥样硬化或动脉硬化引起。因脑出血进入脑室而致蛛网膜下腔出血,称继发性,继发性者还见于脑外伤。自发性者可引起继发性颅内压增高,好发部位在颅底 Willis 动脉环周围的交通枝的分叉处动脉破裂所致者多见。临床常表现为动态下发病,突起剧烈头痛、头晕、频繁呕吐、畏光、拒动,可有短暂意识丧失,偶有昏迷数日,或迅速死亡。体征有脑膜刺激征(颈项强直、屈腿试验阳性),少数可出现偏瘫等定位体征。SAH 可导致早发性脑血管痉挛(24 小时内)和迟发性脑血管痉挛(3—5 天后出现,7—10 天达高峰,持续 2—3 周逐渐缓解)。

诊断

一般程序同 FCI。

根据临床表现,体征特点,一般诊断不难。对出血性脑血管疾病,CT 有较高诊断价值,必要时应动态复查。

诊断的核心是:定性、定位、判断预后。

【定性意义】

1. 高血压患者,早晨起床突感眩晕,旋转感,动即呕吐,可能为椎基底动脉血供不足。

2. 在静态下突然产生一侧肢体感觉或运动障碍、眩晕、失语、猝倒,但意识清并于 24 小时内恢复者可能为 TIA。

3. 夜间起床小便或晨起突然偏瘫肢麻,口歪进行性加重,可能为脑梗死。

4. 在活动中如下楼、劳动时突然头痛、偏瘫、倒地,甚至昏迷、尿失禁,可能为脑出血。

5. 年轻患者,突然产生剧烈头痛伴呕吐,并迅速出现脑膜刺激征,可能为蛛网膜下腔出血。

有时需与脑肿瘤、脑寄生虫病、中枢性白血病、重症低血糖等鉴别。

【定位意义】

1. 基底节出血:发病率最高。有三偏体征:(1)对侧偏瘫。(2)对侧偏身感觉障碍。(3)同向性偏盲,核上型视麻痹。病灶在优势半球,可有运动性失语。

2. 丘脑出血:发病率居第二。主要体征有(1)丘脑眼(落日眼)、向病灶对侧凝视、视麻痹、双侧瞳孔缩小、Honner氏征、退缩性眼球震颤。(2)可早期出现视神经乳头水肿。(3)语言障碍,音量小。(4)对侧偏瘫及偏身感觉障碍,自发性疼痛。(5)病灶侧或双侧扑翼样震颤。(6)去大脑僵直。(7)皮层功能障碍:嗜睡、失定向力、痴呆样、计算力不佳。

3. 脑叶出血:一般不破入脑室,以顶叶最常见,可有多发脑叶出血,头痛明显。主要体征有:(1)偏瘫。(2)与血肿相应的大脑局灶受损症状。(3)意识障碍及运动、知觉障碍轻。(4)癫痫样发作。(5)优势半球出血,可有失语、失认、失用。

4. 脑干出血:以桥脑出血为多,中脑罕见,常破入第四脑室,突起剧烈头痛、头晕、呕吐、可迅速昏迷。主要体征有:(1)意识障碍严重。(2)瞳孔不等大,针尖样瞳孔,双眼偏向瘫痪侧,眼球浮动,分开性斜视。(3)高热或低温,呼吸障碍。(4)周围性面瘫,面神经及外展神经交叉瘫。(5)四肢瘫、交叉瘫、去大脑僵直。发展迅速,多数于3天内死亡。

5. 小脑出血:常突发剧烈眩晕、头痛、顽固性呕吐,多数意识清楚,重症者可昏迷。主要体征有:(1)双侧瞳孔缩小,眼球震颤。(2)周围性面瘫、共济失调或四肢瘫。(3)枕部疼痛,颈部抵抗。

6. 枕叶出血:少见。主要体征有:(1)头痛、脑膜刺激征。(2)视觉障碍:光幻觉、视幻觉、视物变形、视野缺损。(3)偏瘫,感觉障碍占1/3。(4)可出现类似脑干、小脑体征。

7. 原发性脑室出血:少见,多数为脑血肿破入脑室引起继发性脑室出血,症状有剧烈头痛、呕吐、高热、呼吸不规则、脉搏、血压不稳定。主要体征有:(1)意识障碍。(2)针尖状瞳孔。(3)四肢弛缓性瘫痪或去皮质强直。

【下列因素影响预后】

(1)年龄>60岁。(2)昏迷。(3)BP持续>220/>120mmg。(4)球结膜水肿,颅内压增高。(5)瞳孔大小不对称或针尖状瞳孔。(6)呼吸不规则,喉头有较多分泌物,不断呃逆,鼾声。(7)喷射状呕吐咖啡色液体或上消化道出血。(8)多灶性、大出血、出血性梗死、脑干出血、血肿破入脑室。(9)原有严重心、肺、肾、糖尿病等基础疾病或伴功能性失代偿,恶性心率失常等。

上述患者多数在数日内死亡,小的脑叶出血经治疗可以恢复,多数幸存者常遗留若干程度功能缺陷。脑出血患者易产生并发症如肺梗死、肺炎、泌尿道感染、褥疮、下肢深静脉血栓形成等。少数患者在急性期由于应激可发生心律失常、心肌梗死、消化道大出血等。

 ＊梗死后出血——脑梗死后伴脑出血。

 ＊出血性梗死——脑梗死病灶内伴出血。

 ＊脑水肿——指各种颅内病变及全身性疾病所引起脑实质液体过多积聚,导致脑体积和重量增加。病因复杂,分脑水肿和脑肿胀两大类,前者为细胞外水肿,后者为细胞内水肿。先是脑水肿,后是脑肿胀,实是同一病理过程不同阶段。

治疗

一般治疗同FCI。

1.脑出血：

(1)血压管理：超急性期尽量避免降压过低，血压为 160/120mmHg 时不需用降压药，低血压可加重脑缺血，只有血压＞180/120mmHg 时才需谨慎适当使用降压药，高血压患者如果明确需要降压可静脉给予尼卡地平、尼莫地平、拉贝洛尔，使血压缓慢下降 10－15％，并严密监测血压。一般在一周后才加用降压药。

(2)降低颅内压：脑水肿患者酌情脱水剂应用，肾功能不全患者禁用甘露醇，可用速尿、果糖甘油。

(3)脑出血患者不需常规应用止血剂；禁止使用抗凝剂。

(4)脑保护剂：胞二磷胆碱、脑苷肌肽等，可酌情使用；奥拉西坦可改善脑出血术后患者日常生活和认知能力。

特殊治疗：

颅内血肿而产生脑内结构移位时，可考虑外科手术减压脑室引流，必须严格掌握手术适应证。

2.蜘蛛膜下腔出血：尼莫地平预防血管痉挛；原发性蜘蛛膜下腔出血阻塞肇事血管者可进行手术治疗。其余按脑出血处理。

急性横贯性脊髓炎

病因

包括多发性硬化等自体免疫性疾病、脱髓鞘性疾病、感染、血管炎、药物等因素引起，部分原因不明。

临床表现

急性起病，迅速进展，前驱症状有发热，损伤部位疼痛、麻木、针刺感、无力、症状由运动障碍、感觉障碍，最后发展为植物神经功能障碍，脊髓之急性炎症可发生于脊髓任何部位，以胸段脊髓最常见。可因损害平面不同，临床表现稍有不同。

运动障碍：多数于数日内，有下肢无力、麻木，继而出现截瘫，在脊髓休克期内，下肢呈迟缓性瘫痪、肌张力减退、腱反射消失、锥体束征阴性，通常于 1—3 周休克期过后，即渐呈下肢痉挛性瘫痪、腱反射亢进、锥体束征阳性，若损伤平面位于颈段，出现四肢瘫，上肢为迟缓性瘫痪和下肢为痉挛性瘫痪，最后呈屈曲性截瘫；如损伤平面在腰、园锥体部位，下肢为迟缓性瘫痪、肌萎缩。

感觉障碍：受损平面以下感觉减退和消失，在分界处有一感觉过敏带。

植物神经障碍：损伤平面在颈部可出现霍纳(Horner)综合征，尿滞留、大便困难、汗腺分泌障碍、肢体肿胀。

病变呈上行性发展者称上行性脊髓炎(Landry 麻痹)；病变呈分散分布，称弥漫性脊髓炎；病变同时波及脑部者，称弥漫性脑脊髓炎。病变波及延髓者，可因呼吸肌麻痹而危及生命。

诊断

根据患者迅速进行之截瘫、损伤平面以下出现感觉障碍、大小便滞留应疑诊，症状体征常累及双侧，但不一定对称，应与脊髓压迫症、慢性炎性脱髓鞘性多发性神经根神经病等疾病鉴别。

实验室：脑脊液检查，细胞数增多，蛋白质增加。MRI有非占位性异常信号。

治疗

1. 一般治疗：休息、营养支持、重症患者需重症监护。

2. 病因治疗：如能明确病因，按病因治疗。

3. 糖皮质激素治疗。

4. 免疫抑制剂、生物制剂应用：如为自体免疫性疾病，可酌情使用。

5. 免疫增强剂：大剂量静脉用丙种球蛋白、胸腺肽。

6. 对症、支持、并发症治疗：止痛、预防褥疮，尿路感染等。

脊髓压迫症

病因

诸多病因可引起髓内、随外压迫，65—80％由髓外病变引起。

急性压迫：数分钟至数小时内发病，以急性外伤为多，如压缩性骨折、脊柱脱位和半脱位，少见的自发性髓膜外血肿引起。

亚急性压迫：数天至数周内发病，如脊柱结核、脂肪瘤、转移性髓外肿瘤、硬膜外或硬膜下血肿、脓肿，少见的颈、胸、椎间盘破裂等。

慢性压迫：病程通常都超过数月或数年，常见于骨关节炎、脊柱病、先天性椎管狭窄、粘连性蜘蛛膜炎。硬膜外压迫者可见于肉瘤、血管瘤、脂肪瘤等。硬膜下压迫者可见于脑膜瘤、神经纤维瘤等。

临床表现

刺激期（早期表现）：牵引性剧烈疼痛，咳嗽、喷嚏时加重，尚未出现感觉障碍，如在马尾部位表现为坐骨神经痛。慢性压迫，常以局限性背部发射性疼痛起病。

部分压迫期：压迫范围逐渐扩大，疼痛反减轻或消失，而出现感觉缺损、病变平面以下出现下运动神经元障碍或脊髓半切综合征（Brown-Sequre 综合征）、感觉性共济失调、深感觉及触觉障碍。

瘫痪期：最终出现横贯损害，压迫平面以下完全性感觉缺失、瘫痪、尿滞留、大便失禁（括约肌功能障碍）。

诊断

由急性外伤引起的截瘫诊断一般无困难。若患者出现背部疼痛、感觉、运动及植物神经功能障碍进行性发展应疑诊。诊断包括病因诊断和定位诊断。

定位意义

1. 颈部：(1)上颈段，枕颈部疼痛，头维持在不正常的状态，斜方肌萎缩，四肢强

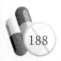

直性瘫痪。(2)中颈段,除上述症状外,伴有横膈运动障碍而出现呼吸困难。(3)下颈段(颈膨大、5—8节):臂丛神经受累。四肢性瘫痪,上肢为下运动神经元性瘫痪,下肢为上肢神经元瘫痪,肱二头肌反射存在提示病变在颈7,肱二头肌反射消失提示病变在颈5—6(反射逆转现象)。

2.胸段:上肢功能正常,肋间神经痛、下肢痉挛性瘫痪、受损平面以下感觉障碍、括约肌功能障碍、抬头时脐向上牵引(脐下部肌肉麻痹而脐上部肌肉无麻痹)。

3.腰段:下肢产生下运动神经元性瘫痪,感觉及括约肌功能障碍、神经根痛。

4.园锥体:双腿远端麻痹,会阴部马鞍型感觉缺失、性功能障碍、大小便失禁。

5.马尾部:下肢下运动神经元瘫痪、下肢及会阴部感觉缺失、尿滞留、坐骨神经痛明显。

同时应鉴别髓内或髓外病变。

实验室:脑脊液检查提示阻塞,CT、MRI、脊髓造影。

治疗

1.病因治疗:以手术治疗为主。

2.对症、支持、并发症治疗:止痛、预防褥疮,肺部、尿路感染等。

3.康复治疗。

髓内、髓外病变症状鉴别

症　状	髓内病变	髓外病变
起病方式	较快、病程短	较慢、病程较长
病情波动	少见	常有
神经根痛	少见	常见、明显
感觉:		
分离现象	常见	少见
感觉缺失	离心性、边界不清	周围性分布、向心性、边界清晰
节段性肌萎缩	少见	多见、Browm-Sequard综合征
蜘蛛膜下腔阻塞	不完全、晚期出现	完全或不完全、出现早
脑脊液蛋白增高	不明显、晚期出现	明显、出现早

圆锥体和马尾部症状鉴别*

症　状	圆锥体病变	马尾部病变
压迫部位	两侧性	一侧或两侧
自发性痛	晚期发生	早期发生
病情发展	较快	较慢
两侧感觉缺失	对称	不对称
括约肌功能障碍	早期发生	晚期发生

* 两者有时鉴别困难

癫　痫

癫痫为一组反复阵发的脑功能障碍综合征,不是一个独立疾病。

病因

1.特发性(原发性)癫痫:与遗传基因有关,发病机制复杂。

2.继发性癫痫(症状性癫痫):病因多而复杂,外伤、肿瘤为常见原因。

3.少数未能分类。

共同的病理生理基础是由于大脑灰质某一部位的神经元异常放电(痫性脑电波)所致,是暂时性、可逆性大脑功能失调。不同年龄段癫痫常见原因不尽相同。

1.婴儿期:多为围产期损伤或先天性。

2.儿童期:除原发性癫痫外,常由高热惊厥引起。

3.青少年和中年期:除原发性癫痫外,继发性癫痫有:妊娠子痫、脑外伤、脑血管病、脑肿瘤、代谢中毒性。

4.老年期:以脑血管病,脑肿瘤为多。

心因性癫痫(假性癫痫)是由患者心因性疾病所诱发的而并非脑部异常放电所致。

临床表现

国际抗癫痫联盟按临床和脑电图改变为基础的分类方法非常复杂。现介绍几种常见癫痫的临床类型。

1.全身性强直性—阵挛性发作(癫痫大发作):

以患者突然神志丧失和全身抽搐发作为特点。传统按症状经过分三期:先兆期:原发性者常无先兆症状,继发性者可有先兆症状如上腹不适、胸气上升、头晕、惊慌、见火光、身体局部抽动、头、腿向一侧转动或无名恐惧等。不同先兆症状提示脑部病变位置,时间仅为数秒至数分钟。发作期:一声喊叫后,突然倒地随即全身肌肉强直抽搐,头偏一侧,手指伸直,掌指屈曲,拇指向掌心内收,下肢伸直,二足内翻(此特征有鉴别诊断意义),双眼上翻,口吐白沫,呼吸暂停,面色青紫,大小便失禁,持续约 20 秒左右进入陈挛期,1—3 分钟后发作突然停止。恢复期(发作后状态):进入嗜睡状态。醒后对发作无所记忆。头痛、头晕、全身酸痛为发作后常有症状。外伤、吸入性肺炎、溺水等意外为其常见并发症。

2.失神发作(癫痫小发作):与遗传有关,以 5—10 岁起病者多,为短暂神智丧失,多无痉挛发作,亦不跌倒,患者常停止正在进行的活动,如突然中止谈话,手中所持物体脱落。脸色苍白,双目呆视,或眼球上翻、颤动,持续数秒钟后(很少超过 30 秒)发作突然停止,意识立即恢复清醒。发作无先兆,发作后无回忆。不典型失神发作(Lennox-Gastaut 综合征)与典型失神发作区别是 4 岁以前起病,持续时间长,伴有抽动或自动症,意识不完全丧失,可伴有其他类型癫痫。常有神经系统受损病史,通常持续至成年。

3.局限性癫痫(症状性癫痫):按癫痫灶位于大脑皮质部位不同而症状各异,表现甚为复杂,具特征性。以成人多见,多由局灶性器质性病变刺激引起(继发性癫痫),主要表现为运动、感觉或植物神经症状发作,包括单纯局限性和复杂局限性两种,前者无意识障碍。局限于一侧肢体或面部咀嚼肌、拇指(足趾)抽动,若从一个部位扩展至另一个部位,有时波及全身,称乍克森(Jackson)癫痫,顶叶癫痫的麻木发作;枕叶癫痫的视幻觉;颞叶癫痫的恶味奇臭并伴迷梦状态及鼓腮吮唇动作等。植物神经发作可有腹痛(腹型癫痫)等。复杂局限性发作则在意识障碍基础上出现错觉、幻觉等精神症状,以及自动症(脱衣等),发作持续数分钟至半小时,偶长达数小时至数日,事后对其行为不能记忆,称精神运动性发作。

癫痫发作时间、发作频率有很大个体随机性;癫痫恶化期后很可能出现一个自发缓解期。大多数患者在发作间歇期神经功能正常。癫痫很少持续存在,任何神经功能进行性减退与引起癫痫的原发疾病有关,而与癫痫自身无关。儿童期发病持续至成年期可影响智力发育,语言能力、性格变异、孤僻、暴烈、攻击性行为。

诊断

1.根据详细病史,家属对患者发作时的症状描述,可做出初步诊断。必须严格区别原发性与继发性癫痫。

2.脑电图,特别是24小时动态脑电图具诊断价值;MRI、CT应常规检查以排除脑部器质性疾病。

3.有时需与癔病,晕厥,器质性精神病等鉴别。

4.此外尚需鉴别类似癫痫发作的症状有:通气过度、偏头痛、惊恐发作、心因性发作、晕厥、一过性完全性遗忘、短暂性脑缺血发作。

治疗

原则:原发性癫痫主要是对症治疗,以控制其发作;对继发性癫痫则以病因治疗为主。

1.一般治疗:生活规律化,避免疲劳、情绪激动,禁烟、酒等诱发因素,不做高空作业。游泳、开车、夜出均应事先用药。

2.药物治疗:大多数均需长期药物治疗。

癫痫类型与药物治疗选择

发作类型	一线药物	二线药物	可考虑药物	可能加重发作药物
强直阵挛发作	丙戊酸钠(德巴金缓释片)20—30mg/kg/d(1.0—1.5g/d)左乙拉西坦1.0—3.0g/d	托吡酯200—400mg/d	苯妥英钠0.3—0.6/d苯巴比妥	
失神发作	丙戊酸钠拉莫三嗪100—500mg/d	托吡酯	氯硝西泮4—8mg/d	卡马西平、加巴喷丁

续　表

发作类型	一线药物	二线药物	可考虑药物	可能加重发作药物
局限性癫痫	拉莫三嗪* 0.1—0.2g/d 丙戊酸钠 奥卡西平 1.2—2.4g/d 卡马西平 0.3—1.2/d	托吡酯 加巴喷丁 1.0—2.0g/d	苯妥英钠 苯巴比妥 90—180mg/d	

＊可与丙戊酸钠联用

药物选择应从疗效、毒副反应、用法、价格及患者顺从性等方面综合考虑。对癫痫患者选择治疗方案要慎重,先行单药治疗,如需联合用药,尽量选择无交叉毒副作用药物联用。要交换抗癫痫药物时应循序前进。在长期服药过程中要严密监测药物的毒副作用和过量反应。用药前应常规测定血、尿常规,肝、肾功能;必要时应测定药物血浓度。多数抗癫痫药多有胃肠道反应,一般无须停药,对过敏反应、严重肝、肾功能损害或血液毒性,如白细胞减少、血小板减少、骨髓造血障碍应及时停药或换药。

【癫痫持续状态治疗】

癫痫持续状态的定义目前仍有争议。一般指一次癫痫发作持续 5—10 分钟不缓解,或多次癫痫发作间期意识水平仍不恢复正常,发作后的意识模糊仍属癫痫持续状态。常伴有高热、脱水,属重危急症,如抢救不当,可危及生命。全身性发作持续＞60 分钟而未予治疗,可导致脑组织损伤。

1. 一般治疗:吸氧、床架护栏、四肢固定、张口器、舌钳使用,保持气道畅通,必要时气管切开、吸痰。生命基本体征监护。

2. 药物治疗:

(1)劳拉西泮/氯硝西泮 2mg/地西泮 5mg—10mg/ns 10ml,静脉推注 5—10 分钟,必要时 15 分钟后重复一次。抽搐停止后,可继续肌注苯巴比妥 0.1g 以维持疗效,注意呼吸抑制。

(2)苯妥英钠:0.5—1g/n. s 250ml(＜20mg/kg)缓慢静滴,滴速初为 50mg/min,以后减至 3—5mg/min。心律失常、低血压、肺功能不全者谨慎使用,是癫痫持续状态首选药。

(3)丙戊酸钠:40mg/kg 静脉给药,(3mg/kg·min)。

(4)异戊巴比妥钠:0.5—0.75g 或苯巴比妥 0.1/ns 20ml 缓慢静注或肌注,注意呼吸抑制。

3. 维持水、电解质、酸碱平衡。

4. 预防和治疗各种并发症。

帕金森病(PD)

帕金森病是一种病因不明,起病于中老年期,隐匿性缓慢进行性发展的中枢神经系统退化变性性疾病。是最常见运动障碍性疾病。

病因

多因素，多数原因不明。少数患者与遗传有关；遗传方式为常染色体显性或隐性遗传，基因参与发病过程。主要病变位于脑干中黑质、纹状体内填充的路易氏小体，尾状核和黑质神经元丢失，导致该区域内的多巴胺减少。男性多于女性，随增龄而发病率增高。15％—20％有家族史，称原发性帕金森病。少数可由脑炎、脑梗死，一氧化碳中毒后遗症及服用氯丙嗪等抗精神病药引起，称继发性帕金森病（帕金森氏综合征）。帕金森病、路易氏小体痴呆、阿尔茨海默病具有某些共同特征，但诸关系仍未明确。

临床表现

具有4个特征：1.静止性粗震颤。2.肌肉僵直。3.运动迟缓与减少。4.姿势不稳。

其震颤在静止时明显、疲劳、激动时加重、活动时减少、睡眠时消失。震颤一般从拇指及食指开始，以后波及其余手指，为节律性，每秒4—6次的搓丸样动作进而波及一侧上肢，后蔓延至同侧下肢。最后扩展至对侧上、下肢，颜面、口唇、舌亦可伴有震颤，单调的口吃样发音障碍，写字变小，很具特征性，走路往前倾，所谓慌张步态，走路可突然停止，面部缺乏表情，似戴假面具，睡眠障碍常见。病情缓慢进展和加重可产生抑郁、痴呆。

诊断

主要靠临床诊断，单有震颤而无其他三组症状，则很少是帕金森病。头颅超声、生物标致物检测、嗅觉试验（嗅觉障碍）、多导联睡眠记录仪（PGS）检测有无睡眠障碍、手提升水平诊断等检测项目可用于早期诊断，尚在研究中。

治疗

强调早期、及时个体化神经保护治疗。

1.药物治疗：

（1）美多巴：由左旋多巴十苄丝肼合成，250mg/片，从小剂量开始，1/2—1片，2次/d。

（2）金刚烷胺：100mg，3次/d，常与左旋多巴同服，副反应不大，早期患者两药可用1—2年，如疗效不好换用以下药物。

（3）息宁：由左旋多巴＋卡比多巴组成，从小剂量开始，逐步加量，以达最佳疗效；可用7—8年左右，若疗效减低，可加用以下药物。

（4）溴隐停：2.5mg/片，1片/d开始，逐步加量。

（5）普拉克索：≥1.5mg/d，系非麦角类选择性多巴胺 D_3 和 D_3 受体激动剂，同时可减轻伴发的抑郁症状，可单用于早期患者，也可与美多巴合用。

（6）其他有单胺氯化酶 B 抑制剂雷沙吉兰、司来吉兰等。药物副反应有恶心、呕吐、直立性低血压、幻觉等。

2.手术治疗：深部脑刺激术（立体定向伽马刀），有严格适应证，手术后仍需服药，唯药量可减少而已。

阿尔茨海默病（Alzheimer 病、AD）

阿尔茨海默病在发达国家已成为老年病第 4 位死亡原因。根据 1 组 42890 名 55 岁以上老人调查结果：我国北方地区 65 岁及以上居民痴呆患病率经年龄调整为 6.9%，南方地区则为 3.9%。男性多于女性，城市高于农村。随着预期寿命延长，患病率还会继续上升，防治阿尔茨海默病已成为一项 21 世纪的社会性工程。每年 9 月 21 日为世界阿尔茨海默病日。

病因

本病于 1906 年由德国医师阿洛斯·阿尔茨海默首次描述。病因不明。由于脑器质性病变，使患者在智能的许多方面发生缓慢进行性与持久性衰退，是一种不可逆退化性疾病，主要发生于老年，随增龄而患病率上升。发病机理复杂，系多因素，其中遗传起重要作用。病前抑郁性格容易发生痴呆。其病理基础可能是淀粉样蛋白过度沉积和脑内 Tau 蛋白过度磷酸化使大脑皮层萎缩，逐步发展的脑室扩大和海马萎缩，皮层与脑的其他区域有大量神经细胞缺失，特别是乙酰胆碱传递神经元及其靶神经细胞受损。大脑中出现老年斑（脂褐素）、神经原纤维缠结及血管淀粉样变，β-淀粉样蛋白与微血管病变相互作用。大量研究证明，痴呆与帕金森病有相似的病因和发病机制，帕金森病晚期常表现有痴呆，而痴呆患者同时伴有帕金森病发生率也很高。所以有人认为帕金森病是痴呆自然病程的一部分，这两种疾病重叠较多。AD 危险因素包括高血压、糖尿病、高脂蛋白血症、脑血管病、抑郁等。澳大利亚一项研究显示，830 例临床诊断为疑似 AD 的患者，尸检病理诊断属于单纯 AD 者仅占 50% 左右，16%—20% 的 AD 并存脑血管病损，2%—11% 为单纯血管性痴呆（VaD），2.4%—4.6% 是混合性痴呆。

临床表现

复杂。具有多种高级皮层功能紊乱，呈缓慢进行性。痴呆前以记忆障碍为主要表现，近事遗忘，远事记忆清晰（晚期远事记忆也衰退），经常滔滔不绝回忆往事，兴趣和工作效率减退。进入痴呆阶段后，即产生学习、计算、定向、语言、思维和推理能力等认知功能进行性下降，表现为词汇贫乏、语言单调、刻板、重复、思维内容贫乏、联想减少。由记忆障碍而发展为智能缺损，情绪控制力及行为障碍、行动缓慢，可伴有多变的妄想观念，如被盗窃、嫉妒、被迫害。晚期进入严重痴呆状态，情感淡漠、幼稚、愚蠢、哭笑无常、昼夜不分，完全失去语言对答能力，生活不能自理，甚至当众便溺而不知羞怯，大小便失禁，此期常营养不良，产生感染等多种并发症而威胁生命。

诊断

主要是临床诊断，常靠家属的详细观察、病情介绍及医师的观察、提问与检查，早期诊断困难，而且常不为家人注意。老年人如出现下列病史中一项，应警惕排除有痴呆可能：健忘、在熟悉的环境中迷路、不能分辨出家人或对他们丧失兴趣、工作能力减退、时间和地点定向力障碍、穿衣和个人卫生自理困难、攻击行为和其他一些行为改变。有痴呆测查量表和问卷可供专科医师测查诊断用,蒙特利尔认知评估(MoCA)量表是目前国际通用的认知功能损害筛查量表,临床普遍使用的简易精神状态量表(MMSE)灵敏度不高。测查量表和问卷在使用中应慎重。

鉴别诊断首先应明确是否为痴呆,其次明确是何种痴呆,再明确痴呆程度如何。

【特殊类型】

1.血管性痴呆:常突然起病,在痴呆发生前必须有多发性脑梗死的病史,但不一定要有偏瘫史。主要病理变化是大脑慢性长期缺血缺氧而最终导致脑细胞坏死,脑组织软化所致,早期表现易误诊为神经衰弱、抑郁症。

2.路易氏小体痴呆:病理基础是皮层神经元内存在路易氏小体包涵体。家族遗传少见,典型发生在60岁以后。认知水平每日波动显著,短期记忆较少受累,早期出现帕金森病症状。80%存在幻视,自主神经功能缺失,可有类似谵妄表现。

3.额颞叶痴呆(Pick氏病):指累及额叶与颞叶的散发或遗传的痴呆。病理特征是严重脑萎缩、神经元缺失,胶质增生和含有包涵体(Pick小体)的异常神经元(Pick细胞)。症状特点是过多地影响人格、行为和语言功能。定向力保留。

4.混合性痴呆:阿尔茨海默病症状不典型伴血管性痴呆。

5.其他类型痴呆综合征:慢性精神分裂症精神衰退、正常颅压性脑积水伴痴呆、帕金森痴呆(DLB)、脑肿瘤及少见的糖尿病、甲状腺机能减退,脑炎后遗症、头部外伤性癫症、维生素 $B_{12.}$叶酸缺乏症等继发性痴呆。

应注意鉴别下列疾病:

1.正常老年化:老年本身可以引起一定程度认知衰退,但与老年痴呆有质的区别。

2.抑郁症(假性痴呆):患者常有早醒、焦虑、情绪低落等症状,而无痴呆的失定向力及智能障碍表现,痴呆可继发抑郁。

1993年,加拿大哈金斯基(Hachinski)教授首次提出血管性认知功能损害(VCI)的概念。即是由血管或血管相关因素引起的认知功能损害。可单独发生或与AD合并出现,其范围包括了非痴呆性血管性认知功能损害(VCIND)、血管性痴呆(VaD)和混合性痴呆等各种程度及类型的认知功能障碍。它又不等于轻度认知功能障碍(MCI),后者是指老龄化时期出现的记忆减退与AD之间的一个阶段,而不是一个疾病。提出VCI概念的重要意义在于早期进行干预,延缓和防止痴呆的发生。

CT、MRI 检查对脑肿瘤等脑器质性疾病有鉴别诊断价值。

痴呆与谵妄的鉴别

表现	痴呆	谵妄
发病	缓慢	急性,常在夜间,且有原发病
病程	一天内无变化	波动性,白天清醒,夜间加重
病期	数月或数年	几小时到数周

续　表

表现	痴呆	谵妄
醒觉	清醒	降低
注意力	相对少受影响	缺乏指向性和选择性,注意分散,一天内有波动
定向力	常有障碍	一般时间定向受损,对熟悉的地方和人物呈生疏感
记忆力	远近记忆均受损	瞬间及近记忆力受损
思维	贫乏	零乱
知觉	较少见	错觉和幻觉(幻视多见)
语言	用词困难	不联贯,慢或块
睡眠—觉醒节律	时睡时醒	打乱或倒置

痴呆与抑郁症的鉴别

	痴呆	抑郁症
起病	隐匿、缓慢	较快
幻觉	常有	无
妄想	被窃被害妄想	罪恶妄想
情感	淡漠	忧郁
记忆障碍	有	无
知能障碍	有	无
人格改变	有	无
自杀行为	无	有
神经系统症状体征	有	无

治疗

迄今为止,治疗仍是一个棘手问题。

1.促智药:对减轻痴呆症状有用的药物有,乙酰胆碱酯酶抑制剂(AcHEI),盐酸多奈哌齐,5mg/片,5—10mg,一次/d,需长服,副作用小,安全,对轻、中度痴呆有效;谷氨酸受体拮抗剂,美金刚,10mg,2次/d,美金刚缓释片,25mg,一次/d,重症患者可联合应用,其他有奥拉西坦、吡拉西坦、茴拉西坦、石杉碱甲,利斯的明等。

2.改善精神症状治疗:(1)焦虑、抑郁情绪:可用抗焦虑、抑郁药物。(2)幻觉、妄想、攻击行为:可用抗精神药氯丙嗪、氟哌啶醇、奋乃静、利培酮等小剂量使用。(3)睡眠不良:抗失眠药应用。

3.除用促智药外可加用银杏叶、尼群地平、氢化麦角碱等改善脑功能药,对血管性痴呆可能有帮助。

4.积极对伴发病干预治疗,如糖尿病、高血压、冠心病等。

5.家属对患者生活质量的关注和照料。

不宁腿综合征(RLS)

不宁腿综合征是指患者常于夜间双腿产生不自主运动为特点的常见功能障碍。中老年期发病,女性略多于男性。

病因

未完全阐明。部分患者有明显家族遗传史。基因序列变异,多巴胺能受体异常有关。缺铁也可能是机制之一。

临床表现

典型表现是患者睡眠时发生周期性肢体运动。常从一侧下肢开始,逐渐涉及到另一侧下肢,基本不影响上肢。白天正常,发作多在晚间睡眠时,表现为小腿深部出现难以忍受,无法形容的不适感,以致下肢不停地变动多种姿位,两腿不停敲打(不宁腿),起床行走后这种异常感觉即减轻或消失,睡床后又出现,又不得不起床走动,以致影响睡眠。患者情绪紧张、焦躁不安。病程可长达数年或数十年之久,检查无任何客观体征,也不涉及到其他器官。

诊断

依据临床症状描述,诊断不难。

治疗

1.一般治疗:少吃油腻、多吃素,戒烟酒,加强活动,按摩下肢。

2.药物治疗:小剂量苯二氮䓬类、左旋多巴及抗抑郁药应用有效;抗凝、扩血管药可辅助服用。

脑脊髓肿瘤

脑脊髓肿瘤包括发生在脑脊髓内结构的一切部位肿瘤。多见于儿童及成人。

病因

未完全阐明。与遗传关系不明确,脑肿瘤有良性与恶性,原发性与转移性之分,有多种病理类型。原发性脑肿瘤以脑膜瘤(最常见),胶质细胞瘤、星状细胞瘤及垂体瘤、恶性淋巴瘤为常见,恶性脑肿瘤以转移性为多,最常见来自肺癌、乳腺癌。

脊髓肿瘤可发生髓内及髓外。

临床表现

半数以上患者以头痛为首发症状,部位固定,并持续加重,最后出现喷射性呕吐等颅内压增高现象。视力障碍症状见于垂体肿瘤。平衡失调见于小脑肿瘤,部分颞叶肿瘤可有癫痫样发作或精神异常。晚期症状则按肿瘤所在部位不同而表现为不同定位症状,复杂多样,不完全偏瘫症状可误认为脑血管病。

诊断

凡遇临床表现为持续性、固定部位头疼,顽固性喷射状呕吐,视力障碍等症状时,应及时疑诊,CT、MRI检查对脑肿瘤有诊断价值。

治疗

1.手术治疗:为首选疗法。

2.放疗、化疗:不能手术者可考虑应用,或能延长生存期。

第四节　少见疾病

遗传性共济失调

遗传性共济失调系常染色体显性或隐性遗传病,由基因突变引起。病理变化主要是大脑皮质和基底核、脊髓背束、小脑束、侧柱及后柱变性,以小脑萎缩多见。病情进展缓慢,多数在中年期起病,也有成年前5—15岁发病。按基因定位不同可分不同类型:常染色体显性遗传如 Huntington 舞蹈病;常染色体隐性遗传的 Friedreich 共济失调等。损害部位不同,临床症状稍有区别。神经系统表现为小脑性共济失调、走路不稳、动作拙笨、舞蹈样不自主运动、构音困难、轻度震颤和瘫痪,以下肢为明显,震动觉、位置觉缺失,下肢反射缺失,锥体束征阳性,弓形足、脊柱侧突、心肌病,进展型常有精神障碍,认知功能减退、痴呆、易激惹、兴趣缺乏、反社会行为、双相情感障碍及精神分裂症。

附　脊髓痨

病理基础是脊髓后柱与后根变性。神经系统表现为共济运动失调、根痛、深感觉障碍、瞳孔变化、括约肌功能障碍。而 Friedreich 共济失调无根痛、瞳孔正常、括约肌功能正常。

肝豆状核变性(Wilson 病)

肝豆状核变性为常染色体隐性遗传性代谢障碍疾病。主要病理变化发生在大脑豆状核、尾状核、壳核(最明显)、齿状核、黑质及大脑皮层。临床表现,常以肝损害为最早出现的症状,肝功能进行性损害可引起肝硬化和肝衰竭。神经系统表现为小脑性共济失调、痉挛性截瘫,精神症状有人格障碍、妄想等。角膜色素环(K、F环)具有诊断价值。此外,可产生溶血性贫血、白细胞及血小板减少、血浆铜蓝蛋白降低,$<0.1g/L$(正常 $0.2g/L$)可诊断。本病可单一系统发病,也可多系统受累。

亚急性脊髓联合变性

亚急性脊髓联合变性病因与恶性贫血病因相似,与 $VitB_{12}$ 缺乏有关。其神经系统以外的临床表现也与恶性贫血症状类似,表现为大细胞型贫血,舌炎,舌光滑,舌质呈牛肉干样红润,食欲不振,胃酸缺乏等消化系统症状。神经系统主要表现为周围神经症状,从近心端逐渐发展至远端肢体感觉障碍,痛、温、触觉异常,震动觉消失,腱反射消失或亢进,走路不稳,感觉性共济失调,后期出现上运动神经元性瘫痪,一般情况差,可伴精神障碍。

进行性核上性麻痹

进行性核上性麻痹是一种罕见的中枢神经系统变性疾病。病理变化是基底节和脑干神经元变性,基底节和脑白质深部有多发性腔隙性梗死。神经系统表现为眼球随意运动障碍,运动迟缓,进行性肌强直,延髓性麻痹和痴呆。

进行性多灶性白质脑病

进行性多灶性白质脑病是自儿童期感染 JC 病毒(如多空病毒)后,由于细胞介导引起免疫缺损,重新被激活引起的疾病。主要病理变化为亚急性进展的神经系统脱髓鞘,从而引起多灶性神经缺损。神经系统表现为行为拙笨,可能为首发症状,认知障碍、偏瘫、感觉障碍、小脑和脑干功能受损,少数患者可出现头痛、惊厥、横贯性脊髓炎,病情发展迅速,通常在症状出现后一年内死亡。

多发性硬化

多发性硬化可能与人类疱疹病毒感染有关。病理变化以大脑和脊髓内散在的斑片状脱髓鞘为特征。神经系统表现为视觉和眼球运动障碍,感觉异常、肌无力,两下肢截瘫,皮层脊髓束损害时出现腱反射亢进、锥体束征阳性、肌阵挛、四肢强直、步态异常,影响小脑时出现小脑性共济失调。其神经系统缺损是多发的,症状以发作、缓解、再复发为特征。病程缓慢进行,预后差,终至残疾。实验室脑脊液检查:IgG 增高,琼脂电泳可检出寡克隆带,MRI 检查有异常信号,至少存在两个以上部位的神经系统损害,才能诊断多发性硬化。

脆性 X 染色体相关震颤/共济失调综合征(FXTAS)

FXTAS 是由于基因突变所致遗传性疾病(性联遗传)。男性发病通常在老年期出现症状,早期症状为震颤,数年后(一般为 2 年左右)出现共济失调、运动迟缓、肌强直、面部缺乏表情,认知功能不同程度损害,情绪不稳定,最终可能出现痴呆,足部感觉及反射消失,植物神经功能障碍,大小便失禁。

肌营养不良症

肌营养不良症系原因不明的遗传性肌肉变性疾病,有家族史,男多于女,自儿童或青春期发病。病理变化为肩胛带肌、骨盆肌等部位的营养性变性。神经症状表现为缓慢进行的步态变化,跌倒后不能爬起,由坐而立、由卧而坐发生困难,必先俯卧,用两手撑起,屈膝才能起立,脊柱前凸,走路时牵动臀部,呈摇摆状步态(鸭步)。肌萎缩呈对称性分布,不按神经支配分布。常伴腓肠肌假性肥大(脂肪堆积），表现为大腿细、小腿柔软而粗，偶有三角肌、冈下肌假性肥大。晚期出现四肢挛缩，丧失运动能力，无其他神经系统损害，腱反射消失程度依肌肉萎缩程度而定，少数有智商减低，多数有心肌损害。

根据遗传特征、发病年龄、肌萎缩分布不同分下列类型：

1. Duchanne 型：系性联隐形遗传，男性发病，自出生即发病，躯干和四肢近端开始发病，下肢较上肢严重，病情较重，腓肠肌假性肥大。

2. Becker 型：有基因缺陷、性联隐形遗传、发病年龄较晚，症状较 Duchanne 型轻。

3. 面—肩—肱型：常染色体显性遗传，两性均见，发病年龄不一定，神经系统表现为面部缺乏表情，呈假面具状，闭眼、皱眉、吹哨、露齿不能，口唇肥厚微翘，先骨盆带肌和大腿肌肉萎缩而后累及肩胛带肌和上肢肌萎缩，呈翼状肩，两上臂肌萎缩无力，前臂正常，下肢受累程度轻，有轻度假性肥大。

4. 肢带综合征：系异质性常染色体隐性遗传，男性发病，发病年龄不一定，进行性肩胛带肌、骨盆肌近端肌萎缩无力。

其它尚有少见类型，可由一型转为另一型，不典型者也有。

肌营养不良症与脊髓性肌萎缩之鉴别

症　状	肌营养不良症	脊髓性肌萎缩
发病年龄	儿童、5 岁开始	中年（30—40 岁）以后
家族史	有	无
肌萎缩	分布于近端、大关节	分布于远端
肌纤维颤动	无	有
其它神经系统影响	无（如有称强直性肌营养不良症）	有（上运动神经元障碍）

运动神经元疾病

运动神经元疾病原因不明。表现为稳定、不可逆、缓慢进展的变性疾病，神经系统表现为累及上、下运动神经元，症状轻重不一，感觉系统、植物神经系统及小脑功能正常。根据病变范围、临床表现分下列类型：

1. 肌萎缩性侧索硬化症：最常见，男性多见，中年期发病。起病隐匿，缓慢进展，上、下运动神经元均受损。表现为痛性痉挛、肌束震颤、肌无力、进行性四肢肌萎缩，由上肢远端开始，逐渐进展至前臂，肩胛区，后累及下肢，亦从远端向近端发展，肌肉跳动、痉挛、深反射亢进，动作拙笨僵硬，可伴有延髓麻痹。

2. 进行性脊肌萎缩症：儿童发病者为常染色体隐性遗传，其他为散发病例，任何年龄均可发病。神经系统表现为缓慢进行的下运动神经元症状，症状较轻，预后相对良好。

3. 进行性延髓麻痹：多于中年期起病，病情进展较快，神经系统表现为进行性咀嚼、吞咽、言语功能障碍，唾液分泌增加，饮水呛咳，鼻音，咽反射消失，表情呆板，舌肌萎缩,可有情绪不稳及假性球麻痹。通常是肌萎缩性侧索硬化症的延髓变异型,预后较差,后期出现假性球麻痹,常因呼吸肌麻痹和肺部感染而危及生命。

4.原发性侧索硬化:最少见,男性多见,发病缓慢,可长达 10—20 年,主要表现为上运动神经元瘫痪。

＊遗传性运动神经元疾病(略)。

下运动神经元损伤与肌病性肌无力的鉴别

症　状	下运动神经元损伤	肌　病
分布	自远端至近端	自近端至远端
肌肉跳动	可能有	无
腱反射	减退或消失	有
神经功能受损	可能有	无

脊髓/延髓空洞症

病因包括先天性发育异常,如颅颈交界处畸形或其他异常,可伴有脑积水,其次是继发于脊髓外伤和肿瘤,导致脑脊液循环不良和阻塞。病理变化为脊髓或延髓中央灰质内空洞形成。男多于女,病情缓慢进展,早期无症状,神经系统表现为受损平面以下痛、温觉缺失,触觉、位置觉、振动觉正常(感觉分离),部分患者有蚁走感或麻木感,最后出现下肢痉挛性瘫痪,神经系统表现常不对称。

延髓空洞症:表现为头痛、眩晕、呕吐,单侧或双侧面部感觉减退,舌肌萎缩、构音困难、声音嘶哑、吞咽困难,如延髓受压则出现感觉和运动障碍。

＊脑脊液(C、S、F)检查:脑脊液是血浆通至脑室脉络丛后的滤液,循环于脑室和蜘蛛膜下腔,最后返回血循环。对脑和脊髓缓冲保护、内环境恒定有十分重要作用。脑脊液检查对中枢神经系统器质性疾病诊断、病情观察、指导治疗、预后判断都有重要意义。正常脑脊液为无色透明,压力为 70—180mm/H_2O、蛋白定性阴性、糖 40—80mg/dL、氯化物 120—130mmol/L、细胞数 0—8/μl。

第七章　精神疾病

人类精神活动正常与病理实际上是由量变到质变的过程,正常与病理有时却难以鉴别,或处于临界状态。人类精神活动与遗传(基因)、人格特征、环境因素,尤其是生活经历密切相关。其发生机理十分复杂,系多因素,迄今未完全阐明。诊断主要依靠旁人提供的信息和患者行为特征,心理量表和问卷是评估精神疾病的重要工具。

第一节　常见症状

精神障碍

精神障碍指存在精神和认知的异常,分精神病性障碍(如精神分裂症)、非精神病性障碍(如神经症,行为障碍)和精神发育迟滞。是一类严重影响身心健康的疾病。

器质性精神障碍

器质性精神障碍是一组由脑部疾病或躯体疾病导致的精神障碍。脑部疾病所致精神障碍包括脑变性疾病、脑血管病、颅内感染、脑外伤、脑肿瘤;躯体疾病所致精神障碍包括躯体疾病自身的一组症状或由感染、中毒等疾病引起的症状性精神障碍。

错　觉

错觉指被歪曲了的感知觉,对客观事物的不正确感知。

幻　觉

幻觉指没有现实刺激作用于感觉器官而出现的知觉体验,即虚幻的感觉。

妄　想

妄想指难以改变和持续存在的错误观念。必须符合下列 3 条:一是,观念与事实不相符合。二是，坚信不疑、无法理喻。三是，与文化程度、宗教信仰等社会背景不相适应，多见于精神分裂症。

木　僵

木僵表现为不动、不食、不讲话等行为抑制，无意识障碍，施以强刺激不能使之清醒，是紧张症一种，可见于器质性精神障碍，也见于心因性精神障碍。

认知障碍

认知是依靠各种精神活动，如感知、判断或想象来获得知识的过程，包括记忆、语言、视空间、计算、逻辑思维和判断等方面。由于大脑器质性疾病产生认知方面的缺损称认知障碍。按病情程度分轻度认知障碍和痴呆。

急性应激

患者遭遇过强的不良刺激（刺激原），常由负性生活事件激发，从而产生强烈的生理、心理和行为上的一过性反应，表现形式多样。

人格障碍

人格与个性在心理学上意义相同，指一个人独特的适应模式和处事方式，表现为稳定的思维、情感和行为类型。若人格突出地表现为不合常理的思维和行为模式，与社会不相协调，其本人又不认同这些思维和行为模式是不合理的，称人格障碍。表现类型多样，其中严重危害社会的类型是反社会人格障碍。无认知障碍、妄想和幻觉，开始于少年期，成型于成年期，<18岁不诊断为人格障碍。

暗　示

暗示指把并非明确（含糊）的意见告知某人，能影响某人使之接受一种想法、信念或其他认知过程，也可能影响其行为或机体变化的一种动机。

诈　病

为了逃避外界某种不利于个人的情境，摆脱责任或获得利益，故意模拟或夸大躯体或精神障碍或伤残的行为。有明显伪装疾病的动机和目的。

精神发育迟滞（智障）

精神发育迟滞是一组起病于18岁以前的精神发育不全或受阻的综合征。表现为智力低下,社会适应困难。本症可以单独出现,也可同时伴有其它精神障碍或躯体疾病,可用 Wechsler 智力测验测评智商。

多动障碍(多动症)

多动症指发生于儿童期,多数在 3 岁左右开始。与同龄儿童相比,表现为明显的注意力集中困难、注意持续时间短暂、活动过度或冲动的一组综合征,常干扰他人活动。

医源性疾病

医源性疾病包括:

1. 指由于医师不恰当的语言和治疗所造成患者的症状加重、迁延或转化。

2. 某些药物使用虽必要和恰当,但也会因此而产生一定副作用,如激素使用中的继发性皮质醇增多症。

3. 在住院期内的感染称医源性感染。

第二节 常见疾病

神经症

神经症是一组轻度精神障碍,即心因性功能障碍,没有器质性精神病症状,以躯体症状繁多,体格检查无相应器质性疾病或按器质性疾病治疗无效为其特点。

病因

神经症病因未完全阐明,与遗传、病前的易病素质和人格类型密切相关,常见于情绪不稳定和性格内倾型的人,与精神刺激、环境应激等心理社会因素有关,女性多于男性。

临床表现

可表现为精神、神经或躯体方面多种症状,有自知力,要求治疗,通常能适应社会生活。

神经症类型:根据我国 CCMD-3(《中国精神障碍分类与诊断标准》第三版)制定的神经症分类(草案)分下列亚型:抑郁症、焦虑症、恐惧症、强迫症、疑病症、神经衰弱等。临床类型可相互重叠。

【抑郁症】

发病机理未完全明了,多数学者认为系中枢神经系统内的单胺类神经递质,包括 $5'$-HT($5'$-羟色胺)和 DA(多巴胺)受体传递功能下降导致抑郁。痊愈率随抑郁症发作时间的延长而降低。有较高发病率,国外称心境恶劣。临床表现为持久的心境(情绪)低落状态,常伴有躯体化障碍,睡眠障碍,食欲减退,体重下降,性欲减退。有良好自知力,日常生活无明显影响。十分常见。抑郁使躯体疾病死亡率增加,老年人患病率约 20%,绝大多数抑郁同时伴有焦虑。

其抑郁性情主要有 7 种表现:

1.兴趣减退,无愉快感。

2.联想困难或自觉思考能力下降,对前途悲观失望。

3.自觉疲乏无力、精神不振。

4.自我评价下降,自责,有内疚感。

5.精神运动性迟滞或激越。

6.有自杀念头或自伤、自杀行为。

7.情绪低落,不愿与人交流。病程持续>6 个月。

需与下列抑郁症鉴别:

内源性抑郁症(精神病性抑郁症):属精神病范畴,比抑郁性神经症严重得多。包括:

1.单相抑郁症:有严重的情绪低落,语言减少,行动延缓,伴早醒,症状晨重夕轻,严重内疚或负罪感,有明显自杀行为,持续厌食和明显体重减轻,生活不能自理。

2.抑郁和躁狂交替发作。

3.精神分裂症抑郁:有幻觉、妄想、自知力缺失、淡漠、思维联想障碍等精神分裂症状。

体因性抑郁症(神经症样综合征):由于躯体疾病如冠心病,糖尿病,甲状性机能减退,肝炎、脑卒中、癌症等引起。躯体疾病与抑郁之间存在恶性循环。

心因性抑郁症(反应性抑郁症):病前有强烈精神刺激(生活事件),如亲人亡故、离异、被盗窃等引起,忧伤内容与所受刺激有关,常伴焦虑、激动,但行为、思维活动均正常,是一种短期心境障碍。

产后抑郁症(产褥期抑郁症):在产后 2 周内出现下列症状中的 5 条或 5 条以上,但至少有 1 条为情绪抑郁或缺乏兴趣或愉悦。(1)情绪抑郁。(2)对全部或大多数活动明显地缺乏兴趣或愉悦。(3)体重显著下降或增加。(4)失眠或睡眠过度。(5)精神运动性兴奋或阻障。(6)疲劳或乏力。(7)遇事皆感无意义或自罪感。(8)思维力减退或注意力涣散。(9)反复出现死亡的想法。病程长短不一。

药源性抑郁:发病与个体素质、精神病家族史有关。相关药物如各种精神活性物质、利血平、口服避孕药、糖皮质激素等。虽不常见,应予重视。

更年期抑郁:是指起源于更年期的情感障碍,多伴有焦虑、疑病、紧张、失眠以及躯体不适和植物神经紊乱等症状。有性腺功能减退,认知功能障碍。起病缓慢,病程较长。

【焦虑症】

(1)惊恐障碍:指短期突然发作的强烈不适或恐惧感伴随躯体症状和认知症状。表现为无明显诱因、无相关特定情境、发作不可预测性,突然出现的强烈恐惧、濒死、窒息感,10分钟达到高峰,一般不超过1小时,发作时意识清醒,事后能回忆发作的经过,同时伴有显著交感神经兴奋的躯体症状,如心悸、胸闷、呼吸急促(换气过度)、脸色苍白、出汗、手抖、失去理智而惊叫、坐立不安等。在两次发作间歇期,除害怕再发外,无症状。可继发于恐惧性神经症、抑郁症。

(2)广泛性焦虑:成人广泛性焦虑终身患病率4.1—6.6%,45—55岁发病率最高,女性高于男性2倍。病前多有被忽视的负性生活事件,常受社会人际关系和家庭等因素的影响。表现为经常或持续的无明确对象和固定内容的恐惧,运动性不安,常伴睡眠障碍,有显著植物神经和肌肉紧张等躯体症状,抑郁、惊恐、疑病、强迫可同时存在。症状持续>6个月,病程有慢性波动倾向。如继发于甲亢、高血压、冠心病、药物戒断综合征等躯体疾病,称继发性焦虑。

*躯体化障碍:表现为缺乏基础疾病或与基础疾病不相称的多种躯体症状,包括:

1.脑功能失调症状,如易激惹、易疲劳、紧张、不安、焦躁、头昏目眩,记忆力下降,注意力不集中,工作效率降低,失眠、多梦。

2.躯体症状如各种各样的慢性疼痛、胃肠症状如唾液减少,厌食,吞咽困难、呃逆、恶心、胃痛、腹胀、便秘、腹泻。

3.呼吸系症状如气急、呼吸困难、叹气。

4.心血管症状如胸闷、心悸、心前区不适。

5.泌尿系症状如尿频、膀胱疼痛,以及面部潮红、手足、背部发冷、女性月经紊乱,男性阳萎、早泄等性功能改变。

所有这些症状统称为植物神经症候群,都是患者的主观体验,而无客观证据,每个患者间症状可以不同,多少不一,但一个共同特点是,患者很难接受医师对其关于神经症的诊断,反认为医师没有检查出她(他)的病症,到处求医,进行不必要的多种检查,经济支出及精力付出甚多,家人为之困惑,治疗却无效果。

*心因性疼痛综合征:

疼痛是一种复杂的主观体验,很多疼痛都可由于某一躯体性疾病引起,如胆囊炎、胆石症时的胆绞痛,胸膜炎时胸痛,阑尾炎时右下腹痛,这些是急性疼痛。这里指的是一种通过各种检测手段找不到器质性疾病的躯体性疼痛,十分常见,尤其是女性,有着强烈情绪色彩和暗示性,典型的临床表现是慢性疼痛(指维持时间>半年),包括慢性头痛、胸痛、腹痛、颈痛、腰背酸痛、非典型面痛、不明原因腹部或盆腔疼痛等,疼痛无固定部位,多数患者对疼痛体验与器质性疾病类似,却无该疾病的相应证据。患者常伴有精神萎靡、失眠、食欲减退、食而无味、体重减轻、腹胀、便秘、性欲减退、情绪抑郁等症状。它包括在躯体化障碍、疑病症范畴之内。诊断的关键是排除器质性疼痛之可能,诊断需十分谨慎。治疗参见抑郁症节。

【恐惧症】

恐惧症指患者对某种客观刺激产生的一种不合理,且与实际危险不相称的强烈恐怖,患者明知这种情绪出现是荒唐的,不必要的,却不能摆脱它。恐惧必定与特殊环境刺激相关,有明确的恐惧对象和相应的回避行为,社会功能受损,发作时有焦虑和植物神经症状,有反复和持续的回避行为。分广场恐惧、社交恐惧和特定的单项恐惧障碍(如黑暗、鲜血、昆虫等)。

【强迫症】

以强迫观念、强迫冲动或强迫行为等强迫症状为主要表现,有意识的自我强迫与有意识的自我反强迫同时存在,两者的冲突导致患者紧张不安,自相矛盾,却无法自我控制,十分痛苦。

【疑病症】

患者对自身的健康状况或身体某一部分过分关注,深信不疑地怀疑患了某种躯体或精神疾病,有牢固的疑病观念,与实际健康状况不符,医师对疾病的解释和客观检查常不足以消除患者固有的成见。常需施以暗示疗法。

【神经衰弱】

神经衰弱指精神容易兴奋和脑力容易疲乏,伴情绪烦恼和一些心理生理症状的精神障碍,病前可存在持久的情绪紧张或精神压力,不符合上述神经症诊断。

诊断

本病诊断主要采取排除法,没有实验室及生物学检查项目,但有各种精神病学方面心理测试问卷,量表可供专科医师筛选诊断使用。神经症患者常有很多躯体症状易遮盖精神症状,容易造成误诊、漏诊。有人统计综合医院内科门诊中 1/3 患者有心理问题,其中部分患者并无器质性疾病,而是神经症,在诊断前应除外可伴焦虑症状的内科疾病,如甲亢,甲减,心、肺、胃肠疾病,神经系统疾病、某些药物因素如激素、人参,以及药物戒断症状。

老年期神经症特点包括 2 个方面:青中年时期就患有神经症,延续至老年;老年期以后初发的神经症。后者有以下几个特点:(1)进入老年期后所产生的各种不良生活事件明显增多,如退休再适应,丧偶、孤独、经济、子女关系等问题都需要面对。(2)性格障碍较多,如变得保守、固执、易发牢骚、嫉妒心重、自我中心、社会活动明显减少。(3)躯体疾病机会增多,特别是心脑血管疾病,糖尿病等。有人报道50%老年神经症患者伴有躯体疾病。(4)生活质量降低,因身体不适、反应迟钝,神经症从而变得迁延难治。

治疗

原则:强调个体化、足量、足疗程。

1.心理治疗:十分重要,常与药物同时应用。

2.药物治疗:

(1)杂环类抗抑郁药:①三环类抗抑郁药:阿米替林,丙米嗪、氯咪帕明、氯丙米嗪、多塞平。②四环类抗抑郁药:麦普替林,副作用较三环类小。疗效肯定,因有胆碱样症状等副作用而少用。缺血性心脏病、青光眼、糖尿病应避免使用,注意直立性低血压。能增加体重。最好不与 SSRIs、SNRIs 联用。

(2)单氨氧化酶抑制剂:苯乙肼,安全性低,一般不用于老年患者。

(3)选择性 5-羟色胺受体再摄取抑制剂(SSRIs):盐酸舍曲林,氟西丁,帕罗西丁、西酞普兰、艾西酞普兰、氟伏沙明等。

(4)5-羟色胺去甲肾上腺素抑制剂(SNRIs):文拉法辛、度洛西汀等。用于重度、难治性抑郁。

(5)5-羟色胺调节剂(NaSSA):曲唑酮、米氮平,不影响勃起功能,促进睡眠,无心脏不良反应。

(6)其他,氟哌噻吨美利曲辛,对焦虑及轻度抑郁效佳,能改善睡眠,起效快,基本无副反应。

抗抑郁药使用应遵循下列原则:

1.药物选择与剂量应根据病情及个体耐受性决定,具有个体差异性。

2.从小剂量开始,逐渐加量,急性期用量要足,一旦药物起效,症状减轻,按规定剂量巩固一定时间后才慢慢减至维持量,疗程每个人不同,一般不少于6—12个月,有的患者须服用1—2年以上,甚至终身服药,贸然停药,可引起症状反跳或复发,病情加重,应予注意。

3.一药治疗3个月后疗效仍然不佳可能剂量不足,剂量增加或换一种药物或两药联用。因这些药物的药理作用稍有差别。如转换单胺氧化酶抑制剂则需停药2周,氟西汀需停药5周,才能转换。氟西汀宜早晨服用,米氮平宜晚间服用。

4.加强观察、注意毒副反应,对头晕、失眠、口干、便秘、手抖等轻度反应不必停药,多数在7—10天消失,但对神智模糊、焦虑不安、幻觉、癫痫样发作、呕吐、尿滞留、药疹、直立性低血压、性功能障碍、心电图变化等严重反应,必须停药。部分药品能使体重增加,青年患者初服时可一过性症状加重或产生自杀倾向,特别注意。对有心脏传导阻滞,心、肝、肾功能不全患者不宜应用。

5.缺点是药效出现时间较慢,即使用药恰当量足,显效时间一般多在2～4周以后,有的需要4周以后或更长时间才能起效。对药物要有信心,不要轻易放弃。

癔　病

病因

癔病是最常见的精神障碍之一。有遗传倾向,女性明显多于男性。发病与患者个性特点密切相关。其个性特点是情绪反应强烈、富于幻想、自我中心、具戏剧性、暗示性高,病情反复迁延,多见于青春期和更年期。

临床表现

复杂多样,几乎可以模拟任何躯体性疾病,发病前一周有明显心理社会因素为其诱因。其临床表现分癔病性精神症状和癔病性躯体症状:

1.癔病性精神症状:其精神障碍妨碍社会功能,发作有利于患者发泄情绪,获取同情,有明显自我诱发机制,以往可有类似发作。

(1)情感爆发:是本病常见症状之一,常在精神刺激后立即发病,表现为大哭、狂笑、打滚、喊叫,或突然变为兴高采烈、手舞足蹈,表情和动作幼稚、做作,具戏剧性和喧泄特点,发作时间较短。

(2)意识障碍:表现为精神活动之间相互脱节,意识朦胧、木僵、"痴呆"、神游症、交替人格、附体体验等表现。

2.癔病性躯体症状:特点是对症状漠不关心,感情生动丰富,缺乏康复愿望和行动,症状有夸大成分,并随周围人态度有明显变化,症状在催眠状态下或经暗示治疗完全消失。

(1)感觉障碍:包括感觉过敏、减退或消失;特殊感官障碍,失明、管状视眼、耳聋等。

(2)运动障碍:包括痉挛性发作和震颤;瘫痪,偏瘫、单瘫、截瘫,以截瘫多见,起立不能和步行不稳,共济失调等。

(3)不言症和失音症。

诊断

根据临床表现特征,既往发作史,诊断一般不难。但有时较为困难,需与癫痫大发作、心境障碍、精神分裂症、脑器质性疾病等鉴别。

癔病性痉挛与癫痫大发作的鉴别

	癔病性痉挛发作	癫痫大发作
发作诱因	多在精神刺激之后	常无明显诱因
先兆	可以有,但内容形式多变	内容形式固定
发作形式	翻滚、四肢乱舞、幅度大、表情痛苦	症状刻板,强直期、阵挛期次序分明,呼吸停止
拇指	发作时常在其余四指之外	常在其余四指之内
言语	可以讲话	绝无
意识	多清楚,可有朦胧	丧失
大便失禁	无	可有
小便失禁	偶有	常有
眼球运动	躲避检查者	固定朝向
眼睑	掰开时阻抗大	松弛
咬伤	较少咬伤自己,可咬伤他人	可咬伤自己的舌、唇
摔伤	较少、较轻、受伤部位分散	较重、多伤在头部、肢体
持续时间	数分钟到数小时	不超过数分钟(除外持续状态)
发作地点	多在人群中、安全地带	不择
睡眠中发作	无,睡眠时症状消失	常见
脑电图	正常	可见棘波或阵发性 θ 或 δ 波

治疗

1.无特效治疗,发作时对症处理;预防复发较为困难。

2.心理治疗:暗示、催眠疗法等。

心境障碍

心境障碍是指持久而明显的情绪或心境低落或高涨反复发作,伴有相应的思维、认知、行为以及心理生理方面紊乱的情感性精神障碍。一次抑郁或躁狂发作病程持续≥2 年,称慢性心境障碍。

病因

未完全明了,遗传是主要原因。遗传因素还影响着患者对生活事件的反应。

脑中神经递质变化,包括胆碱能、儿茶酚胺(肾上腺素和去甲肾上腺素)和5-羟色胺的水平异常,以及神经内分泌失调是发病的生物化学基础,生物—心理—社会(环境)因素常是促发因素。妇女患病风险更高。具有较高发病率。

临床表现

1.躁狂发作:临床表现为与环境不相称的心境持续高涨,自我评价过高或夸大、思维奔逸、易激惹、情感冲动性增加、胡言乱语、随境转移、睡眠减少、性欲亢进。病情持续一周。重症患者可出现谵妄(躁狂性谵妄)、思维破裂、行为紊乱,甚至出现妄想、幻觉,此时难与精神分裂症鉴别。但后者精神分裂症症状长期存在,除非给予有效治疗,而前者呈周期性循环性发作。明显影响社会功能,无社会功能影响称轻型躁狂症。

2.双相障碍:指躁狂和抑郁周期性反复发作,也可以混合存在,但多数以单相为主要表现。往往急性起病,以后躁狂与抑郁反复发作与缓解。缓解期如常人,极少数会有残留症状。复发持续时间各不相同,从几周到3—6个月不等,发作频率差异很大,少者终身仅发数次,多者每年发作可4次以上。躁狂、抑郁规律交替发作甚少,多数以一个疾病相为主,大约1/3患者为混合相,即躁狂同时伴有抑郁,可有昼夜节律变化,就寝时表现抑郁,早晨醒来情绪高涨。

3.单相抑郁障碍:属重症抑郁症。临床表现为思维迟钝、言语减少、声音低沉、行动缓慢、睡眠障碍(早醒)、性欲减退、月经不调,有明显自杀倾向,严重时可呈木僵状态,出现幻想、错觉、体重减轻、生活不能自理。

4.持续性心境障碍:

(1)循环型障碍:表现为持续数天的轻躁狂与轻抑郁,病程欠规则,不符合躁狂或抑郁诊断标准。病程>2年。

(2)心境恶劣:持续存在心境低落,但不符合任何一型忧郁症诊断标准,无躁狂发作。

诊断

1.临床表现符合CCMD-3诊断标准(见CCMD-3 p83)。

2.需排除躯体疾病,如甲亢危象、甲减危象、某些中枢神经系统疾病和感染高热时的谵妄状态。

治疗

目标:急性期,稳定并控制症状;巩固期,达到完全缓解;维持期,预防复发,保持缓解状态。

1.药物治疗:

(1)躁狂发作:急性期治疗一般为6—8周。心境稳定剂可作为一线治疗,锂盐(经典治疗药,起效较慢,治疗浓度与中毒剂量相近)、丙戊酸钠(起效快)、拉莫三嗪、卡马西平(备选药)等抗癫痫药。第二代(非典型)抗精神病药,如奥氮平、喹硫平、利培酮、阿立哌唑、帕利哌酮缓释片,可两类药物联用。必要时可短期联合使用安非他酮或苯二氮䓬类药。巩固期治疗:治疗方案基本同急性期治疗,维持原有药物剂量。维持期治疗:以最小剂量维持治疗。

（2）双相障碍发作：

①躁狂发作：心境稳定剂、如无效考虑加用抗抑郁药（严重抑郁、有自杀倾向者）SSRI，如氟西汀，或联合应用第二代（非典型）抗精神病药喹硫平、奥氮平；也可两种心境稳定剂联合应用。

②抑郁发作：抗抑郁药之使用尚有争议，易诱发躁狂。一般不作为双相抑郁的单一用药。拉莫三嗪可作为抑郁维持治疗。

③电休克：用于重症患者；电休克治疗后，常需一线药物进行巩固维持治疗。

④心理治疗：循环型障碍主要是心理治疗。

⑤支持治疗。

（3）单相抑郁障碍：抗抑郁药应用＊见神经症治疗章节。

精神分裂症

病因

病因未完全阐明。与遗传基因有关、大脑结构改变为其生物学基础，环境应激为其促发因素。多于青春早期和老年期发病，男、女比例接近。

临床表现

慢性病程，就诊前1—2年往往已出现精神异常，常不被人发现而已。特征表现是：具有思维、情感、行为等多方面障碍及精神活动不协调。与现实脱节、妄想、幻觉、言语紊乱、情感淡漠、认知损害、无自知力，明显的职业和社会功能障碍。临床表现甚为复杂，病情轻重程度个体差异也很大。临床表现的演变大致可分为四期：

1.病前阶段：症状轻微，旁人常难发觉其异常，自然病程迁延，呈反复化或加重，甚至终身患病，但部分患者可治愈或基本治愈。

2.前驱期：表现出退缩、隔离、易激惹、思维和感知紊乱，突然或缓慢产生妄想和幻觉。

3.中期：症状表现明显和持续，可时轻时重，思维和感知紊乱，社会功能损害渐渐加重。

4.疾病后期：精神病症状已很稳定和巩固，疾病表现模式已固定，偶有反减轻者，但多数是进行性发展（不治疗者）。

【按表现特点分下列亚型】

1.偏执型：常见。特点是有固定性妄想（迫害妄想居多）、幻觉（特别是幻听）和相应行为障碍。认知和情感正常。急性发病者，经治疗预后相对较好，慢性发病者预后差。

2.青春型：青春期发病，急性或亚急性起病，主要表现为思维涣散、情感不协调、行为紊乱、幼稚、愚蠢、痴笑、怪相、不修边幅、衣衫褴褛、不讲卫生、完全失去社会功能，常有片段性妄想、幻觉等阳性症状（指超越正常功能的过度表现或歪曲），经治疗可取得一定疗效，但复发率高。

3.单纯型:多于青少年起病,进展缓慢,主要表现为言语贫乏,情感迟钝,缺乏兴趣,愉快感消失,目光迟钝、社会退缩,回答问题简单,思维空洞等阴性症状(指正常功能的减少和消失)。因早期症状不明显,常延误治疗,预后较差。

4.紧张型:常急性起病,有躯体症状如木僵、刻板动作、刻板言语、短暂性行为冲动。若经及时治疗,近期效果尚好。

5.未分型(混合型):与其他亚型症状混合,无法分类。并不少见。

诊断

收集家庭人员、亲友、邻居、同事、同学的信息至关重要。全面的精神科检查,包括量表测定,以及必要的排除性体检和实验室检查,符合 CCMD-3 精神分裂症标准。

治疗

对疑似患者应转诊精神科医师,进行专科诊治。包括药物及其他相关治疗(如电休克),心理社会干预。

第八章 风湿性疾病与骨关节病

　　风湿性疾病系自然发病,病因未完全阐明,有遗传史,好发于育龄妇女。属原发性非器官特异性(指不同器官受累时有相同病理改变)自体免疫性疾病(指患者体内自身产生的抗原与抗体免疫反应所致疾病,又称免疫复合性疾病)。

　　临床上累及多种器官,表现多种多样,其共同临床特征有:长期不规则发热,关节痛、肌痛,不同程度皮肤内脏损害,病程缓解和加剧交替,血中可测出高滴度自身抗体(对诊断有较高价值),受累器官组织病变中有大量淋巴细胞和浆细胞浸润,应用糖皮质激素和免疫抑制剂有效,又称结缔组织病。若两种结缔组织病同时存在,如系统性红斑狼疮和硬皮病同时存在,称重叠结缔组织病。若二三种疾病混合而不完全地存在,称混合性结缔组织病。十分常见,包括病种范围十分广泛,牵涉关节、骨、肌肉及其有关软组织或结缔组织病变,临床表现复杂,美国风湿病学会(ARA)1983年将风湿性疾病分为10大类,100余种。具体分类如下:

　　1.弥漫性结缔组织病:包括系统性红斑狼疮、类风湿性关节炎、干燥综合征、系统性硬化症、多发性肌炎与皮肤炎、重叠综合征(包括未分类及混合性结缔组织病)、坏死性血管炎及其他血管病(如结节性多动脉炎、肉芽肿性多血管炎、颞动脉炎、白塞病、皮肤粘膜淋巴结综合征)等。

　　2.脊柱关节病:包括血清阴性脊柱关节病(强直性脊柱炎、银屑病性关节炎等、幼年型类风湿关节炎)。

　　3.退行性脊柱关节病:分原发性与继发性。

　　4.代谢、内分泌相关风湿病:包括痛风性关节炎等。

　　5.感染相关风湿病:包括风湿热、风湿性多肌痛、反应性关节炎等。

　　6.肿瘤相关性风湿病:包括多发性骨髓瘤、转移癌、白血病等。

　　7.神经血管疾病:包括雷诺氏病、结节红斑、神经压迫性关节疾病等。

　　8.骨结构性病变:包括骨质疏松症、肥大性骨关节病等。

　　9.非风湿性关节病:包括椎间盘病变等。

　　10.其他有关节症状疾病:包括慢性活动性肝炎、药物相关风湿综合征等。

第一节 常见症状

疼 痛

疼痛几乎是风湿性疾病与骨关节病必有的症状。

多处疼痛：指以四肢和躯干为主的广泛分布、程度不同、性质不一的疼痛，病因复杂。

1.骨关节病：退行性骨关节炎、痛风、骨质疏松症、风湿性多发性肌痛症、风湿与类风湿性关节炎等。

2.全身性疾病：甲状腺机能亢进症、甲状旁腺机能亢进症、慢性肾炎及其他多种慢性病。

3.恶性肿瘤：如多发性骨髓瘤、转移性骨肿瘤等疼痛。

4.躯体性疼痛：常无器质性病因可查。应进行仔细问诊、体格检查和相关实验室检查以明确诊断。

颈肩背痛：一般指颈部肌肉、韧带或颈椎的损伤压迫神经和器质性疾病引起的颈部、肩、背部和上肢的感应痛或放射痛。急性疼痛常疼痛剧烈、难忍，可见于骨折脱位、落枕(睡眠醒来时突然感觉颈痛和颈部僵硬症群)、颈椎自发性半脱位、颈椎肿瘤、蜘蛛膜下腔出血等。

慢性疼痛：最常见是颈椎病、颈椎间盘突出、肩周炎、后纵韧带钙化、颈椎管狭窄等引起的退行性骨关节病。咽喉和食管部的炎症，肿瘤也可引起颈痛，有时不易诊断。

腰腿痛：指下腰、腰骶和骶髂部疼痛，有的伴有下肢感应痛和放射痛。急性疼痛：主要是指在弯腰、滑跌、转身等动作中发生的急性腰痛，包括相应部位的肌肉、筋膜、韧带扭伤、腰椎横突撕脱骨折、椎间盘突出等。腰痛和坐骨神经痛症状同时出现者为椎间盘病变。慢性腰痛：腰部或伴有下肢，臀部长期疼痛，症状轻重不一，时发时愈，体征多少不一，有时较难诊断。包括：隐性损伤后的后遗症和劳动中的慢性损伤。骨质疏松症、腰椎间盘突出。腰骶椎、脊髓、腹腔、盆腔部位炎症、结核、恶性肿瘤所引起的感应痛，妇女盆腔肿瘤、肝癌、结直肠癌、膀胱癌等均可以腰痛开始，老年人应特别注意。

小腿痛：指腓肠肌部位的疼痛。除损伤、骨髓炎、肿瘤等以外，最常见原因是周围血管疾病，如闭塞性动脉硬化症、血栓性闭塞性脉管炎和血栓性深静脉炎等。

足跟痛：足跟疼痛患者常于久站或走路疲劳时，足跟着地出现疼痛，行走片刻可稍缓解，但很快又疼痛加重，不能长时间站立或行走，特别负重行走时易发生。检查时足跟外表无异常，按压足跟底部，可有压痛。引起足跟痛原因很多：

1.跟骨骨刺形成，单纯骨刺并无疼痛，由于运动时骨刺压迫刺激局部神经、血管引起疼痛，比较常见。

2.肥胖负重增加、劳损引起组织退行性变化和继发无菌性炎症时也可引起疼痛。

3.跟骨动脉缺血、静脉瘀血引起跟骨压力增高时的疼痛，常伴踝部肿胀；足跟痛要与跟骨骺炎、跟踺滑囊炎、跖骨痛、跖趾关节痛、趾间神经痛等鉴别。

第二节　常见疾病

急性风湿热

急性风湿热是一种反复发作急性或慢性全身性结缔组织炎症，主要累及心脏（风湿性心脏病）、关节（风湿性关节炎），其次为中枢神经系统、皮肤和皮下组织。近年来发病率明显下降。

病因

急性风湿热与 A 组链球菌感染密切相关，但非直接感染引起，常在感染（链球菌咽峡炎）后 2—3 周起病。确切机制未明，与细胞免疫、体液免疫异常有关，炎性因子为其中介。

临床表现

根据 1992 年美国心脏学会（AHA）Jones 修订标准。具有 2 项主要表现或 1 项主要表现，2 项次要表现，并有先前链球菌感染证据，可诊断。

主要表现：

1.心肌炎：心脏杂音、心脏增大、心内膜、心肌、心包炎、充血性心力衰竭（风湿性心脏病）。

2.多发性关节炎（风湿性关节炎）。

3.舞蹈症。

4.环形红斑。

5.皮下节结。

次要表现：

1.临床（既往风湿病史、关节痛、发热）。

2.实验室：血沉增快、C-反应蛋白阳性或滴度明显增高，白细胞增多、贫血，EKG，P-R 间期延长，Q-T 间期延长。

2002—2003 年 WHO 对风湿热和风湿性心脏病补充诊断标准：

1.初发风湿热，无风湿性心脏病，无复发风湿热，诊断标准与 Jones 修订标准相同，可诊断初发风湿热。

2.无风湿性心脏病，有复发风湿热，无须主要表现，具有 2 项次要表现，有前驱链球菌感染证据，可诊断风湿热复发。

3.有风湿性心脏病或隐匿性风湿性心脏炎,无须主要表现及次要表现,可诊断风心病。

链球菌感染证据:

1.近期患猩红热。

2.咽培养溶血性链球菌阳性。

3.ASO 或其他抗链球菌抗体增高(抗链球菌激酶,抗透明质酸酶,抗 M 蛋白抗体等)。

风湿热活动(急性风湿热)证据:

1.WBC↑,中性核左移,轻度贫血。

2.ESR↑、C-反应蛋白(+)、粘蛋白↑、血清白蛋白↓、球蛋白↑、CIC(+)、C_3↓、IgG↑、IgM↑、抗心肌磷脂抗体(+)。

链球菌感染后综合征:

急性链球菌感染同时或感染后 2—3 周出现低热,乏力,关节酸痛,ESR↑,ASO(+),EKG 一过性早搏,ST—T 改变,无心扩大及杂音,经青霉素治疗症状迅速消失,不复发。

*对多关节炎、多关节痛或单关节炎可能发展为风湿热,应予重视,以免漏诊。

诊断

凡遇发热、心脏杂音、心脏扩大、关节酸痛患者,应及时疑诊,进行相关实验室检查。需与其他病因心脏病、病毒性心肌炎、亚急性感染性心内膜炎、关节炎、SLE 等疾病鉴别。

治疗

1.一般治疗:休息十分重要。

2.药物治疗:(1)抗生素治疗:以青霉素为首选,10—14 天为一个疗程;过敏者可用红霉素。(2)糖皮质激素、水杨酸制剂、非甾体类消炎药等应用。

系统性红斑狼疮(SLE)

系统性红斑狼疮好发于青年女性,20—40 岁多见,女性 8 倍于男性,SLE 并不少见。

病因

未完全阐明,系多基因病。是慢性自体免疫性炎症性结缔组织病,累及多器官,75%患者同时有肾脏损害。

临床表现

表现十分复杂,各脏器受累程度不同而临床表现不尽相同,可单一系统损害,以多系统损害为其特点。有急性进展型、反复活动发作型、慢性迁延及轻型。常以急性感染起病,可同时伴有其它结缔组织病,近年来轻型、不典型病例增多,少数可自行缓解,多数预后恶劣。

1.全身症状:不规则发热、光敏、皮疹、蝶形红斑、发热、消瘦、发热、关节酸痛、肝肿大、肝功能异常、脾肿大、局部或全身淋巴结肿大。

2.心血管表现:心动过速常为首发表现,心律失常、心脏扩大、心包炎、心力衰竭(狼疮性心肌病)。

3.呼吸系统:咳嗽、气急,表现为间质性肺浸润,肺炎、胸水。

4.消化系统:食欲不振、腹痛、腹泻等胃肠道症状。

5.泌尿系统:水肿、尿中出现红细胞、白细胞、管型尿、蛋白尿等慢性肾脏病表现(狼疮性肾病),发病率高,预后相对较差。

6.神经系统:深静脉血栓形成,中枢型 SLE 常在晚期出现,少数可以中枢神经系统侵犯为唯一表现。

7.血液系统:贫血、白细胞减少、血小板减少、出血倾向、溶血、凝血障碍(高凝状态)。

8.并发症:妊娠可使病情加重,易致流产、早产;可并发深静脉血栓形成、细菌感染、肺结核等。

诊断

按美国风湿病学会(ACR)1997 年修订标准。

1.颧颊部蝶形红斑。

2.慢性皮肤型红斑狼疮(盘状红斑)。

3.光敏感。

4.口腔溃疡。

5.反应性关节炎,对称性小关节炎为主。

6.浆膜炎(胸膜炎、腹膜炎、心包炎)。

7.肾脏病变(蛋白尿＞0.5g/d,或有细胞管型)。

8.神经系异常(抽搐或精神异常)。

9.血液学异常:溶血性贫血伴组织细胞增多,WBC＜4000/μl,淋巴细胞＞1500/μl、血小板＜10 万/μl,至少 2 次)。

10.免疫学异常(抗 dsDNA 抗体(＋)、抗 SM 抗体(＋)、抗磷脂抗体阳性)。

11.荧光抗核抗体(ANA)阳性。

符合 4 项或 4 项以上可确诊。

需与以下疾病鉴别:

1.其他类型心脏病、肾病、关节炎鉴别。

2.败血症及感染性胸、腹腔炎症。

3.恶性血液病。

4.药物性狼疮等。

治疗

原则:正规、长程、免疫调控、系统治疗。

1.一般治疗:营养支持。

2.药物治疗:(1)糖皮质激素、免疫抑制剂、生物制剂应用(详见类风湿性关节炎治疗节)。(2)防治感染:抗生素应用。(3)改善微循环:抗凝药物应用。(4)纠正靶器官损害:按相应损害器官治疗。(5)免疫加强治疗:重症及/或并发感染者,静脉用丙种球蛋白、胸腺肽应用。

3.血液净化疗法:血浆置换。

4.骨髓造血干细胞移植。

5.有生育要求育龄期患者,孕前必须由风湿病科及产科进行全面评估。

类风湿性关节炎(RA)

类风湿性关节炎是一种以关节滑膜炎为特征的慢性进行性、对称性多关节炎。是最常见风湿性疾病之一。人群患病率0.35%,任何年龄均可发病。大多数起病于青壮年期(20—45岁),女性高于男性2倍,致残率高。

病因

未完全阐明。发病与遗传易感性及环境因素如细菌、病毒感染、气候以及神经精神因素有关。抗环瓜氨酸肽抗体(CCP)与类风湿因子(RF)、肿瘤坏死因子(INF-2)具有显著相关性,系全身性自身免疫异常,是多种细胞因子、炎性介质参与介导的炎症性疾病。

临床表现

发病急骤者进展迅速,以全身症状起病。发病前一年病情往往进展迅速。一次发作后可数月至数年静止后再发。但个体差异很大,病程难以预料。

多数发病隐袭,呈缓慢渐进性,初期有体重减轻、乏力、低热、胃纳减退、手足麻木等前躯症状,但多数不明显。以后出现关节症状,受累关节从远端小关节开始,最常见的是掌指、近端指间关节、腕关节,以后可累及肘、肩、膝、踝、髋等关节及足趾。呈对称性、游走性,晨间关节僵硬,活动后减轻,此点很重要,关节呈梭形肥大、肿胀、急性期关节潮红肿胀、疼痛、僵硬,经多次发作关节变为僵硬弯曲,功能障碍,最后使关节固定在异常位置,形成关节畸形。在腕部、肘关节后面的鹰嘴突及踝部可出现皮下节结,少数患者在疾病活动期有淋巴结及脾肿大,并可侵犯心脏、肺间质及周围神经,除骨关节表现外,常伴随其他器官和系统病变,包括类风湿性心肌病、贫血、精神障碍等多种疾病。

诊断

典型患者诊断不难,早期、不典型患者诊断不无困难。我国参照美国风湿病学会(ACR)1987年制订的7条诊断标准*:

1.关节内或周围组织晨僵至少1小时。2.至少同时有3个或3个以上关节肿胀或积液。3.对称性关节肿胀。4.腕、掌指、近端指间关节区中,至少一个关节区肿胀,(1.—4.),病程均≥6周。5.皮下节结。6.手部X线改变(至少有骨质疏松及关节腔狭窄)。7.类风湿因子(RF)阳性。凡具备7条中4条以上可诊断。

*另可参考美国风湿病协会(ARA)1987年修订的类风湿诊断标准(与ACR大致相同),2010年ACR/EULAR类风湿性关节炎分类标准。(EULAR:欧洲抗风湿病联盟)

如果出现掌指关节/跖趾关节3个关节肿胀伴晨僵≥30分钟可能为早期RA,需提高警惕。其中类风湿因子阳性并非本症所特有,特异性70%,正常人群5%—

7％可阳性,老年人可高达 10％左右,其他风湿性疾病如干燥综合征、病毒性肝炎等均可阳性,而且也有类风湿因子阴性类风湿性关节炎。疾病活动期可有轻、中度贫血、白细胞和血小板短时增多,以后均减少,血沉增快,C—反应蛋白增多等实验室改变。抗环瓜氨酸肽(CCP)抗体的检测可显著提高 RA 诊断水平。特异性90％,敏感性 96％。在疑难病中亦可进行关节镜、关节滑液检查。需鉴别诊断的疾病有:强直性脊柱炎、退行性骨关节炎、痛风性关节炎、反应性关节炎、银屑病、结节病及其他风湿性疾病引起的骨关节炎、结核、肿瘤等。

治疗

目标:早期诊断、规范治疗、控制症状、防止致残,关注心理健康和生活质量。

1.一般治疗:急性期以休息为主,缓解期积极功能锻炼,营养支持。

2.药物治疗:本病不能根除,也无特效治疗,但药物治疗仍占重要地位,正规治疗患者,多能得到缓解与功能保持。急性期应多种药物组合应用,缓解期维持药物可减少药物种类及用量,疗程要长,不少于 2 年。

(1)改善症状药物:

①非甾体类消炎药(NSAIDs)是一类对关节肿痛具有抗炎、解热、止痛、消肿等作用药物,临床上主要用于各种风湿病和结缔组织疾病的治疗,是治疗骨关节病及止癌痛基本药。近年还发现或能预防心、脑血管疾病及结肠癌的发生。长期服用可产生不良反应,最常见的是胃肠道反应:60％患者出现胃粘膜损伤,15％患者产生药物性溃疡,可引起上消化道出血,其它可能的副作用包括头痛、乏力、高血压加重、水肿、中枢神经系统症状、血小板功能下降、肌酐水平可逆性升高,偶可引起间质性肾炎。有肝、肾功能障碍患者不适用。常用药物有:非选择性,如布洛芬、双氯酚酸钠、舒林酸、萘丁美酮、炎痛喜康、消炎痛、萘普生、吲哚美辛等。

②环氧化酶(COX)-2 抑制剂:米索前列醇(前列腺素类似物)。其他有:塞来昔布、罗非昔布、美洛昔康,此类药物对胃肠道副反应明显减少,但肾毒性仍应注意。

③糖皮质激素类:是治疗 RA 基本药,正确使用能迅速缓解疼痛。常用药如泼尼松。参考剂量:1mg(kg·d);30—40mg/d,<60mg/d,2—4 周后减量,每月递减5—10mg,最小维持剂量 5—2.5mg/d。如效果不佳,可换用甲基强的松龙、地塞米松、倍氯米松、氢化可的松等。对急性期重症患者可用甲基强的松龙 400—800mg/n.s,250ml 静脉冲击,3—5 天后改口服。(结缔组织病,如 SLE、肾病综合征急性期尤为适用)。糖皮质激素无安全剂量,在控制病情前提下,尽量减少用量,缩短用药时间。目前认为疗程应<6 个月。同时需预防和治疗骨质疏松症等并发症,定期测量血压、血钾。只要剂量适当,及时减量,都能安全使用。

非皮质类固醇激素——曲安西龙 4mg/片,2 片,3 次/d,维持量 1 片,1 次/d,有效后逐渐减量。

关节腔内注射用药:曲安西龙、曲安奈德、复方倍氯米松。

＊预防 NSAIDs 引起胃粘膜损伤可用 PPI。

＊大剂量或长期使用糖皮质激素副作用包括:

1. 肾上腺萎缩,类柯兴氏综合征。

2. 心血管系统:高血压、血管炎、血栓形成。

3. 中枢神经系统:行为、认知和情感改变。

4. 胃肠系统:消化性溃疡、胃出血、胰腺炎。

5. 免疫系统:免疫抑制、感染。

6. 皮肤:痤疮、多毛、咽炎、伤口延迟愈合。

7. 内分泌代谢系统:糖耐量异常(糖尿病),血脂紊乱;钠滞留、排钾增加。

8. 肌肉骨骼系统:肌肉萎缩、骨质疏松、骨坏死。

9. 眼:白内障,青光眼。

10. 生殖系统:性功能减退。

(2)控制关节结构受损药物(慢作用药物、DMARDs):

①免疫抑制剂:是传统改善病程药物。

柳氮磺胺吡啶:从小剂量开始,逐步增至 2.0g,2 次/d,3—4 周起效后,1.0g,2 次/d 维持。

米氟莱特:10—20mg 1 次/d。

甲氨蝶呤(MTX):7.5—20mg,1—2 次/w,维持量 5—7.5mg,1 次/w。是 RA 基础用药,为首选。对长病程治疗患者可与糖皮质激素、雷公藤及生物制剂联用。

羟氯喹:0.2,2 次/d,维持量 0.1,2 次/d 对血液、肝、肾功能影响最小,可有轻度皮疹,可逆性角膜混浊,罕有不可逆性视网膜退变。

硫唑嘌呤(AZA):25—50mg,2 次/d,维持量 12.5—25mg,1 次/1—2w。

环磷酰胺(CTX):口服 50mg,2 次/d,少用。静脉冲击疗法:0.6—0.8/n.s 20ml 静注,1 次/m,共 6 次后,改 1 次/3m,总剂量<6g,风湿活动停止 1 年后可停药。注射时可同时肌注胃复安 10mg,可减轻胃肠反应。

环孢菌素 A(CSA):4—6mg(kg·d),分 2 次口服。

吗替麦考酚酯(霉酚酸酯、骁悉、MMT):0.75—1.0g,2 次/d。对白细胞、肝、肾功能影响较小。其对 SLE 肾炎疗效并不优于 CTX,但对重症患者,不能耐受 CTX 时,有应用价值。

中成药雷公藤、白芍总苷有类似免疫抑制剂作用。

免疫抑制剂是细胞毒药物,有一定毒副作用,常见反应有胃肠反应,如恶心、呕吐、食欲下降,可致相关性胃肠病。能引起白细胞,特别是中性粒细胞减少和血小板减少,贫血严重患者可致骨髓造血抑制。同时可引起肝、肾损害,皮疹,过敏反应等。故应用时应严密监测,定期检查血象,肝、肾功能,必要时应进行骨髓检查。不能耐受者或出现一定毒性,应及时停药。免疫抑制剂治疗要达到疗效与不良反应之间的平衡点,甚为不易。要早期使用,一个药效果不好,可换一个药试用或联用,有效后减量维持至少 1—2 年。

②生物制剂靶向治疗:肿瘤坏死因子(INF-α)拮抗剂(单抗):英夫利昔单抗(IFM)、依那西普(ETA)、阿达木单抗(ADA)、格里姆单抗等。是目前公认的治疗自体免疫性疾病药。白介素(IL)-6 受体拮抗剂亦可应用。在一种生物制剂治疗无效情况下,换另一种制剂仍可能有效,但疗效一般在 50% 之间,与传统抗风湿药

（DMARD）无差异。副作用有输液反应、诱发感染（特别是肺外结核），长期使用可使肝功能异常，诱发肿瘤机率增高。

3.重症急性期患者可采用血浆置换术、血液灌洗，部分患者可迅速改善症状。

4.严重畸形残疾，影响功能时可手术矫形。

强直性脊柱炎（AS）

* 血清阴性脊柱关节病（SpA）：包括强直性脊柱炎、反应性关节炎、银屑病性关节炎等。与 HLA-B27 等位基因相关，病因和发病机制均有相似性。其中强直性脊柱炎最常见。

强直性脊柱炎是血清阴性脊柱关节病的一种特殊类型关节炎。常见，男性青少年多见，发病年龄较类风湿性关节炎早。

病因

未完全阐明。是与遗传关系明确的慢性自体免疫性疾病。是一种以脊柱和周围大关节炎症为特征的全身性疾病。为常染色体显性遗传，已发现多个致病基因。与环境因素有一定相关性。有家族聚集倾向，患者一级亲属中发生 AS 机会比一般人群高 10—20 倍。感染对本病的发病作用已受到重视，与髓性牙周炎发病相关。

临床表现

起病隐匿，在不可逆损害发生之前常难以诊断。本病主要侵犯脊柱及骶髂关节（中轴型），也可累及周围关节，下肢关节为多，非对称性（非中轴型），最初表现为夜间腰背痛，腰背部僵硬感，骶髂关节疼痛，呈间断性发作，活动后症状减轻。以后沿脊柱缓慢地向上蔓延，最后整个脊柱周围软组织钙化，发生骨性强直而致残。脊柱活动受限，腰椎伸展<3cm，颈胸转向<20°。脊柱后弯明显，固定于前倾姿态，不能仰卧，也可表现为足跟痛，足底痛。极少数患者可出现葡萄膜炎、虹膜睫状体炎、主动脉炎、主动脉瓣关闭不全、心包炎、心脏传导阻滞、肺纤维化、肝脏损害。晚期患者常有骨密度下降和骨质疏松，易骨折。

诊断

≤45 岁患者，慢性腰背痛持续时间≥3 个月，不能解释的髂骨痛均应疑诊，进行相关项目检测

血清人类白细胞抗原（HLA-B$_{27}$）阳性，血清类风湿因子阴性，活动期 ESR、C-RP、IgA 升高，X 线摄片对本病诊断有重要价值，MRI 检测骨骼关节能获得早期诊断。

治疗

同类风湿性关节炎。

1.活动期治疗：（1）物理治疗。（2）NSAIDs 持续使用。（3）如 NSAIDs 疗效不佳，建议使用肿瘤坏死因子（TNF）拮抗剂。（4）对 INF 拮抗剂存在禁忌或外周关节受累，可选用柳氮磺吡啶和帕米膦酸盐。（5）一般不建议使用糖皮质激素。

2.稳定期治疗：（1）物理治疗，自我运动管理。（2）NSAIDs 按需使用，应监测药物不良反应。

退行性脊柱关节病

退行性脊柱关节病多见于50岁以上中、老年人,患者女性与男性之比是3：1。65岁以上90％的女性和80％的男性患骨关节炎。近年有年轻化倾向,是关节炎中最常见的一种类型。此病实为退行性骨代谢性疾病,其临床表现与诸多内科疾病相关。

病因

退行性脊柱关节病分原发性和继发性两类。

原发性病因未明,与下列因素有关:

1.肥胖、体重增加使关节负荷加重。

2.增龄,随年龄增大出现骨软化,骨质疏松。

3.特殊职业人群的劳动、创伤、运动过度。

4.遗传,女性手指的骨性结节有家族倾向。

继发性常见病因有诊断明确的关节病或关节畸形,如类风湿性关节炎、血友病性骨关节病、先天性髋关节畸形、北方的大骨节病、痛风性关节炎、甲状旁腺机能亢进等,非本节讨论范围。本病最常见受累的部位是负重关节(纵轴关节)膝、髋关节、颈椎和腰骶椎,此外手指、第一腕掌关节,第一跖趾关节、足跟也较常见。其发病机理是机械性影响和酶改变的结果。病理改变以关节软骨损伤与骨质增生为特点。软骨的磨损超过了软骨的修复能力,最终导致软骨变薄、碎裂乃至消失,同时伴有关节边缘和软骨下骨质反应性改变,产生新的软骨,形成软骨性骨赘,最后形成骨化性骨赘,俗称骨刺,关节边缘呈唇样改变,关节韧带、肌腱附着处骨质增生,但骨关节病一般无肉芽组织和血管增生,故不产生真性关节僵直。

临床表现

以疼痛为主,关节活动过多则疼痛加重,晨起或休息后可出现关节僵硬,时间较短,活动后缓解,髋关节受累时,不能下蹲或蹲起困难,上下楼时疼痛,累及腰骶椎时可引起慢性腰腿痛,手指关节,膝关节可产生弹响或摩擦。还可产生关节肥大畸形,在急性期因伴有急性滑膜炎(关节腔积液),无菌性炎性关节炎,则关节肿胀明显。骨刺在炎症刺激下可压迫神经、血管,加重疼痛,影响血液循环而产生相应症状。

诊断

并不困难,但有时需与其他类型关节炎,如感染性关节炎、类风湿性关节炎、某些特殊类型关节炎、全身性疾病所致关节痛、结核、白血病、骨肿瘤转移等鉴别。X线摄片检查可见关节面不规则,关节间隙变窄,椎间盘突出,关节边缘有唇样骨赘形成,脊柱正常弧度消失,CT、MRI等检查。血清糖蛋白—3及透明质酸酶的水平可作为判定OA预后的指标,本病无溶骨性改变,可与骨转移性肿瘤鉴别。

治疗

1.物理治疗:(1)主要是预防功能障碍的康复治疗:包括训练正确的行、坐、卧姿势,合理和有效的运动锻炼——体操、散步、游泳等运动都十分重要。应该是痛在那里动在那里,如肩周炎,应特别重视肩关节活动练习。肥胖是膝关节炎的危险因素,这一部分人运动显得更为重要。(2)老年人必要时应采用拐杖,依靠楼梯扶手行走,以防摔跌引起骨折。(3)理疗、针灸、推拿、按摩、等传统治疗都有一定帮助。

2.药物治疗:(1)非特异性药物(止痛):乙酰氨基酚类止痛药和非甾体类消炎药或曲马多。以口服药为主。或应用局部注射,玻利酸钠糖或皮质激素,每周一次,5次为一疗程。老年人不适宜口服激素以止痛。需监测止痛药引起的毒副作用,特别是肾损害。(2)特异性药物(改善治疗):硫酸氨基葡萄糖:硫酸软膏素。(3)治疗骨质疏松:骨关节炎常与骨质疏松症同时存在,同时治疗骨质疏松症显得尤为需要。

3.手术治疗:经各种非手术疗法均无效,而且严重影响关节功能、疼痛难忍、出现神经血管压迫症状时可采取手术治疗或关节置换术。

颈椎病

颈椎病是指颈椎及其附属软组织疾病所引起的一组临床症候群,十分常见。

病因

颈椎上承头颅、下接躯干,其中神经、血管交错密集。在正常情况下,围绕和固定连接颈椎的组织如:韧带、肌肉、筋膜等具有一定的弹性,这些组织分布自头枕部至肩背部。由于长期机械压迫,牵拉及关节不稳定性等损伤因子而产生退行性变使血行障碍,致水肿、充血、炎性粘连、血管、神经、脊髓受压而产生症状。

临床表现

颈椎病由于其病理类型不同,临床表现复杂多样,是一组综合征,故又称颈椎综合征,在临床上常见有6种类型:

1.颈型:表现为颈部发硬、拘紧、有异常响声、呈持续弥散性酸痛,钻顶痛、可累及头、肩、背部,随颈部活动而加剧。

2.神经根型:由颈脊神经根受粘连压迫引起。表现为头皮痛、头晕、耳鸣,颈、肩、后背部反复发作性刀割样疼痛,上肢酸胀痛、麻木、肩部活动受限。

3.椎动脉型:颈部椎动脉狭窄、闭塞、受压、痉挛、致缺血引起。表现为一侧或两侧性颈枕部发作性持续性头痛,眼前发黑,闪光等视觉障碍,急性发作时可突然眩晕,旋转感,不能睁眼,制动症状减轻,常于夜间起床小便或晨起时发作,甚至猝倒,恶心、呕吐、还可有胸闷、心慌、血压改变,称急性椎基底动脉血供不足(颈源性脑血管病)。某些患者睡眠时只能固定于某一个部位,变更睡姿即诱发眩晕。反复发作者可致渐进性耳聋。

4.交感型:颈交感神经纤维与椎动脉伴行,受压迫时表现甚复杂,主要表现为:(1)头痛、眩晕、平衡失调。(2)视、听力下降、耳鸣。(3)胸闷、心慌、心前区不适疼痛、血压偏高(颈源性高血压),可误认为冠心病心绞痛,称颈性心绞痛。有时含硝酸甘油也可有效,但维持时间很短,而胸痛持续时间却很长,可长达数小时,甚至一整天,而且疼痛范围较大,可波及整个心前胸部,与颈部活动有关,此点可与之鉴别。单纯表现为心律失常者称颈性心律失常。(4)咽部不适、梗塞感,称咽异感症,按慢性咽喉炎治疗无效。(5)皮肤潮红、刺痒、无汗或多汗,肢体发凉,常见于一侧肢体、或半侧身体(头颈、上下肢、躯干均为一侧),也可双侧,同时可伴有神经根及脊髓压迫之疼痛症状。因其症状多,常误诊为冠心病、神经症、梅尼埃病等。

5.脊髓型:由于椎间盘后突、椎管病理性狭窄压迫脊髓引起缺血,甚至变性引起,早期表现为颈痛,睡眠时加重,白天减轻,肢体麻木、乏力、手部精细动作不协调,进行性肢体感觉及运动功能障碍,先下肢后上肢,行走时足底有踩棉絮样感觉,腿反射亢进,连续性阵挛,平衡失调,最后造成不同程度痉挛性瘫痪,肌张力明显增高。此型是颈椎病最严重类型,如不及时诊断处理,常终年瘫痪于床。

6.混合型:临床上发现有上述两种以上症状和体征时可诊断为混合型,十分常见,以神经根型,椎动脉型、交感型混合为多见。

诊断

颈椎病诊断并不困难,需与心、脑、血管及耳源性等疾病鉴别,特别是高血压椎基底动脉血供不足性眩晕患者,几乎 100% 同时有颈椎病存在。有时诊断也并不容易,X 线平片、CT、MRI 检查是常用诊断手段。

治疗

1.非手术治疗:是主要治疗方法,强调早期防治,包括颈部牵引悬吊、小针刀、手法矫治、穴位封闭、神经阻滞、推拿、按摩、理疗及中药外治,常以综合治疗为主。平时的颈椎操和功能锻炼很重要,应避免颈椎活动过度、过快,否则反致长期眩晕和颈椎病加重,甚至在锻炼时猝倒。对脊髓型颈椎患者切忌不正确的手法按摩与推拿,否则可加重病情,甚至产生严重后果——高位截瘫。

2.手术治疗:必须慎重对待。1984 年我国骨科专家规定《手术适应证试行草案》如下:

(1)脊髓型颈椎病:有颈以下身体瘫痪,出现不同程度感觉和运动障碍,脊髓受压症状不断加重或突然加剧。

(2)椎动脉型颈椎病:颈性眩晕或猝倒症反复发作,经血管造影明确椎动脉受压部位和程度,经非手术治疗久治无效。

(3)神经根型颈椎病:非手术治疗长期无效,症状严重,受压神经定位正确,可酌情考虑。

(4)第 6 颈椎以下椎体骨质过度增生压迫食道,引起吞咽困难,经非手术治疗仍不能缓解,将压迫食道的骨赘切除,效果好。

腰椎间盘突出症

腰椎间盘突出症是因椎间盘变性,纤维环破裂,髓核突出,刺激或压迫神经根、马尾神经所表现的一种综合征。是中老年腰腿痛最常见原因。

病因

同颈椎病,是一种长期劳损、退行性病变。急速反复弯腰,扭转动作,急性扭伤是诱发和复发的主要原因,不正确的锻炼方法、乘汽车时突然急刹车及负重是诱发的常见因素。

临床表现

典型症状是腰痛,向臀部、大腿后方、小腿外侧,直至足部的放射痛,即坐骨神经痛,可能有排便功能障碍、严重患者疼痛难忍,活动障碍、跛行。椎间盘膨出、突出不压迫刺激神经根或虽有压迫,但无急性非细菌性炎症,充血、水肿情况下,只要能维持脊柱动力平衡,就不出现症状。

诊断

椎间盘突出症根据临床症状体征,经仔细检查不难做出诊断。体格检查可以发现腰椎侧突。椎旁压痛,骶棘肌痉挛,直腿抬高试验阳性,下肢感觉、肌力、反射异常。腰腿痛除了本症以外,还可由其他很多原因引起,应注意鉴别,如腰肌劳损、棘上棘间韧带损伤,脊椎滑脱、椎管狭窄,以及腰椎结核,转移性肿瘤,妇女盆腔疾病等,可误诊为椎间盘突出症。有时为了鉴别诊断及需手术者必须辅以各种影像学检查,但也应合理选择,以节约经济。X线平片可排除腰椎其他疾患,是常规;腰椎管造影可发现椎管内肿瘤等情况,因系有创检查已少用;CT有较高诊断价值;磁共振对软组织分辨率更高,诊断困难时可选择。

治疗

目标:强调个体化,综合治疗。

1.无症状、无痛、无行动障碍,不必治疗。

2.非手术治疗为主。方法简便、无创,患者痛苦少,但效果相对缓慢而差。只适用于病程短,症状、体征轻患者。方法很多,有物理、化学(药物)、生物神经阻滞封闭治疗等多种疗法。缓解期的自我医疗体操、急性期卧床休息、牵引也很重要。睡硬板床,不躺在床上看电视有益。在诊断明确情况下,可酌情使用非甾体类抗炎,止痛药物。

3.手术治疗:必须严格掌握,才能取得较好效果。具体适应症如下:

(1)经正规非手术治疗6个月无效,反复发作,症状严重。

(2)有肢体瘫痪、肌肉萎缩、功能减退、马尾神经损害者(影响排便功能等)。

(3)突发性腰椎间盘突出症:急性剧痛无法缓解,并持续加重。

(4)有其他合并症:如腰椎管狭窄,脊柱滑脱症等。

附 髌骨软化症

老年妇女常见。病因:由于髌膝关节面长期受磨擦、挤压、冲击、劳损使髌骨发生软化,髌骨传递股四头肌肌力和维持膝关节在半屈曲位时稳定性减弱所致。也是一种退行性病变。与骨质疏松症有一定关系。其理化性质是骨矿物质减少,但有机质并不减少,甚至增多。类骨质堆积,矿化不良。

临床表现:患者感到一侧或两侧膝部隐痛、膝部软弱无力,经休息后症状可减轻,劳累活动时症状加重,严重患者以上下楼梯均感困难,可出现突然下跪(软倒)的表现,甚至影响行走。

诊断:膝关节彩超、C-T、MRI检查可明确诊断。治疗:以非手术治疗为主,方法同其他骨关节病。

第九章 血液系统疾病

遗传、基因异常和突变、免疫异常、环境因素等多因素作用是恶性血液病的主要病因和发病机制,然而恶性血液病病因尚未完全阐明。骨髓细胞学分析及骨髓活检、免疫组织化学、基因分析是恶性血液病的基本检测手段。化疗、生物制剂靶向治疗、骨髓造血干细胞移植是恶性血液病的基本治疗,基因治疗已引起重视,但治疗仍然存在诸多难题。

第一节 常见症状

贫 血

贫血是指全身循环血液中红细胞总容量减少,即红细胞总数减少或血红蛋白低于正常为贫血。是一组症状,不是一种独立疾病。红细胞低于$<4.0\times10^5/\mu l$、血红蛋白浓度低于 120g/L、血细胞比积低于 0.4,可以认为有贫血;$<120g/L$ 为轻度贫血,$<90g/L$ 为中度贫血,$<60g/L$ 为重度贫血,$<30g/L$ 为极重度贫血。

红细胞(RBC)在促红细胞生成素(EPO)的控制下在骨髓中生成,红细胞生成所需原料包括蛋白质(血红蛋白)、铁、维生素 B_{12} 叶酸。红细胞衰老周期约 120 天,衰老的红细胞大部分被脾脏、肝脏和骨髓中巨噬细胞吞噬。

正常人外周血红细胞数量保持恒定,每日因衰老而破坏的红细胞,由骨髓生成相同数量的新生红细胞及时加以补充。

产生贫血机理:

1.红细胞生成低下:即骨髓造血不足,如再生障碍性贫血。

2.红细胞破坏过多:如溶血性贫血,脾功能亢进症等。

3.失血过多:各种原因急、慢性失血,以缺铁性贫血常见。

老年患者,随着年龄增长,血红蛋白和红细胞比容会轻微下降,但一般不低于正常值,女性还由于月经和妊娠对铁的需求上升。临床上发生贫血机制并不单一,可以有两种甚至三种因素同时存在。病因除血液病本身疾病之外,还可由药物、慢性感染、慢性肾炎、肝病、内分泌疾病、风湿性疾病、胃肠道疾病及恶性肿瘤等疾病引起,称继发性贫血。

出血倾向

出血倾向是指皮肤、粘膜自发性出血，或当微小血管在轻微创伤后，出血不易自行停止的一种临床表现。是由于止血和凝血功能障碍引起。这类出血与由于外伤、手术、溃疡等损伤中小血管破裂发生的严重出血不同。引起出血倾向病因很多：如各种原因的血小板减少、出血、凝血机制障碍的造血系统疾病和某些全身性疾病；重症感染，如伤寒病、败血症、心内膜炎、药物中毒、抗凝药过量、肝脏疾病及某些血管损害性疾病，也可引起。但其出血的表现相似，常见表现为鼻衄（鼻腔出血）、牙龈出血、皮肤粘膜出血。根据皮肤出血点大小有瘀点（直径＜2mm）、瘀斑（直径＞5mm）、紫癜（直径介于2—5mm之间）之称。皮下片状出血伴有皮肤隆起者称血肿。小出血点应与红色皮疹或小红痣鉴别。皮下出血，手指按压不褪色。某些血液病还可引起内脏器官出血，如急性白血病的消化道出血、颅内出血，过敏性紫癜的肾脏出血（紫癜性肾炎），血友病的关节腔、腹腔、颅内出血等。治疗当去除病因及纠正凝血机能。

高粘血症

血液内各种有形成分，如细胞、蛋白质、脂质、糖、各种纤维蛋白等在血管内流动时，其内部各分子间及与血管壁之间所产生的摩擦力就构成了血粘度。故血液是一种粘性液体。当各种复杂原因使血粘度升高时，血液流动速度减慢，形成一种高凝状态。大量脂质（主要是胆固醇）、血小板、纤维蛋白聚集、沉积在血管内膜上，使血管内膜受到损伤，变得粗糙不平，管腔狭窄，甚至形成血栓（血栓病），这就是高粘血症。但血粘度（血粘稠度）与血液凝固既相关又是不完全相等的两个概念，血粘度与高脂蛋白血症关系密切。下列疾病与高粘血症有关：冠状动脉粥样硬化性心脏病、急性心肌梗死、脑梗死、高血压病、糖尿病、高脂蛋白血症、闭塞性动脉硬化病、肺原性心脏病、充血性心力衰竭、恶性肿瘤、慢性肝、肾疾病、烧伤、休克等。从上面这些疾病可以看出，在治疗这些病时，若不考虑到有血粘度增高的因素而加以纠正（抗凝、抗血小板），治疗效果就差。

第二节 常见疾病

缺铁性贫血

缺铁性贫血由体内贮存铁缺乏，影响血红蛋白合成所引起的贫血。缺铁性贫血是贫血中最常见类型，为小细胞低血色素性贫血。

病因

1.铁摄入和吸收减少：长期素食、营养不良、食欲不振、萎缩性胃炎、胃大部切除术、胃肠功能紊乱而影响铁吸收和补充,妊娠、哺乳期女性对铁的需求增加,两岁前和青春期如果饮食中对铁的摄入不足,不能满足需要时即可引起贫血。

2.铁损失：寄生虫感染,如钩虫病、痔疮、肛裂、溃疡病、消化道肿瘤等原因引起慢性失血。

3.铁代谢障碍：少数由体内红细胞生成障碍引起。

临床表现

症状轻重与贫血严重程度及起病急缓有关,轻度贫血可无症状。一般表现有神疲、乏力、头晕、劳累时气急、面色萎黄、浮肿、失眠及情绪不稳定,舌炎,指甲变脆、反甲(匙状指)、易断裂、毛发无光泽。有些患者可影响食欲,重度贫血引起贫血性心脏病发生心力衰竭者已少见。

诊断

外周血象表现：血红蛋白和红细胞数均降低,血红蛋白降低比红细胞数明显,血清铁蛋白、血清铁减少,血清总铁结合力增加,网织细胞反应性增多。骨髓象表现：红细胞呈明显增生活跃,幼红细胞增多,呈小细胞,大小不均,中心苍白区扩大,低血色素性,骨髓中细胞外铁消失,而其他系列细胞正常。需与其他类型贫血鉴别,而且应该明确病因。诊断有困难时,可用硫酸亚铁做试验性治疗。必须和其它小细胞性贫血鉴别,如慢性病贫血、铁幼粒细胞性贫血、血红蛋白结构异常。贫血常是隐性消化道肿瘤的一个指标。

治疗

1.病因治疗最重要,如营养不良应加强营养,痔疮出血,应治疗痔疮。

2.铁剂补充以口服为主,经典药物为硫酸亚铁片,0.1g/片,0.1g,1—3次/d,因有胃肠道反应,现已少用。枸橼酸亚铁、多糖铁等铁制剂胃肠道反应少,应餐后服用,忌茶,服后大便呈黑色。剂量不必过大,每次1片,1—3次/d,贫血纠正即可减少或停服。若口服有困难时,可注射右旋醣酐铁针50mg/支,每次1支,每日或隔日1次,深部肌注,疗程<1个月。注意副反应,有肝功能障碍者不用。

3.辅助治疗：多种维生素摄入,维生素C能促进铁吸收。

经治疗2—4周后,复查网织细胞数上升,提示治疗有效。

巨幼细胞性贫血(巨幼贫)

巨幼细胞性贫血系脱氧核醣核酸(DNA)合成障碍所致的一组贫血。

病因

除少数原因外,主要是继发于维生素B_{12}或叶酸不同程度缺乏。营养不良,长期素食,萎缩性胃炎、胃切除术后可诱发。

临床表现

起病隐匿,除贫血一般症状：疲乏、精神不振外,主要表现为消化道症状、食欲减退、消化不良、腹泻、舌炎、舌呈鲜牛肉状,伴疼痛。有手足麻木、肢端感觉异常、刺痛、记忆力减退、抑郁等神经精神症状。

诊断

外周血象表现:红细胞和血红蛋白均减少,以红细胞减少为主,呈大细胞正(或高)色素性贫血,血中可出现幼红细胞,及特殊小体(豪一威氏小体),中性白细胞和血小板可轻度减少。骨髓象表现:红细胞系增生活跃,幼红细胞>40%,巨幼红细胞>10%,幼红细胞中可见豪一威氏小体。粒细胞系及巨核细胞系亦可见巨型变,测定血清中维生素 B_{12} 叶酸浓度对诊断有帮助。需与可产生骨髓巨幼样变的一些疾病,如骨髓增生异常综合征、甲状腺机能减退症等鉴别,若经维生素 B_{12} 叶酸治疗无效时应警惕隐匿性癌肿、感染、慢性肾功能不全以及服用某些抗代谢药物,如硫唑嘌呤、羟基脲等引起者。

治疗

1. 去除病因:多食富含叶酸、维生素 B_{12} 类食物。

2. 补充叶酸和维生素 B_{12}:叶酸片 5mg/片,1—2 片,3 次/d;维生素 B_{12} 针 0.5mg/支,1—2 支,每日或隔日 1 次,肌肉注射。病情缓解后,少量间歇维持。

再生障碍性贫血(再障、AA)

再障是因骨髓造血组织显著减少,造血抑制,引起造血组织功能衰竭,临床呈全血细胞减少的一组综合征。

病因

按骨髓造血机能分:骨髓再生低下;骨髓再生不良;骨髓再生障碍。

按病程分:急性和慢性。

按病因分:原发性和继发性。原发性再障多数病因不明,系多因素,与造血干细胞缺陷、微循环障碍及免疫异常有关,如 Fanconi 贫血等;继发性再障可由药物、理化因素等原因引起。

临床表现

急性型再障起病急,进展迅速,感染高热、出血倾向和进行性贫血为三大表现,除皮肤、粘膜广泛出血外,有内脏出血,如消化道、肾脏,甚至严重的颅内出血。常因严重感染,如败血症等,于 1 年内衰竭而死亡。慢性型再障起病隐匿,发展缓慢,上述三大症状表现程度轻,感染轻,容易控制,经间歇输血,病程一般能达 4 年以上。个别患者可转为急性型,则病情迅速恶化。

临床亦有表现为骨髓造血呈现轻度相对性再生不良者,给予相应药物治疗后,骨髓对治疗反应虽然不佳,但患者一般情况良好,预后相对较好,数年中症状无大变化,仅感乏力、头晕等一般衰弱表现,称骨髓再生低下或骨髓再生不良,女性多见。

诊断

外周血象表现:呈全血细胞减少,急性型常非常显著,血小板可<60000/μl,

慢性型减少程度较轻,以红细胞和血小板下降为主,但减少程度不一定相同,有的仅红细胞减少,称纯红再障,网织细胞绝对值减少。骨髓象表现:骨髓造血严重抑制,涂片中脂肪滴明显增多,三系细胞均减少,淋巴细胞相对值显著增加,可高达80%,非造血细胞增加。典型病例诊断不难,需与其他能引起骨髓抑制的血液病鉴别,如MDS、骨髓纤维化、急性白血病、恶性组织细胞病。不典型再障有时诊断较难,必要时可做骨髓活检,根据骨髓象可分型诊断,再障的病因诊断比较困难。

治疗

1. 若能明确引起继发性再障病因,则应及时去除病因。

2. 支持治疗:休息、防治感染、输血。

3. 雄激素:丙酸睾丸酮、十一酸睾丸素、司坦唑醇等治疗。

4. 免疫抑制剂:环孢菌素-A等治疗近年来报道有效。

5. 糖皮质激素;抗淋巴-胸腺细胞球蛋白治疗等。

6. 骨髓造血干细胞移植。

其他类型贫血

慢性病贫血

慢性病贫血系多因素贫血。常同时伴有缺铁、感染,自体免疫性炎症性疾病,肿瘤是最常见基础病,发病原因与促红细胞造成素和骨髓造血降低,红细胞寿命较短,红细胞内铁代谢障碍相关,呈小细胞性或临界红细胞性贫血,临床表现主要是基础病症状。血红蛋白一般>80g/L,若血清铁蛋白<100mg/ml,提示同时存在缺铁性贫血。治疗:主要是基础病治疗,可用铁剂和促红细胞生成素。

肾性贫血

肾性贫血主要是因为促红细胞生成素生成不足,属低增生性贫血,为正细胞、正血色素性贫血。贫血严重程度与肾功能障碍程度呈正相关。肌酐清除亭<45ml/min时就出现贫血,可伴随网织红细胞减少,血小板减少,尿毒症时可出现轻度溶血。诊断根据肾功能不全及贫血表现。治疗:促红细胞生成素应用,积极改善肾功能。

骨髓病性贫血

骨髓病性贫血是由于肿瘤骨髓转移、肉芽肿和脂质等物质沉淀或细胞浸润骨髓而致正常造血抑制,最终导致骨髓纤维化,骨髓硬化。为正细胞、正色素性贫血。症状除贫血外,有进行性脾肿大及肝、脾或淋巴结中的髓外造血。

临床症状除基础疾病表现外,可因肿大脾脏压迫症状,左上腹痛、上腹饱胀,也可有肝肿大,因肿瘤骨髓浸润引起者很少有肝脾肿大。外周血象可见幼稚细胞、有核红细胞、幼红细胞,红细胞大小不均,形态多样,白细胞计数可正常,减少或增多,血小板常减低,有巨大畸形血小板出现,网织细胞增多,但不是骨髓增生标志,系过早释放所致。贫血伴巨脾常须考虑本病。骨髓检查常干抽,骨髓活检提示骨髓纤维化或骨质硬化。骨肿瘤引起时,可见溶骨性病变。

治疗:

1.首先是原发病治疗。

2.糖皮质激素。

3.羟基脲。

4.促红细胞生成素。

5.沙利度胺,注意血栓风险。

溶血性贫血(溶贫)

溶血性贫血是由于红细胞破坏过快、过多,寿命缩短,超过骨髓代偿造血能力所致的一类贫血。病因复杂、类型繁多。

病因

按病因分:

1.原发性(自发性);常为遗传性或先天性缺陷。

2.继发性(获得性):由药物、感染、理化、机械等因素引起。有明确病因者。

按红细胞破坏部位分:

1.血管内溶血,如阵发性睡眠性血红蛋白尿。

2.血管外溶血,多数为病理性,如温抗体型自身免疫性溶血性贫血等。

按发病机制分:

1.红细胞内异常引起,如先天性红细胞膜病、遗传性球形红细胞增多症、遗传性椭圆形红细胞增多症、阵发性睡眠性血红蛋白尿、葡萄糖 6-磷酸脱氢酶缺陷。

2.红细胞外因素引起,如新生儿溶血性贫血、血型不合输血反应、自体免疫性溶血性贫血。

临床表现

溶血的发生可呈急性、慢性、间歇性。急性溶血:常急骤起病,表现为高热、寒颤、腰背、四肢酸痛、头痛、呕吐、脸色苍白和黄疸,是溶血性贫血的主要临床体征,尿色加深,少数可呈酱色尿,严重时少尿,引起急性肾损伤,周围循环衰竭。慢性溶血:起病较缓慢,症状多轻微,可有贫血、黄疸、肝脾肿大三大体征。骨髓造血能够代偿溶血时可无症状称溶血状态。

诊断

贫血、黄疸、肝脾肿大伴发热是重要提示,应明确是否为溶血,溶血部位(血管内或血管外)和溶血病因。诊断主要依靠外周血、尿、肝功能和骨髓血检查。

外周血象表现:红细胞和血红蛋白呈平行迅速下降,网织红细胞增多,>10%,出现幼红细胞,红细胞脆性试验阳性,血清总胆红素和非结合胆红素增高,尿中尿胆原显著增高,尿胆红素正常,粪胆原排出增多。

骨髓象表现:红细胞系增生明显活跃,幼红细胞增生,可>50%,以中幼红、晚幼红细胞最多,形态正常,粒红比例倒置。

溶血性贫血需与溶血相关的各种疾病鉴别。

治疗

1.一般治疗:营养支持、预防感染。

2.病因治疗:继发性溶血主要是病因治疗。

3.糖皮质激素及免疫抑制剂酌情应用。

4.对症支持治疗:输血,可暂时改善病情,对自体免疫性溶血性贫血,应慎重考虑,有时反可出现反应。

自体免疫性溶血性贫血

病因

分温抗体型和冷抗体型两大类,以温抗体型多见,占80%(本节简述)。分原发性(原因不明,以女性为多)和继发性(多见,后者包括造血系统肿瘤,如白血病、淋巴瘤、多发性骨髓瘤、骨髓增生异常综合征);其他如肺癌、系统性红斑狼疮、类风湿性关节炎、硬皮病、溃疡性结肠炎、传染性单核细胞增多症等。

临床表现

多种多样,轻重不一,以不规则或间歇发热、贫血、黄疸、淋巴结或肝脾肿大为特征,以慢性型为多,有感染时可发生溶血危象,抗磷脂抗体阳性者可并发血栓栓塞性疾病,病情迁延,预后恶劣。

诊断

临床表现、血象、骨髓学符合溶血表现。抗人球蛋白试验(Coomb's 试验)是特异性诊断。温抗体型自身免疫性溶血性贫血直接抗人球蛋白试验阳性,可分3个亚型:抗 IgG 抗血清(＋)、抗 C_3 抗血清(＋);抗 IgG 抗血清(＋)、抗 C_3 抗血清(－);抗 IgG 抗血清(－)、抗 C_3 抗血清(＋),华氏反应(＋),血清 γ-球蛋白增高,抗核抗体(＋)、C_3 下降。

治疗

温抗体型:

1.治疗原发病。

2.糖皮质激素应用。

3.尽可能避免输血,必要时可用洗涤红细胞。

4.脾切除可作为二线治疗。

5.利妥昔单抗和免疫抑制剂用于激素与脾切除不能缓解或脾切除禁忌证。

6.静脉用丙种球蛋白可辅助应用。

7.血浆置换。

冷抗体型:1.急性患者:能自发缓解,不必用特殊药物治疗,保暖,支持治疗。2.慢性患者:(1)避免寒冷。(2)血浆置换是主要措施。(3)利妥昔单抗对部分病例有效。(4)脾切除无效。(5)糖皮质激素作用有限。

混合抗体型:单用糖皮质激素效果差,宜加用免疫抑制剂。

葡萄糖6—磷酸脱氢酶缺乏症

病因

由于葡萄糖6—磷酸脱氢酶缺乏，系遗传性疾病。

临床表现

包括新生儿高胆红素血症；蚕豆病；先天性非球形红细胞溶血性贫血；药物或感染诱发急性溶血性贫血。＊本节仅简述蚕豆病。

男性儿童多见。本病发生于蚕豆成熟季节，生食蚕豆后数小时或1—2天突然发病，表现为发热、贫血、黄疸、肝脾肿大、尿呈红茶样、血红蛋白尿，重症患者出现酸中毒及氮质血症。

诊断

生食蚕豆史对诊断非常重要，实验室证据。

治疗

糖皮质激素、美蓝静脉注射，必要时应输鲜血。及时治疗预后良好，贻误治疗者可危及生命。

白血病

白血病是造血干细胞的恶性克隆性疾病。其特征是病理性白细胞（原始和幼稚血细胞、白血病细胞）在骨髓中无限增殖，可侵袭全身器官和组织，并进入周围血中。

病因

未明。与遗传相关基因异常是急性白血病发病的主要原因，其多步骤发病原理具有不均一性和复杂性。与环境因素如病毒感染、化学物、毒物、药物、射线等长期接触史有关，称原发性白血病；由其他恶性血液病转化而来的称继发性白血病。

临床表现

按法英美（FAB）协作组和2008年WHO分型：

1.急性白血病：分急性淋巴细胞性白血病（ALL）和急性粒细胞性白血病（AML）。

2.慢性白血病：分慢性淋巴细胞性白血病（CLL）和慢性粒细胞性白血病（CML）。

3.特殊类型包括：慢性粒细胞性白血病急性变、低增生性粒细胞性白血病、淋巴肉瘤性白血病、组织细胞肉瘤性白血病、浆细胞性白血病、多毛细胞性白血病、嗜酸性粒细胞性白血病、嗜碱性粒细胞性白血病、巨核细胞性白血病、红白血病、急性白血病未能分型等。

＊详细分型及规范治疗可参阅《血液学》专著。

感染（高热）、贫血、出血是白血病三大首发症状，由细胞增殖及组织浸润的表现症状有口腔溃疡、牙龈增生，皮肤感染、胸骨压痛、内脏损害、关节酸痛、头痛、呕吐等神经系统症状；体征有肝脾肿大，淋巴结肿大。

急性白血病：可迅速进展，病情重，短期内死亡。

慢性白血病病程发展较缓慢,经治疗后,病情可改善,甚至暂时缓解,可长达数年,但贫血很难完全纠正,且易反复感染。慢性粒细胞白血病可有巨脾。

诊断

下列症状原因不明时,需排除白血病:

1. 长期发热(感染)。

2. 进行性贫血。

3. 不明原因血沉增高。

4. 出血倾向:牙龈、鼻腔、皮肤、子宫出血。

5. 反复咽喉溃疡、牙龈肿胀。

6. 胸骨压痛、关节肿痛。

7. 周身淋巴结肿大、肝脾肿大、软组织肿块。

8. 外周血表现:白细胞计数$<2000/\mu l$,$>40000/\mu l$、中性粒细胞$<50.0\%$,淋巴细胞$>60.0\%$,单核细胞$>10\%$,血小板计数$<40000/\mu l$,出现异常细胞,血粘度异常增高。

周围血液及骨髓学检查是重要诊断依据。

外周血象表现:

1. 急性白血病:三血全少,以异常原始和幼稚细胞为主。

2. 慢性白血病:白细胞数显著增多,常$>30000/\mu l$,以异常成熟细胞为主,周围血中幼稚细胞少见,贫血和血小板减少不显著。

骨髓象表现:

1. 急性白血病,极度病态造血,以异常原始和幼稚细胞为主。

2. 慢性白血病骨髓中以异常成熟细胞为主。

根据幼稚细胞特征和免疫组织化学染色可对白血病做出分型诊断并可与其他类型恶性血液病鉴别。需与下列疾病鉴别:类白血病反应,再障,ITP,粒细胞缺乏症等。

治疗

1. 一般治疗:营养支持、防治感染、纠正贫血、控制出血及其他支持治疗。

2. 药物靶向治疗:治疗分两个阶段,即诱导缓解和缓解后治疗。近年来化疗药物及方案发展迅速,疗效有所提高,不同类型白血病及不同个体选择方案有一定差别,必须由专科医师进行规范治疗,社区医师负责随访管理。

3. 骨髓造血干细胞移植。

附 类白血病反应

不是真正的白血病,是由于某些感染,常见为病毒,刺激机体产生过强反应,外周血白细胞可超过$50000/\mu l$,并可见少数幼稚细胞,骨髓象也可有类似变化,一旦感染控制,血象即恢复正常。儿童多见,预后亦良好。

骨髓增生异常综合征(MDS)

骨髓增生异常综合征是一组与白血病发生密切相关的造血干细胞异常或造血

功能紊乱症候群。多见于老年人。

病因

未明。与遗传、基因变异、体细胞突变及环境因素有关。由于造血干细胞突变而来,是介于正常细胞增殖和白血病细胞增殖之间的一种病理性增殖,部分患者最终发展成白血病。血液学表现甚为复杂,血液学分型请参考 FAB 和 2008 年 WHO 修订分型标准。

临床表现

多数起病隐匿,无特异性表现,可以疲乏,发热起病,均有贫血、白细胞及血小板减少,以及病态造血,出血倾向、脾肿大、淋巴结肿大均有,最终可因感染、出血、衰竭而死亡。

诊断

本病症状无特异性,属排除性诊断,凡老年患者不明原因贫血应疑诊,患者均需做外周血及骨髓检查而确诊,应排除骨髓纤维化、再生障碍性贫血、慢性粒细胞性白血病、巨幼细胞型贫血等。

治疗

1.一般治疗:对症支持。

2.化学治疗。

3.糖皮质激素及雄性激素治疗可暂时改善症状。

4.异基因骨髓干细胞移植,部分患者可获得治愈。

真性红细胞增多症(PV)

真性红细胞增多症是一种突发性慢性骨髓增殖性疾病。

病因

骨髓干细胞突变是增殖的原因,属克隆性造血,多数患者存在 JAK2/V617F 基因突变。通常是全血细胞增加,红细胞单系列增加称红细胞增多症。可发生髓外造血。红细胞生成与促红细胞生成素无关。终末期出现骨髓纤维化,转化为急性白血病罕见。

临床表现

PV 本身并无症状,主要是由于血容量增加和高粘血症引起的出血和血栓形成。疲劳、衰弱、头痛、头晕、视觉障碍、呼吸困难、抓痒、皮肤粘膜暗红色,出现红斑性肢痛病,肝脾肿大,可为巨脾,髓外造血引起。出血常见于消化道,栓塞可发生于视网膜、脑、四肢深静脉,少见有高代谢综合征。

诊断

结合临床特征,诊断不难。可参阅 2008 年 WHO 诊断标准:

主要标准:

1.红细胞容积>正常预期值 25% 以上。

2.Hb 男性>18.5/dl、女性>16.5/dl。

3.存在 JAK2/V617F 基因突变。

次要标准:骨髓活检提示全骨髓增生(三系增生),促红细胞生成素水平降低。

鉴别诊断:需除外继发性红细胞增多症、相对性红细胞增多症。

治疗

1.放血。

2.小剂量阿斯匹林。

3.骨髓抑制剂、羟基脲、环磷酰胺等。

4.重组 2ab-干扰素。

5.同位素及放射治疗。

6.异基因骨髓造血干细胞移植。

原发性血小板增多症(ET)

原发性血小板增多症是骨髓增生性疾病,多见于 40 岁以上者。少见。

病因

未完全阐明。系多能干细胞克隆性疾病,多数患者存在 JAK2/V617F 基因突变。骨髓巨核细胞异常增殖,血小板生成增多,血小板寿命正常,但血小板功能有缺陷影响凝血机制或呈高凝状态。

临床表现

缓慢起病、疲乏、多部位自发性出血倾向,可见皮下巨大血肿及血栓形成,80%有脾肿大,少数有肝肿大,可继发感染而发热,无症状者可于体检时发现。

诊断

外周血象表现:血小板计数常>600000/μl,或更高,红细胞、白细胞可正常或轻度增高,反复出血者可有轻度贫血。骨髓象表现为巨核细胞异常增多,血小板凝集成团,出血时间延长,基因检测。需与继发性血小板增多症鉴别,后者常有明确病因,血小板计数常<600000/μl。

治疗

1.骨髓抑制药物治疗:羟基脲、阿那格雷,<60 岁,无症状,应用有争议。

2.抗凝等药物应用。

嗜酸性细胞增多症(HES)

病因

未完全阐明。嗜酸性细胞增多症指无寄生虫病感染,药物,食物所致变态反应,阿狄森氏病、哮喘、嗜酸细胞性肺炎等继发性嗜酸性细胞增多症,同时排除嗜酸性细胞增多的其他病因。

临床表现

有嗜酸性细胞增多的相关系统器官受累(心、肺、肝、脾、皮肤和神经系统)和功能异常的表现。非常罕见。

诊断

嗜酸性细胞绝对值＞1500/μl。持续 6 个月以上。骨髓检查和细胞遗传学检查。需除外继发性嗜酸性细胞增多症。

治疗

糖皮质激素治疗。

霍奇金淋巴瘤(HL)

霍奇金淋巴瘤系淋巴系统的局限性或播散性恶性增殖性疾病,较常见,多见于男性青年。

病因

病因未完全阐明。目前认为系多因素相互作用,导致机体免疫损伤而致病,例如基因变异、放射线、苯等化工原料接触,病毒感染以及某些获得性免疫缺陷病者易发生本病。

临床表现

临床有三大特征:淋巴结肿大、肝脾肿大、发热和贫血。

1.发热:表现为周期性发热,多数呈间歇热型,早晨不发热,下午开始热度增高,可高达40℃,后半夜一身大汗后黎明即退热,即感轻松。

2.淋巴结肿大:淋巴结为无痛性,质地坚硬,可呈结节状,可相互粘连融合成串团状,患者常为此而就诊。90%有浅表淋巴结肿大,颈部淋巴结肿大最常见,其次为腋窝、腹股沟,也可侵袭纵膈障、后腹膜、回盲部等深部淋巴结,后两者均可产生局部压迫症状。

3.全身表现:临床表现非常复杂,可侵犯全身器官组织,肺、浆膜腔、胃肠道、颈咽喉部、骨骼、骨髓、脊髓及其他神经系统,以侵犯单一器官多见,体重下降,肝脾肿大,尤其是脾肿大,晚期可伴有贫血和恶病质,早期表现很不明确,本病预后差。

诊断

详细症状、体征、常规化验、骨髓检查、胸片、腹部 B 超则是基本检查,胸、腹部者可做 CT、MRI 检查,有时需胸、腹探查才能明确。但确诊依据有赖于病理组织学检查。浅表淋巴结可做细针穿刺或手术摘取淋巴结做病理学检查。在未做出病理诊断前,需与淋巴结结核,反应性淋巴结炎,恶性肿瘤淋巴结转移以及某些恶性血液病鉴别。

治疗

1.一般治疗:对症支持,抗生素预防和治疗感染,严重贫血患者适当输血,有胸、腹水患者抽水等治疗。

2.化学治疗:必须按化疗方案规范治疗,由于病理组织学类型不同,选择化疗方案也不同,疗效不同,有些类型可取得缓解,对复发难治性淋巴瘤仍是治疗难题。

3.靶向治疗:生物制剂(肿瘤坏死因子抑制剂)如利妥昔单抗、阿仑单抗、托西莫单抗等,常与化疗药物同时使用。

4.自体造血干细胞移植(AHSCT):在常规化疗结束后加 AHSCT 作为巩固治疗,可进一步提高远期疗效,但有发生移植相关毒性可能。AHSCT 可联合靶向治疗/放射免疫治疗。

5.异基因造血干细胞移植:可用于复发耐药性淋巴瘤。

6.放射免疫治疗。

7.糖皮质激素治疗:不愿接受化疗患者,单用强的松治疗,有退热及对症作用,服用后即可热退,淋巴结可迅速缩小,患者症状改善,但易引起继发感染。

非霍奇金淋巴瘤(NHL)

非霍奇金淋巴瘤较 HK 更常见,比 HK 更恶性,因不易早期诊断,故预后较差,发病中位年龄 60 岁。

病因

不明,病毒感染可能是一个重要因素,其他危险因素包括,免疫缺陷和某些化学物质暴露。

80%—85%NHL 来源于 B 细胞,其余来源于 T 细胞和 NK 细胞。白血病和NHL 在发病机制上可有重叠。病理形态非常复杂,按免疫组化,基因表型和遗传学,目前对这一异质性疾病的细胞来源、生物学特征有了较新认识。2008 年 WHO 将NHL 根据 B 细胞来源及形态分许多亚型(请参阅专著),对预后和治疗方案选择很重要。

临床表现

儿童 NHL 几乎都是侵袭性,全身症状有发热、盗汗,体重减轻,乏力等,淋巴结肿大与 HL 一样,仍是首要表现,肿大淋巴结几乎可以累及任何器官而出现相互压迫症状。以纵膈和后腹膜为常见。临床表现多样而复杂。无淋巴结肿大,而病变出现在淋巴结以外组织,称结外 NHL,一般发展迅速。临床表现的风险程度,相当悬殊,按侵犯部位多少(多数患者是多部位侵犯)、细胞类型、发病年龄、病情程度、并发症有无、生活质量、是否得到早期规范治疗而不同,少数患者可转化成白血病。

诊断

依懒于淋巴结和受累器官的病理学检查,免疫组化是分型诊断重要依据,B超、CT、MRI、PET 是常用物理诊断方法。血常规、血清乳酸脱氢酶(LDH)β2 微球蛋白、γ 球蛋白、骨髓涂片和活检都是重要检查项目。

治疗

1.一般治疗:营养支持,避免感冒。

2.化学治疗(详见相关专著)。

3.生物制剂:利妥昔单抗应用,常与化疗药物同时使用。

4.骨髓造血干细胞移植。

多发性骨髓瘤

多发性骨髓瘤是一种浆细胞异常增生的造血系统恶性肿瘤,又可称浆细胞性白血病。为免疫细胞增殖性疾病中最常见类型,是一种中老年病,平均发病年龄60岁,男性多于女性。

病因

未明。与遗传、环境因素,如慢性炎症、肿瘤、病毒、电离辐射,慢性抗原刺激等有关。

临床表现

多种多样,但骨痛是突出症状,疼痛为慢性,呈进行性加重,可剧痛,骨痛好发部位在肋骨(胸痛)、腰、骶椎(腰、骶部痛)、头颅骨(头痛),有时在肋骨及头颅骨等部位因溶骨性骨瘤局部隆起一肿块被患者自己发现。还伴贫血及肾脏损害,出现蛋白尿或肾功能不全,有的患者则以贫血、浮肿或发热(感染)就诊。少数可有神经炎及精神症状。多数患者1年左右死于并发症和衰竭。

诊断

局限于一个固定部位的骨痛伴贫血时应疑诊。诊断依据:

1.血清蛋白电泳有 m 蛋白成分,其他免疫球蛋白降低,血清或尿无 m 蛋白称无分泌型骨髓瘤,个别患者有冷球蛋白。

2.血清游离轻链检测 κ 链或 λ 链阳性。

3.血钙增高、血粘度增高。

4.尿中本—周氏蛋白(凝溶蛋白尿)定性阳性。

5.骨髓中存在骨髓瘤细胞(异常浆细胞),常>10%。

6.骨骼 X 线摄片有钻凿(虫蚀)样破坏——溶骨性病变。

7.必要时可做全身骨 ECT、PET 扫描。

治疗

1.一般治疗:营养支持,预防感染。

2.化学治疗:能延长生存期。

3.生物制剂:利妥昔单抗应用,常与化疗药物联合使用。

4.骨髓造血干细胞移植,能延长生存期。

5.支持治疗:骨璘针对骨痛止痛有效。输血,防治感染、出血、高血钙以及肾功能不全。

中性粒细胞减少症与急性粒细胞缺乏症

外周血白细胞总数<3000/μl,称白细胞减少症,主要是中性粒细胞减少,中性粒细胞绝对值<2000/μl,称粒细胞减少症,绝对值<1000/μl,称急性粒细胞缺乏症。

病因

系多因素。

1.感染性疾病：如伤寒、疟疾、肝炎及其他病毒感染等。

2.药物：如氯霉素、抗疟药、抗病毒药物、干扰素、免疫抑制剂、抗肿瘤药物、甲巯咪唑、丙基硫氧嘧啶等。

3.毒物：苯、砷、蛇毒等。

4.原因不明。

临床表现

本症无特殊症状，主要由感染引起的发热、疲乏等，症状取决于中性粒细胞减少严重程度，持续时间和其产生原因。发生急性粒细胞缺乏症时，可出现严重感染和脓毒血症，若白细胞数低于 $500/\mu l$ 时可危及生命。

有些患者无药物及化学品接触史，但有轻度白细胞减少，比例正常，无症状，或仅轻度疲乏、低热、盗汗、失眠等，骨髓检查正常，称慢性特发性白细胞减少症，女性多见，无不良后果。

诊断

根据外周血白细胞计数及分类即可诊断，应复查 2—3 次，再下结论，若为机器测定，应手工复查核对，仅凭一次结果不能判定。应做骨髓检查，与其他血液病鉴别。

治疗

1.一般治疗：营养支持，预防感染。

2.病因治疗：药物引起者立即停药，一般多可短期恢复。

3.糖皮质激素应用：短期应用，注意并发感染。

4.急性粒细胞缺乏症患者应输鲜血或浓缩白细胞、重组人粒细胞刺激集落因子应用。

5.对症及并发症治疗：抗生素、升白细胞药物应用等。

恶性组织细胞病

病因

系源自组织细胞的血液恶性肿瘤性疾病。既往称恶性网状内皮细胞增生症，2006 年 WHO 将其归入播散性组织细胞肉瘤。

临床表现

临床表现极为复杂。可见于任何年龄，青少年男性多见。起病急、发展快、病程凶险，常短期内因全身衰竭而死亡。骤起高热是首发症状，持续不退、热型不定、弛张热、间歇热、稽留热均有，抗生素不能使之退热，糖皮质激素能迅速退热。盗汗、疲乏、衰弱、食欲不振，上述症状无特异性。全血细胞进行性减少，贫血、粒细胞缺乏、血小板减少、出血（紫癜），感染随之而来，肝、脾、淋巴结肿大，部分患者出现黄疸。尚可累及其它器官，如肺、心、肾、消化道、浆膜腔及皮肤等。

诊断

长期不明原因高热，三血细胞减少明显，出血倾向，肝、脾肿大是主要表现，具有感染、贫血、出血三大表现。骨髓检查：大量的各种异形组织细胞，多核巨细胞，淋巴样、单核样组织细胞均可出现，但后者并无特异性。肝、脾、淋巴结组织活检，有组织细胞浸润，免疫组化具有组织细胞标记，可帮助诊断，有时诊断非常困难，应与反应性组织细胞增生症、噬血细胞综合症等鉴别。

治疗

1. 一般治疗：营养支持，水、电解质、酸碱平衡，对症处理。
2. 化疗：同非霍奇金淋巴瘤。
3. 同种异基因骨髓移植。

脾功能亢进症（脾亢）

脾功能亢进症是一组综合征，特征为脾脏肿大（多巨脾），一种或多种血细胞减少，脾脏切除后血象恢复，症状缓解。分原发性脾亢和继发性脾亢。

病因

原发性者病因不明，继发性以病毒性肝炎，血吸虫病性肝纤维化、肝酸化引起的充血性脾肿大最常见，故常起病于青年期；少见的有布加氏综合征（肝外门静脉栓塞引起）。

临床表现

患者常以皮肤瘀斑、点等出血症状、贫血及左上腹扪及肿块（脾脏）就诊，以及肝硬化症状，如疲乏、腹胀等，可同时伴有门脉高压症的其他并发症，如腹水等。轻度脾亢患者一般情况良好。

诊断

体检时可有贫血及慢性肝病面容，脾呈中等或重度肿大，以致左上腹膨隆。外周血象表现：血三系减少，红细胞计数$<3.0\times10^5/\mu l$、白细胞计数$<3000/\mu l$、血小板计数$<60000/\mu l$，脾亢患者三血减少不一定成比例，常以血小板减少为明显。血小板$<40000/\mu l$，则有出血倾向，脾脏切除后血象立即恢复正常。手术后24—48小时内可出现一过性血小板增多，易形成血栓。骨髓象：表现为增生性骨髓象，巨核细胞产血小板活跃，增多，但在外周血、脾库中破坏过多而致减少。鉴别诊断中主要是明确引起脾肿大及脾亢的原因。以血小板减少为主者应与特发性血小板减少性紫癜以及其他原因引起的继发性血小板减少鉴别。

治疗

1. 原发病治疗。
2. 脾切除术或脾动脉栓塞术。

过敏性紫癜（许兰—亨诺紫癜）

过敏性紫癜是一种毛细血管变态反应性出血性疾病。

病因

可能与血管自身免疫损伤有关。多种因素可能为其过敏原，如感染、药物、疫苗、食物、寒冷等均可引起。广泛的毛细血管及小动脉炎症为其基本病变。

临床表现

病程中反复出现对称分布于臀部及下肢紫癜,不见于上肢及胸腹部、可伴荨麻疹,多形红斑,局限性水肿,微痒,再次接触过敏原可复发,该病可分:皮肤型、关节型、腹痛型(腹型紫癜,可便血或误诊为急腹症)、肾炎型(紫癜性肾炎)及混合型。主要是儿童及青年期疾病。

诊断

根据典型皮肤表现结合临床症状诊断不难。需与其他各种可引起紫癜的疾病鉴别,如原发性血小板减少性紫癜及有明确病因的继发性紫癜性疾病。

＊单纯性紫癜:多见于女性,以下肢为重,月经期加重,血管脆性试验阳性,无须治疗。

＊老年性紫癜:老年人由于血管脆性增加,轻度外伤即可引起皮下出血及瘀斑。无须治疗。

治疗

1. 糖皮质激素应用。

2. 非甾体类消炎药短期应用。

3. 抗凝药物。

4. 对症处理。

原发性血小板减少性紫癜(原发免疫性血小板减少症 ITP)

周围血中血小板计数<80000/μl 称血小板减少症。因血小板减少可引起皮下出血,形成紫癜,称血小板减少性紫癜。

病因

分原发性(特发性)与继发性。原发性:原因不明,发病机制复杂,多数患者血清和血小板表面存在抗血小板抗体。分急性和慢性,多见于儿童和青年女性,少见于老年。继发性:主要是由于药物因素所致,见《药物对造血系统影响》节所述,其次为细菌(如伤寒等)、病毒感染性疾病引起,感染控制血小板上升,偶有大量饮酒及输血后(输血后紫癜)引起。

临床表现

主要为出血和感染症状。

急性型:以儿童居多,病前多数有病毒感染史,起病急骤,可有畏寒、发热,突然发生广泛皮肤紫癜,严重时可出现大片瘀斑或血肿,瘀点散在分布于全身,以下肢为多,黏膜出血部位为鼻、牙龈、口腔(可有血疱),严重时可见胃肠道、泌尿道出血,偶有颅内出血,可危及生命。脾不肿大,儿童病程多数具有自限性,极少数转为慢性,可呈间歇发作。

慢性型:病程>1 年,以年轻女性多见,起病隐匿,症状较轻,出血常反复发生,月经过多可为唯一表现。血小板<40000/μl 有自发出血倾向,本型很少自发缓解。

诊断

根据临床表现,结合周围血血小板计数即可诊断。机器测定血小板计数,常缺乏可靠性,怀疑时,应做血小板手工计数。应明确病因,同时需与伴有其他血小板异常的血液病鉴别,骨髓检查提示巨核细胞数正常,产血小板功能障碍。

治疗

1.一般治疗:营养支持,预防感染。

2.病因治疗:继发性 ITP 应去除病因,药物引起者立即停药。

3.药物治疗:(1)糖皮质激素应用。(2)大剂量静脉丙种球蛋白(IVIG)应用,约 1/3 患者对糖皮质激素及 IVIG 无效。(3)促血小板生成素(TPO)应用,妊娠患者,不使用糖皮质激素及免疫抑制剂,可用 TPO。(4)原发性患者常需加用免疫抑制剂治疗,可提高疗效,PLT<10000/μl 及危及生命的严重出血应尽量避免使用。

4.对症支持治疗:严重患者需输鲜血及浓缩血小板,抗生素防治感染。

5.脾切除。

血栓性血小板减少性紫癜(TTP)

病因

原发性(特发性)血栓性血小板减少性紫癜(TTP)病因未完全阐明。遗传性 TTP 患者多由基因突变所致,获得性 TTP 患者存在自身抗体。微血管内,病理基础主要是在小动脉和毛细血管交接处,广泛血小板血栓形成,消耗性血小板减少和微血管病性溶血性贫血,部分可能与先天性或获得性浆细胞缺陷有关。继发性可因妊娠、药物(如免疫抑制剂和肿瘤化疗药)、自体免疫性疾病、肿瘤和感染等引起。

临床表现

多数呈急性暴发性起病(急性型),也有缓慢起病(慢性型)。一般表现:有或无发热、衰弱、重病容。出血与溶血表现:包括皮肤粘膜紫癜、贫血、黄疸、呼吸困难。神经精神症状,如头痛、眩晕、烦躁、惊厥、知觉障碍、精神错乱甚至昏迷。急性肾损伤,少尿或无尿。代谢紊乱,并可累及心、脑、肺、肾等内脏损害。未经治疗死亡率高,本病少见。

诊断

凡遇不明原因发热、神经精神异常、肾脏损害、皮肤广泛紫癜、血小板极度减少,可低于 10000/μl,溶血性贫血,应及时疑诊。实验室检查贫血,网织细胞增多,破碎红细胞>2%,结合珠蛋白下降,血胆红素增加,LDH 增高,血红蛋白尿等血管内溶血表现;出血时间明显延长;vWF 多聚体分析、UL-vWF、vWF-cp 活性降低,有助诊断。应与下列疾病鉴别:DIC、SLE、HUS、孕妇高血压综合征、系统性血管炎及败血症等。

治疗

1.糖皮质激素应用。

2.血液净化治疗:血浆置换,显著提高治愈率,重症肾损伤者肾透析。

3.单抗和免疫抑制剂治疗可用于复发患者。

附 溶血尿毒综合征(HUS)

本病多见于儿童,临床表现与 TTP 类似,主要是肾脏微血管内广泛血栓形成,引起严重肾损害,病前多有感染史,有报道与腹泻相关 HUS,抗生素应用会加重病情。

弥漫性血管内凝血(DIC)

弥漫性血管内凝血是许多危重病所产生的一系列病理过程,它不是一个独立疾病。

病因

由于血管内皮细胞损伤,血小板活化,大量的凝血酶和纤维蛋白形成,血小板和凝血因子大量消耗,继发性纤溶亢进,导致弥漫性毛细血管内微血栓形成,从而引起多脏器栓塞和功能衰竭。可发生于下列情况:产科并发症,严重感染、休克、恶性肿瘤、大手术、创伤等。

临床表现

常急性起病,病程进展迅速,出血是首要症状,初表现为穿刺部位,出现瘀点、瘀斑及持续出血不止,提示症状,随即出现皮肤及多脏器自发性出血,有时可大出血,用止血剂反而加重出血,相反,用抗凝剂及血小板治疗有效;随即出现顽固性休克,最后出现多脏器功能衰竭。

诊断

当患者有不明原因不易停止的出血或静脉血栓形成,伴有明确诱因时,应及时想到 DIC 可能。

中国 DIC 诊断标准修订方案(2001 年武汉):

1. 存在易患 DIC 基础疾病。

2. 具有下列两项以上临床表现:(1)严重、多发出血倾向。(2)不易与原发疾病解释的循环衰竭或休克。(3)广泛皮肤出血或不明原因多脏器功能衰竭。(4)抗凝治疗有效。

3. 实验室检查:有下列 3 项指标:

(1)血小板<100000/μl 或进行性下降。

(2)FDP<1.5g/L 或呈进行性下降或>4.0L。

(3)3P 试验* 阳性或 FDP>20mg/L 或 D-二聚体水平升高(阳性)。

(4)凝血酶原时间(PT)缩短或延长>3 秒或呈动态变化。活化的部分凝血酶时间(APTT)延长>10 秒。

(5)外周血破碎红细胞比例>10%。

(6)ESR<10mm/h,FⅧ水平降低。

* 3P 试验:血浆蛋白副凝固试验。

治疗

1. 治疗基础病。

2. 抗凝治疗:早期抗凝治疗,可单用肝素,中期抗凝治疗应在肝素治疗基础上联合替代治疗(血小板悬浮,新鲜全血,血浆,纤维蛋白原,FⅧ等),晚期可用抗纤溶药物。

血友病

血友病是一组遗传性凝血功能障碍的出血性疾病,是先天性出血性疾病中最常见的疾病。

病因

血友病甲(FⅧ缺乏)与血友病乙(FⅨ缺乏)均为 X 性联隐性遗传性疾病,遗传基因位于 X 染色体上,具有女性传递而男性发病的特点。因子Ⅷ(FⅧ)缺乏是血友病甲发病基础,多见;血友病乙的病因是遗传性 FⅨ 合成减少或缺乏,或由于变异型遗传性 FⅨ 合成障碍所致。

临床表现

自幼起病,终身具有轻微创伤或手术后长时间出血倾向,患者出血部位多且严重,反复关节腔血肿可为首发表现,严重时有腹腔(可以急腹症就诊)、颅内出血。

诊断

家族史提问十分重要,男性儿童自幼年起有反复自发性出血倾向应及时进行血友病相关检测。实验室检查:凝血活酶生成时间延长、凝血酶原时间(PT)延长、血小板计数正常,白陶土部分凝血活酶时间(APTT)测定敏感性较高,重型患者显著延长,血友病甲血清 FⅧ 水平降低、血友病乙血清 FⅨ 水平降低,简易凝血活酶生成试验亦可用于本病诊断。

治疗

1. 预防甚为重要,禁用影响血小板凝集药物,间歇期静脉滴注 FⅧ 可预防出血。

2. 替代治疗:血友病甲 FⅧ 输注,血友病乙 FⅨ 输注;新鲜血浆、新鲜冻干血浆滴注。

3. 糖皮质激素应用:对加速关节血肿吸收,减少局部炎症有一定疗效。

第三节 血型与输血

血型

1. ABO 系统:人类的红细胞血型是根据红细胞膜表面有无 A 和 B 两种抗原来命名的,可将其归纳为不同的 4 个血型,即红细胞表达 A 抗原者称 A 型,血浆中含有 B 抗原表达者称 B 型,血浆中 A、B 两种抗原同时表达者称 AB 型,血浆中无抗 A 和抗 B,不表达 A 抗原和 B 抗原者称 O 型。由于正常人体内不对自身红细胞抗原型产生抗体,但可对其他抗原型产生抗体,故患者在输血时必须正确鉴定血型,同时受血者与供血者之间要进行血交叉试验,无凝集反应,才能安全输血。若 A 型供血者的血输入 B 型受血者体内,就会发生急性溶血反应。但是,在 ABO 血型系统中还发现存在着不同的亚型,目前已知有 300 多种抗原,这就是为何有时血型相同,但还是发生了溶血反应的原因。

ABO 血型系统中的凝集原和凝集素

血 型	凝集原	凝集素
A 型	A	抗 B
B 型	B	抗 A
AB 型	A＋B	无
O 型	无	抗 A＋抗 B

2.Rh 系统:Rh 抗原为蛋白质,与 ABO 系统不同,Rh 抗体几乎均由免疫而产生,又称免疫抗体。Rh 血型系统中的抗原已发现有 49 个,具有意义的仅 5 个抗原。具有 D 抗原者称 Rh 阳性血型,缺乏 D 抗原者称 Rh 阴性。汉族中 97.36% 人群 Rh 抗体均为阳性,Rh 抗体阴性罕见。若母体为 Rh 阳性,而胎儿为 Rh 阴性时,在生第二胎时可产生免疫反应而致流产。如 ABO 血型相同,Rh 阳性供血者的血输入 Rh 阴性受血者体内,即可发生急性溶血反应。在同型输血反应中 95% 病例与 Rh 抗原有关,幸而这种现象罕见。在新生儿溶血性贫血中具有十分重要意义。

输血

1.全血

(1)输血适应证:主要用于各种原因引起的循环血容量不足,如出血性休克,全血细胞减少,如再障、白血病等。

(2)输血禁忌证:①既往有严重输血反应史。②各种免疫性疾病引起的贫血、慢性肾衰、血液透析、同种器官移植、心力衰竭伴贫血、酸中毒、高血钾等。

(3)输血不良反应:输血可以带来很多可能发生的危害,由于供血者的传染病,血液采集和保存时的污染虽可预防并减少到最低限度,但患者对输入的细胞或血浆成分引起的异常免疫反应,以及血制品贮藏时细胞的破坏和代谢产物的积累引起的不良反应,有时是难以预料和避免的,输血应该严格掌握适应证。常见输血不良反应有:①溶血性反应:急性溶血,极大多数是 ABO 血型不合引起,少数为 Rh 血型不合,包括迟发性溶血反应。②非溶血性反应:发热、荨麻疹。③过敏反应:分速发和迟发性过敏反应,输入几毫升后即发生呼吸困难、喘憋、脸红、喉头水肿、休克、神志不清、威胁生命。④感染:血液污染和输血可引起传播性疾病,如乙肝、丙肝、HIV 等。⑤医源性:如肺水肿、空气栓塞,此点若按规范输血操作程序,当可杜绝。⑥其他罕见反应:如输血后紫癜,非心源性肺水肿等。

2.成分血:

成分血是将血液中各种有效成分分离出来,精制成高纯度和高浓度制品,根据患者病情,缺什么补什么,可使有限的血源发挥最大利用率。

【成分血种类】

(1)红细胞悬液:治疗贫血,以增加红细胞数量。Hb<60g/L,红细胞比容<0.2 考虑输血。

（2）洗涤红细胞：使全血去除血浆以后，再反复洗涤后的红细胞。增加红细胞数量，把白细胞、血小板、HLA 抗原等物质减少到最低数量，可减少发热和过敏反应。适用于肾性贫血、高血钾、阵发性睡眠型血红蛋白尿、溶血性贫血。

（3）浓缩白细胞：治疗严重粒细胞减少症。应用指征：①WBC＜1000/μl，中性粒细胞＜500/μl。②重症感染经 48 小时强烈治疗无效。③预计骨髓造血很难在短时期内恢复。

（4）浓缩血小板：治疗重症血小板减少症引起出血。

（5）新鲜冻干血浆：治疗凝血障碍性疾病，如重症肝病、重症感染等。

（6）凝血因子：Ⅷ因子：治疗血友病甲。Ⅸ因子治疗血友病乙。

（7）白蛋白：治疗白蛋白过少。

（8）丙种球蛋白：大剂量静脉用丙种球蛋白治疗多种免疫性疾病。

【成分血输注常见不良反应】

经多次输成分血后，发生同种免疫反应；每次成分输血后有发热反应或血清中检出白细胞 HLA 抗体或血小板抗体，均为白细胞或血小板输注禁忌证。

第四节　药物对血液系统影响

任何药物除治疗作用外，都有一定副作用，唯程度不同而已。常见副反应可分过敏反应与毒性作用。前者如药疹、过敏性休克；后者除见于胃肠道反应，肝、肾、神经系统毒性外，还可对造血系统产生影响，毒性反应轻重不一，严重者可威胁生命。发生机理十分复杂，通常与剂量过大、服药时间过长有关，有时又与剂量大小、疗程长短并无关系，甚至一次服药就可产生严重毒性，与机体易感素质有关。本节仅介绍常用药物对造血系统影响。

解热镇痛药：如阿斯匹林、布洛芬、消炎痛、某些合成感冒药等，可引起粒细胞缺乏、溶血、血小板减少或再生障碍性贫血。

抗痛风药：别嘌醇可引起再障。

抗生素类：氯霉素、磺胺类药可引起粒细胞缺乏、溶血、血小板减少或再生障碍性贫血；呋喃唑酮可引起溶血。

降糖药：D860 可引起溶血。

抗甲状腺药：丙基硫氧嘧啶、甲巯咪唑可引起粒细胞缺乏、再障。

抗结核药：异烟肼可引起溶血、再障；利福平、对氨基水杨酸钠、吡嗪酰胺可引起血小板减少。

镇静药：苯巴比妥、氯丙嗪、利眠宁可引起粒细胞缺乏、再障。

抗癫痫药：苯妥英纳、卡马西平可引起再障。

免疫抑制剂：环磷酰胺、甲氨蝶呤可引起粒细胞缺乏、骨髓抑制。

利尿药：速尿可引起血小板减少。

＊血凝常规测定：

凝血酶原时间(PT)　　正常参考值(下同)10.5—13.5秒　　＊需有正常对照值

国际标准化比率(INR)　　　　　　　0.85—1.15秒

纤维蛋白原(FBG)　　　　　　　　　200—400mg/dl

活化的部分凝血酶时间(APTT)　　　23.4—34.5秒

凝血酶时间　　　　　　　　　　　　14.0—21.0秒

第十章 感染性疾病与寄生虫病

感染性疾病及寄生虫病随着人类社会的进步,环境卫生状况的改善,发病率已大幅下降。

第一节 常见症状

发热待查(FUO)

发热待查是内科临床经常遇到的问题。要明确诊断并非易事。

定义:肛温≥38.3℃,持续>3周,经适当评估,>1周仍不能明确诊断。不同国家有不同定义。

疾病诊断十分复杂,很多疾病诊断仅是临床诊断。由于近代生物、化学、物理等检测手段的进展,发热待查比例已大大下降。

发热待查病因通常分4类:

1.**感染性疾病**:居首位,占25%—50%。细菌引起的全身性或局部性感染是最主要的。后者以深部脓肿(肝脓肿、膈下脓肿)、泌尿道感染、胆道感染为最多;其次是全身性感染,如败血症、伤寒、心内膜炎、粟粒性肺结核、肺外结核,以及少数病毒和真菌感染。

2.**结缔组织病**:如系统性红斑狼疮、皮肌炎、类风湿性关节炎、风湿热、变应性亚败血症、混合型结缔组织病、血管炎等。

3.**恶性肿瘤**:恶性淋巴瘤、白血病、骨髓增殖性疾病、恶性组织细胞病、肝癌、胰腺癌、胆管癌、转移性肿瘤等。

4.**其他**:药物热、炎症性肠病、肉芽肿性血管炎、结节病、某些内分泌疾病等。

发热待查病因诊断程序:全面详细询问病史、完整仔细体格检查,对发现疾病的蛛丝马迹、启发疾病诊断至关重要,可起决定性作用,然后结合个案进行全面有序的系列检查,对某些实验数据有时需要及时复查,甚至多次复查,以动态观察其变化,对获得信息有重大影响。对实验所提供的信息,如有疑问时,需要医师亲自复查实验结果(化学检验)。必要时与患者及家属充分沟通后,进行必要的试验性治疗,尽管如此,仍然有部分患者生前未能明确发热的病因。

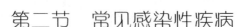

第二节 常见感染性疾病

化脓性脑膜炎

病因

化脓性脑膜炎最常见的致病菌是脑膜炎双球菌(流脑)、肺炎球菌、流感嗜血杆菌,其余为金黄色葡萄球菌、链球菌和大肠杆菌等。其中流脑为呼吸道传染病,6个月到3岁儿童是易感人群,少见于成人。冬春季可引起暴发流行,现多为散发病例。其他则由全身性脏器感染的致病菌波及脑室或蜘蛛膜下腔而发病,以脓毒血症为常见。

临床表现

常急性起病,以发热、寒颤、头痛和上呼吸道感染样表现起病,恶心、呕吐、畏光,重症患者可出现抽搐、嗜睡、昏迷等意识障碍。流脑患者皮肤可出现斑丘疹或充血性皮疹,瘀点。球结膜、颊粘膜可见少量瘀点。颈强直,脑膜刺激征明显。

暴发性脑膜炎球菌败血症:临床表现严重,迅速出现败血症、休克、皮肤大片瘀斑和肾上腺出血(出血性肾上腺综合征、华—弗氏综合症)、感染性多脏器功能衰竭以及DIC等。死亡率高。

诊断

冬春季节凡遇:发热、头痛、呕吐、皮肤瘀斑点为特征患者应疑诊流脑,伴有颈抵抗、脑膜刺激征、kernig征阳性表现者更为可能。其他致病菌引起的化脓性脑膜炎常有原发病灶,有时原发病灶难以找到。

实验室检查:脑脊液外观表现为浑浊或脓性,压力增高,白细胞数明显增加,多数>5000/μl,蛋白含量增加,糖、氯化物降低,脑脊液革兰氏染色可发现致病菌,脑脊液细菌培养阳性率高。

治疗

1.一般治疗:营养支持;重症患者氧疗、重症监护。

2.药物治疗:(1)抗生素:流脑对青霉素G敏感,氟喹酮类、头孢菌素类应用。(2)糖皮质激素:重症患者短期应用。

3.对症、支持,维持水、电解质、酸碱平衡,并发症治疗。

流行性乙型脑炎

病因

流行性乙型脑炎是由乙脑病毒(嗜神经病毒)通过蚊虫(按蚊、伊蚊)叮咬进入人体血液而引起的急性中枢神经系统炎症性的传染病。夏末初秋为发病高峰,人群对乙脑普遍易感,儿童发病率最高,我国南部地区于20世纪60—70年代每年都有小范围流行,自开展灭蚊运动和疫苗广泛接种以来发病率已大幅下降,仅见少数散发病例。

临床表现

潜伏期1—2周。起病可急可缓,症状轻重不一。常以发热、感冒样起病。热度持续上升,可>39℃,呈稽留型,持续不退,很少寒颤及出汗(用激素退热例外),头痛剧烈,可伴呕吐(颅内高压)、精神萎靡、乏力、嗜睡,进行性全身及神经系统症状加重,重症患者出现意识障碍、谵妄、惊厥、四肢不自主运动,甚至昏迷,出现中枢性呼吸衰竭而死亡,体征有脑膜刺激征(脑膜脑炎)、锥体束征阳性。少数患者后期可出现继发性尿崩症,部分患者治愈后可留有后遗症(智障、继发性癫痫、痴呆)。

诊断

夏末秋初,凡遇逐渐起病的发热、热度进行性升高、头痛、精神淡漠、神经精神症状逐渐加重,按上呼吸道感染治疗无效,应及时疑诊,根据流行病学、临床症状、体征进行初步诊断,应与其他病毒性脑炎鉴别。

实验室检查:脑脊液外观表现为无色透明,压力增高、白细胞总数增加,<500/μl(多数10—100/μl,个别则>500/μl),早期以粒细胞增多为主,后期则淋巴细胞增多,蛋白质轻度增高,糖、氯化物正常;革兰氏染色涂片找病原菌阴性;PCR法检测特异性IgM抗体滴度增高;病毒分离主要用于流行病学研究。

治疗

1.传染病隔离。
2.一般治疗:注意口腔卫生,营养支持,高热时物理降温,必要时吸氧。
3.药物治疗:抗病毒药物应用,对高温重症患者糖皮质激素可短期使用。
4.对症、支持及并发症治疗,维持水、电解质、酸碱平衡。

结核性脑膜炎

病因

结核性脑膜炎系由结核分枝杆菌引起的非化脓性慢性脑膜炎症。为继发性结核病,是最多见的肺外结核。儿童、成人均可发病,现已少见。多有结核接触史或同时存在肺结核病灶,急性粟粒性肺结核尤易并发。

临床表现

缓慢起病,少数发病较急,低热或中等热,热度逐渐增高,少数表现为高热,持续不退。逐渐产生持续性头痛、进行性加剧,全身症状有食欲减退、倦怠、恶心、喷射状呕吐(颅内高压),神情淡漠或阵发性烦躁,重症患者表现为嗜睡、抽搐甚至麻痹和昏迷。体征有脑膜刺激征,Kernig征和Brudzinski征阳性,少数有单神经损害,以面神经为多,外展神经、动眼神经、视神经均可累及。如不及时治疗,可留有后遗症,如癫痫、脑积水等。少数可表现为脑结核、颅底脑膜炎,后期易产生脑膜粘连。不及时治疗死亡率高。

诊断

凡遇持续性发热，头痛、呕吐等颅内高压症状，脑膜刺激征、锥体束征阳性，除外其它脑膜炎及脑炎时应疑诊，同时存在结核病灶尤为可能。

实验室检查：脑脊液外观表现为清或毛玻璃样，压力增高，可＞20cm/H_2O，脑脊液静置24小时可出现片状纤维薄膜，有诊断价值，细胞数＜500/μl，以淋巴细胞增多为主，早期可中性粒细胞增多，蛋白含量轻度增高，糖、氯化物可降低，脑脊液离心沉淀涂片找结核杆菌及结核培养阳性率低，PCR检测能提高阳性率，腺苷酸脱氨酶（ADA）增高，＞1∶64有诊断意义，CT、MRI可参考。

治疗

1.一般治疗：营养支持，氧疗，昏迷患者重症监护。

2.药物治疗：(1)病因治疗：抗结核药应用，经正规全身治疗效果不佳者，可考虑药物鞘内注射，糖皮质激素联合异烟肼、阿米卡星。(2)糖皮质激素：早期、短程应用；能避免和减轻粘连。

3.对症、支持治疗，维持水、电解质、酸碱平衡，并发症治疗。

4.手术治疗：有并发结核球形成者，经抗结核治疗后，可考虑手术。

霍　乱

霍乱是霍乱弧菌引起的小肠急性感染性炎症。可引起暴发流行。

病因

病原菌为霍乱弧菌，可产生肠毒素，系烈性传染病。

临床表现

霍乱是通过患者排泄物污染水源、海鲜及其他食物而传播。通常发生在温暖季节，潜伏期1—3日。霍乱可呈亚临床表现，也可表现为轻度的腹泻或表现为重度吐泻。初期表现常为突然发生频繁的无痛性米泔水样或水样泻，常伴呕吐，严重吐泻时，迅速引起水和电解质大量丢失，电解质紊乱，低血钾、代谢性酸中毒、高渗性脱水导致烦渴、少尿或无尿、肌肉痉挛、乏力、眼窝凹陷和手指皮肤皱纹增加。低血压、心动过速、低血容量、血液浓缩。若不予治疗，可发生循环衰竭，长期低血容量可引起肾小管坏死。

诊断

根据临床表现：急性无痛性水样泻，迅速产生脱水时应疑诊，特别在夏季、有外出史及不洁食物接触史，尤其可能。短期内有相同病例发生，应警惕暴发流行。大便培养和血清学分型阳性是确诊依据。

治疗

一般治疗：

1.营养支持，重症患者短期禁食，氧疗，肠道隔离。

2.病因治疗：抗生素应用，多西环素、呋喃唑酮或复方新诺明（TMP-SMZ）。

3.对症支持治疗：纠正血容量，根据脱水程度迅速、足量输液是最重要措施；维持水、电解质、酸碱平衡，纠正休克。

4.患者排泄物需严格消毒处理。

伤寒病

伤寒病系沙门氏菌感染。包括伤寒沙门氏菌,副伤寒甲型、乙型和丙型沙门氏菌。本节简述伤寒病。

病因

伤寒是由伤寒沙门氏菌引起的急性全身性传染性疾病。人群普遍易感。伤寒杆菌可随带菌者粪便,或患者大小便排出,经水源传染,接触污染食物也可发病,苍蝇可为传播中介。未经治疗的患者少数可成为慢性肠道带菌者,胆囊带菌者的粪便持续排菌可>1年。感染后有永久免疫力,再次得伤寒病非常罕见。疾病流行有一定季节性,多集中于9—10月。

临床表现

潜伏期:8—14天,多数缓慢起病,症状有发热、头痛、全身不适、疲乏、关节酸痛、咽炎、食欲减退、腹部疼痛和触痛、腹泻。体温在2—3日内呈阶梯状上升,可>39.4—40℃,多数为稽留热,少数为弛张热,持续高热维持1—2周左右,第3周末开始有逐渐下降趋势,通常于第4周恢复正常。虽高热而无汗,可出现汗斑。经治疗体温恢复正常,症状减轻,少数患者在体温正常数日后热度可再次上升,再次抗炎,热度迅速下降,称伤寒复燃。

急性期:表现为菌血症或败血症状态。心动过缓、相对缓脉(热度高而脉搏慢),毒性症状严重,脱发,重听,伤寒面容(淡漠),重症患者可有谵妄甚至昏迷等中枢神经系统毒性症状,休克和循环衰竭。病程第2周胸腹部可出现玫瑰疹,历时2—5日消退。常有脾肿大或肝肿大,白细胞减少,或中性粒细胞缺乏,淋巴细胞增多,血小板减少,贫血,肝功能异常,蛋白尿和凝血障碍。病程第3周,可并发小肠出血,甚至肠穿孔,出现急腹症症状体征,此时白细胞增多。可并发肺炎,急性胆囊炎、中毒性肝炎和心肌炎。

恢复期:多数在疾病第四周后,所有症状逐步减轻,进入恢复期,但疲乏等症状可持续数月。

不典型表现:近年来,典型伤寒病已不多见,不典型的较多。表现为轻症多,有的甚至呈逍遥型。伤寒面容、相对缓慢、玫瑰疹已很少见,有些患者出汗很多和有盗汗,直至体温正常,出汗才慢慢减轻。部分患者热度持续时间较长,已失去伤寒病发热的规律性。

少数患者可呈暴发性。夹杂急性吸血虫病,更可延长发热时间。老年患者发热不高,并发症多,病死率高。近年来耐药菌株不断出现,对氯霉素、磺胺类药耐药。

诊断

夏秋季节,凡遇发热持续5天以上,特别是稽留热、头痛、淡漠、胃肠道症状、白细胞减低、肝脾肿大,经青霉素类抗菌素治疗无效应考虑伤寒病。

实验室检查:血、尿、粪细菌培养,血培养阳性率高,若阴性可进行骨髓培养,能提高阳性率,肥达氏反应阳性(凝集抗体 O>1∶80,凝集抗体 H>1∶160),滴度呈持续增高,恢复期血清效价>4 倍时有诊断价值。但有假阳性和假阴性。近年来有人对肥达氏反应对诊断价值提出怀疑。免疫荧光试验、多聚酶联免疫反应(PCR)等技术可用于早期诊断。

治疗

1.一般治疗:营养支持,短期禁食或流质饮食,氧疗,重症患者需重症监护。

2.病因治疗:抗生素应用如头孢菌素类、氟喹诺酮类,体温降至正常 4—5 天后考虑停药。

3.对症、支持并发症治疗:维持水、电解质、酸碱平衡。

附 非伤寒沙门氏菌感染

病原主要是肠炎沙门氏菌,包括副伤寒甲、乙、丙。临床表现类似伤寒病,但中毒症状轻,高热,急性胃肠炎为主要表现,大便培养可诊断。

附 流行性斑疹伤寒

病因:由体虱传播,人类是普氏立克次体的天然宿主,已少见。临床表现:潜伏期为 7—14 天,急性起病,发热、头痛和乏力,体温可>40℃,可连续 2 周持续不降,头痛剧烈,第 4—6 天出现全身细小粉红色皮疹,腋窝和躯干上部为多见,皮疹迅速变黑,形成斑丘疹,偶有瘀点或出血点,脾肿大,肝肿大,严重者出现血压降低、肾功能受损,坏死性瘀斑或肺炎提示患者预后不良。诊断:患者有可疑体虱接触史,对提示诊断非常重要,需与重症伤寒鉴别,血清反应是诊断依据。

实验室检查:外斐氏试验或间接血凝试验阳性,恢复期血清效价增高 4 倍以上有诊断意义。

治疗:1.一般治疗:消除体虱,营养支持。

2.病原治疗:多西环素、头孢菌素类、喹诺酮类抗生素应用。

3.对症支持治疗:维持水、电解质、酸碱平衡,并发症治疗。

附 地方性斑疹伤寒

由斑疹伤寒立克次体引起,以鼠疫蚤为传播媒体。临床表现与流行性斑疹伤寒类似,但相对较轻。诊断主要依靠有鼠疫蚤接触史,实验室检查有免疫组化、PCR 或 ELISA 等。治疗同流行性斑疹伤寒,无预防疫苗。

细菌性痢疾

病因

细菌性痢疾是由志贺氏菌引起的急性肠道传染病。血清型有弗氏志贺氏菌和宋内氏志贺氏菌、鲍氏志贺氏菌。感染者、恢复期带菌者和亚临床带菌者的粪便是传染源。可通过粪—口途径直接传播。污染的食物或物体可间接传播,苍蝇可作为媒介。

临床表现

普通型:潜伏期 1—4 日,多急性起病,最初的症状可为阵发性腹绞痛,腹泻,里急后重,大便性状为黏液脓性便或脓血便,少数为血性水样便,罕见米汤样或浆液样便。有或无发热。病程轻者 1 周左右,重者 3—6 周。延误治疗者易演变成慢性。

中毒型:高热,中毒症状严重,呕吐频繁,可致脱水和代谢性酸中毒,电解质丢失,低血容量可导致休克和循环衰竭。部分患者表现为谵妄、癫痫样发作和昏迷等中枢神经系统症状,腹泻症状反不明显或仅有少量粘液脓性便,不时从肛门流出,如不及时诊治,在短时内可死亡,儿童多见,伴急性肾损伤时,需排除溶血尿毒综合征,现已少见。

诊断

凡遇急性腹痛腹泻,脓血便,里急后重应及时疑诊,具有痢疾样症状(血性和黏液便),经抗生素正规治疗一周无效的患者应与结直肠肿瘤、阿米巴痢疾、炎症性肠病和病毒等引起的腹泻鉴别。

实验室检查:大便常规有脓细胞、白细胞、红细胞。大便培养痢疾杆菌阳性可确诊。

治疗

1.一般治疗:营养支持,流质饮食。

2.病因治疗:抗生素应用,氟喹诺酮类或复方新诺明。

3.对症、支持治疗:维持水、电解质、酸碱平衡。

阿米巴痢疾

病因

阿米巴病为溶组织内阿米巴原虫感染所致。致病性阿米巴以两种形态存在:滋养体和包囊。活动的滋养体,在大肠的肠腔和黏膜内繁殖并寄生,有时可侵入到组织和器官。滋养体随粪便排出,在体外很快死亡,滋养体在结肠内变为包囊并随粪便排至体外具有传染性,生存时间较长。通过人—人直接传播或通过食品或水间接传播。

临床表现

大多数感染者无症状,但在粪便中可持续排出包囊,具有传染性。

急性阿米巴痢疾:急性起病,频繁腹泻,黏液便或血性黏液便,可含滋养体。腹痛明显、轻度触痛,可有发热和全身中毒症状。

慢性阿米巴痢疾:较多见,表现为间歇性非痢疾样腹泻并伴有腹痛、呈果浆样(咖啡色)黏液便,量多,有臭味,腹胀,体重减轻。极少数患者在升结肠和盲肠区出现触痛,可扪及肿块(阿米巴瘤)。

肠外阿米巴病:阿米巴肝脓肿,肝右叶单个脓肿最为常见,其他部位阿米巴病罕见。

诊断

凡遇久治不愈的慢性腹泻,尤其是果酱样便,应及时疑诊,需与下列疾病鉴别:肠易激综合征、炎症性肠病、结直肠肿瘤、肠结核、淋巴瘤、细菌性痢疾、沙门氏菌性肠炎、血吸虫病等。

实验室检查:粪便或组织中找到阿米巴滋养体和(或)包囊可诊断。肠外感染:影像学、血清学检测或诊断性治疗。

治疗

1.一般治疗:营养支持。

2.病因治疗:甲硝唑和替硝唑初始治疗,双碘羟喹、巴龙霉素或糖酸二氯尼特消除包囊。

3.对症、支持、并发症治疗。

钩端螺旋体病

钩端螺旋体病是发生于多种家畜和野生动物的人畜共患病,洪水期间可呈暴发流行。

病因

带菌动物(如黑线姬鼠)的尿可排出钩端螺旋体。人接触感染动物的尿或组织直接感染,也可通过接触污染的水或土壤而间接感染。损伤的皮肤或暴露的黏膜是病原体进入人体的常见门户。钩端螺旋体病是一种职业性疾病(如农民、下水道和屠宰场工人),以散发病例为主,年轻人多见。

临床表现

本病主要发生在夏末秋初。潜伏期1—2周,轻者无明显症状,重者可致命,发病具有两个特征性阶段。

败血症期:突然起病,体温常>39℃,高热寒颤、热型可为间歇热或弛张热,稽留热少见,头痛、肌痛明显(腓肠肌疼痛和压痛)。通常在第3或第4天出现结膜充血具有特征性。肝、脾肿大不常见,持续4—9天,随后退热。

急性加重期:病程第6—12日开始,发热和早期的症状又重现(双峰型)。某些重症患者可出现脑膜炎体征(脑型),视神经炎和周围神经病,少数可发生虹膜睫状体炎,此阶段血清中出现抗体。

根据临床表现分下列类型:普通型,症状如上述。肺出血型,以咳嗽、咳血、胸痛为主要表现,可大咳血引起死亡。淋巴结肿大型,常表现为双侧腹股沟淋巴结肿大,不伴淋巴管炎。*作者于1970年夏秋之际,曾在浙江杭州某郊区首次发现此病,诊治107例,无一例死亡。黄疸出血型(Weil综合征),是钩端螺旋体病的一种严重类型,出现溶血性黄疸,常伴有氮质血症、贫血、神志不清和持续发热。可有出血表现,包括鼻出血、瘀点、紫癜和瘀斑,第3—6天出现肝、肾功能障碍。但经治疗可以完全恢复。

诊断

夏、秋季参加农业劳动的青年农民,骤起寒颤高热、腓肠肌压痛、腹股沟淋巴结肿大、黄疸等临床表现,均应及时疑诊。

实验室检查:血培养(应早期采血培养)或血清学阳性,疾病急性期和恢复期采双份血清标本做血清学试验,滴度呈持续增高可确诊,白细胞计数正常或略升高。

治疗

1.一般治疗:不必隔离,营养支持。

2.病因治疗:抗生素应用,青霉素、多西环素。

3.对症支持治疗:维持水、电解质、酸碱平衡,并发症治疗。

4.疫区预防:多西环素,200mg,1 次/d×3—7d,口服,患者尿液必须妥善处理。

流行性出血热(EHF)

流行性出血热系自然疫源性疾病,可呈流行性,目前以散发病例为主。

病因

由汉坦病毒引起,黑钱姬鼠是主要传染源,人接触带病毒的黑钱姬鼠排泄物(主要是尿)而感染发病。

临床表现

潜伏期一般为 2 周,前躯症状不明显,类似上感或胃肠功能失调起病。典型患者临床表现分下列 5 期:

发热期:急起寒颤、高热、热型以弛张型为多,也有呈稽留热型或不规则型。头痛、眼眶痛、腰痛症状突出,可有腹泻等胃肠道症状。体征:球结膜及颜面充血,状似酒醉、球结膜水肿,充血或有出血点,软腭,腋下也可见散在针尖大小出血点或呈线条状出血,上胸部潮红、肋脊角明显叩痛、蛋白尿、尿中出现红细胞、白细胞及管型,肝损害持续 3—7 天而进入低血压休克期。

低血压休克期:血压常突然下降,由低血压而至休克,上述症状加重,出现少尿,神经精神症状,严重时可出现心力衰竭,肾功能衰竭,脑水肿,ARDS,DIC。1—3 天后即入少尿期。

少尿期:出现少尿或尿闭、血尿,胃肠道症状,神经精神症状,出血症状均加重,血压增高,脉压增大,出现心、肾衰竭。1—4 天后转为多尿期。

多尿期:尿量每天逐渐增多,但血肌酐并未下降,直至出现明显多尿、夜尿、日尿量＞3000ml,甚至可达 10000ml 后,症状迅速开始好转,易导致失水和电解质紊乱及感染,患者常死于此期,需数日甚至数周才进入恢复期。

恢复期:一般在病程第 4 周开始恢复,临床症状逐渐好转,仅感疲乏,尿量及肾功能恢复正常,整个病程约 1—2 个月。部分患者可遗留有轻度肾功能损害和多尿。

分期并非绝对,仅相对而已。病程轻重个体差异甚大。

诊断

根据流行病学,可疑鼠接触史,凡遇骤起高热、醉酒貌、上胸部潮红、出血倾向、腰痛、少尿或无尿,肾损害应疑诊,本病应与伤寒病、钩端螺旋体病、败血症、血小板减少及肾脏疾病鉴别。实验室检查:血清特异性抗体阳性可诊断。

治疗:

1.一般治疗:休息,营养支持。

2.病因治疗:抗病毒药应用,利巴韦林等。

3.重型患者可短期应用糖皮质激素。

4. 对症支持治疗：液体复苏，维持水、电解质、酸碱平衡，并发症治疗。

5. 血液透析是尿少期主要治疗。

疟　疾

疟疾是由疟原虫感染所引起的传染性疾病，因灭蚊措施的加强，发病率已大幅度下降。

病因

感染人类的四种疟原虫分别为恶性疟、间日疟、卵形疟、三日疟，以间日疟为多见。

感染史：雌性按蚊吸食疟疾感染者含有配子母细胞的血液时就具有传染性，约1—2周后，蚊虫体内的配子母细胞经有性繁殖产生具有传染性的子孢子。蚊虫再次吸人血时子孢子进入人体血液，迅速感染肝细胞，在肝细胞内发育成裂殖体，每个裂殖体形成1万—3万个裂殖子，1—3周后肝细胞破裂，裂殖子释放入血。每个裂殖子可侵犯一个红细胞，在红细胞内转变成滋养体，滋养体生长发育形成红内期裂殖体，产生更多的裂殖子，48—72小时后红细胞破裂、裂殖子释放入血并迅速侵犯新的红细胞，重复上述循环。

临床表现

间日疟、三日疟：间日疟的潜伏期为12—17天，三日疟为1个月左右。疟疾共同的临床表现包括高热及寒颤（疟疾发作），即在一天的某一个时段突然开始并逐渐加重的寒颤、高热、头痛，经历数小时后，迅速退热，一身大汗，头痛消失，顿觉舒服。间日疟隔日发作一次，三日疟为三日二次发作，发作时间可逐渐延迟，周而复始。引起贫血、黄疸、肝脾肿大。多次发作后，脾脏纤维化、质地坚硬，可产生巨脾。

恶性疟：潜伏期为9—14天，病情最为严重，脑型疟常见；呈地区性流行。表现为高热或超高热（少数体温正常）、畏寒、寒颤、头痛、头晕、出汗、周身酸痛、乏力、腰酸、谵妄、嗜睡、昏迷、脾肿大或肝脾同时肿大、鼻出血、口唇疱疹等。脑脊液检查压力增高，其他正常，贫血显著，血白细胞减少，嗜酸性细胞及单核细胞增高。免疫力低下患者，不及时治疗，患者可能在症状出现几天后死亡。

卵形疟罕见。

＊作者于1963年洪水后，7—11月曾在浙江杭州某郊区首次发现恶性疟疾，诊治39例，无一例死亡。

诊断

夏秋季节，凡遇有规律的间歇发热，出汗，进行性贫血，脾肿大，血白细胞减少，应疑诊疟疾。实验室检查：血液显微镜（厚血涂片或薄血涂片）或骨髓检查找到疟原虫（裂殖体或配子母细胞）可诊断。

治疗

急性发作期治疗：氯喹是三日疟、恶性疟和间日疟的首选药物。青蒿素衍生物起效更快，且耐受性好。

抗复发治疗:间日疟用伯氨喹啉。恶性疟或三日疟不需要抗复发治疗。

附 破伤风

破伤风是由破伤风杆菌分泌的神经毒素引起急性中毒性感染。

病因:破伤风杆菌可形成芽胞,存活于土壤和动物粪便中,可成活多年。新生儿、外伤及药品注射者最有可能感染破伤风,轻微伤口也有感染的可能;破伤风还可引起产后子宫及新生儿脐感染,新生儿破伤风(已罕见)。

临床表现:潜伏期2—50天不等,平均5—10天。常见症状是迅速产生的头痛、发热、下颌僵硬、吞咽困难、面肌痉挛(苦笑面容)、强直性痉挛,呈角弓反张,括约肌痉挛可导致尿潴留或便秘;患者意识清楚,持续痉挛可导致昏迷,上气道痉挛可引起吸入性肺炎,缺氧性发绀或窒息死亡。强直性痉挛还可引起心跳骤停。

诊断:凡出现不明原因的肌强直或痉挛患者应疑诊,有近期外伤史是诊断的线索之一。

治疗:

1.一般治疗:通风、避光、吸氧、保持呼吸道通畅,持续性护理监护。

2.病因治疗:足量破伤风抗毒血清应用、清创。

3.对症支持治疗:维持水、电解质、酸碱平衡,防治继发感染,镇静和控制肌痉挛。

第三节 常见寄生虫病

血吸虫病

血吸虫病发病呈明显地域性,我国主要流行于南方地区,由于大规模血吸虫病防治工作取得显著成绩,发病率已大大下降。

病因

我国血吸虫病主要是由日本住血吸虫引起。

人—虫感染循环史:成虫在肠系膜静脉内生活、交配。一些虫卵钻出肠道并随粪便排出体外,其他虫卵则继续生存在宿主器官内,或通过门静脉系统移行到肝脏,偶尔也可到达其他部位如肺、中枢神经系统。排出的虫卵在淡水中孵化,释放出毛蚴,后者进入螺体(丁螺)内繁殖,可产生数以千计可自由活动的尾蚴,尾蚴在与人体接触后,数秒种内即可钻入皮肤并转化为幼虫,随血液循环迁移到肝,并在此发育为成虫,成虫随后移行到最终的寄生部位即肠系膜静脉,尾蚴钻入皮肤后1—3个月可在粪中排出虫卵。成虫的寿命为3—7年。

临床表现

血吸虫性皮炎:在尾蚴入侵的皮肤区域出现瘙痒性丘疹,一周后消退,常未被患者感觉。

急性血吸虫病:为虫卵孵化时的急性发作,特别是在重度暴露后2—4周。症状包括发热、寒战、咳嗽、恶心、腹痛、腹泻、乏力、肌痛、肝脏脾大、荨麻疹和嗜酸性粒细胞显著增多,与血清病的表现相似,典型的症状可持续数周。可伴发伤寒感染。

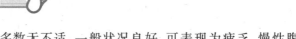

慢性血吸虫病：早期多数无不适，一般状况良好，可表现为疲乏、慢性腹泻、腹胀、肝脾肿大，黄疸少见，肝功能正常，面、颈及上胸部可见蜘蛛痣。

晚期血吸虫病：后期可引起肝纤维化和肝硬化，肝掌、腹壁静脉曲张，脾肿大，可有巨脾，继发性脾功能亢进，红细胞、白细胞、血小板减少（三血减少），门静脉高压，食管胃静脉曲张，可长期处于肝功能代偿阶段，肝功能失代偿时可引起呕血、腹水。很少引起肝癌、除非伴有病毒性肝炎，特别是乙肝和丙肝。

脑型血吸虫病：若虫卵沉积脑组织中可导致继发性癫痫发作。

诊断

在流行地区，有疫水接触史，慢性肝肿大患者应考虑本病。

实验室检查：粪便显微镜检查或肠镜活组织检查找到虫卵，粪便孵化法找到游动的毛蚴可诊断。血吸虫抗原反应特异性、敏感性低。

治疗

1. 病因治疗：吡喹酮应用。

2. 并发症治疗：腹水、胃食管静脉曲张、脾功能亢进及巨脾症的治疗见有关章节。

丝虫病

病因

淋巴丝虫病由班氏吴策丝虫、马来布鲁丝虫引起，蚊为传播媒介，当人被蚊虫叮咬时，感染性尾丝蚴进入宿主，可移行至淋巴管，经 6—12 个月发育为丝状的成虫。

临床表现

感染常导致无临床症状的微丝蚴血症。

急性炎症性丝虫病：包括持续 4—7 日的发作性发热，伴有淋巴管炎的急性淋巴结炎（ADL）或急性附睾炎和精索炎，ADL 常常与继发性细菌感染相关。

淋巴外体征：包括慢性镜下血尿、蛋白尿、乳糜尿和轻度多发性关节炎。下肢慢性淋巴水肿可进展为象皮病（象皮腿）。局部对细菌和真菌感染的易感性增加。

热带肺嗜酸性粒细胞增多症：不常见。

诊断

血液标本显微镜检查尾丝蚴，夜间抽血涂片检查阳性率高。

治疗

伊维菌素驱虫。

钩虫病

病因

钩虫病是由十二指肠钩口线虫或美洲板口线蚴虫感染造成的肠道寄生虫病。

虫卵随粪便排出后,在温暖潮湿的土壤中1—2日后就可孵化出杆状蚴,随后在5—10日内经过一次蜕皮转化为细长的丝状蚴。当赤足进入疫水中,丝状蚴可钻入人皮肤。随血到达肺脏,沿支气管树向上移行至会厌部,然后被吞入消化道。蚴虫吸附于小肠并发育为成虫,长期吸血,每条成虫每天可吸血0.3ml。成虫的寿命可超过2年。

临床表现

钩虫感染通常无症状,幼虫入侵的部位可发生痛痒性斑丘疹,大量幼虫通过肺移行,可引起Loffer综合征,表现为咳嗽、喘息有时可出现咯血。急性期,位于小肠的成虫可引起上腹部绞痛、纳差、胀气、腹泻和体重减轻。慢性感染可导致缺铁性贫血,严重感染可造成低蛋白血症。

诊断

慢性失血性贫血原因不明患者应排除之。

实验室检查:粪便显微镜检查虫卵或成虫。

治疗

1. 一般治疗:营养支持,纠正贫血。

2. 病因治疗:驱虫。阿苯达唑200mg/d×3d;甲苯达唑100—200mg,2次/d×3—4d。

蛔虫病

病因

由似蚓蛔线虫感染导致的疾病,是世界上流行最广的肠道蠕虫感染。

临床表现

移行的幼虫可引起咳嗽、喘息,偶尔可导致咯血或其他呼吸道症状(Loffer综合征)。少量成虫通常不引起胃肠道症状,经口或经肛门排出蛔虫时促使患者就医。肠腔阻塞可导致腹部阵发性痉挛性疼痛、恶心和呕吐,重症患者可并发肠梗阻,少数患者可并发胆道蛔虫症,但黄疸并不常见,可继发胆结石。中重度感染可导致儿童营养不良和贫血,现已少见。

诊断

显微镜检查粪便找虫卵或患者呕吐及排出蛔虫。

治疗

阿苯达唑驱虫。

蛲虫病

病因

蛲虫病是由蠕形住肠线虫导致的一种肠道寄生虫性疾病。

感染通常是由肛周的虫卵转移到污染物,被新的宿主摄取、传送到口中并咽下而感染。吮吸手指是一个危险因素,很容易发生自体感染。

蛲虫在下消化道,2—6周内生长成熟。雌虫移行到肛门附近(通常在夜间)并产卵,成虫可爬出肛门口。

临床表现

绝大多数感染者无任何症状或体征,肛周瘙痒是主要表现。

诊断

在肛周检查成虫、虫卵。可通过儿童夜晚睡觉后1—2小时或早上在其肛周找到雌虫而确立诊断,也可在夜间做肛拭涂片进行显微镜检查。

治疗

1.甲苯达唑或阿苯达唑驱虫。

2.肛周应用碳酸凡士林或其他止痒药膏或油剂缓解瘙痒。

第十一章　物理因素性疾病与急性中毒

第一节　物理因素性疾病

中　暑

病因

中暑由于长时间暴露于高温下或不通风的高温室内引起体温调节中枢障碍而出现的一系列症状。老年人及体弱者容易发病。

临床表现

高热、无汗、意识障碍为特征表现。初期可感头痛、头晕,疲乏、皮肤干热或潮红、口渴、出汗减少或不出汗。进而表现为胸闷、呼吸急促。病情进一步加重时可出现少尿或无尿,甚至肾衰竭、心率加速、心律失常、血压下降而至休克、循环衰竭(心力衰竭、周围循环衰竭)、神志模糊、抽搐、惊厥、渐入昏迷(脑水肿)、肺水肿,可发生 ARDS,最终因心肺衰竭而死亡。

诊断

根据高温暴露史及临床表现诊断不难,应全面检查,评估中暑程度。

治疗

1. 一般治疗:(1)加强监护,维持生命体征,吸氧,必要时机械呼吸。(2)物理降温,测中心体温,退热药物无效。

2. 药物治疗:(1)超高热患者,可用人工冬眠疗法(低剂量盐酸氯丙嗪稀释静滴)。(2)液体复苏:扩容,输注低温生理盐水及/或配比液,维持水、电解质、酸碱平衡。(3)对症支持、并发症处理:纠正低血压、循环衰竭、烦躁,惊厥时使用镇静剂,抗生素应用防治继发性感染等。

溺　水

病因

溺水系由自动或被动溺水后引起的一系列伤害。

临床表现

被救后状况:一般是意识不清、呼吸心跳微弱、脸色苍白、口唇发绀、四肢冰凉、寒颤。口、鼻腔内充满泡沫及污物,呕吐。

重症患者可出现一系列全身性表现:

1. 呼吸系统:反流性喉痉挛、喘鸣、发绀、呼吸浅表或不规则,吸入性肺炎、肺水肿、肺不张等表现。后期可并发细菌性肺部感染,发热。严重患者可发生 ARDS。

2. 心血管系统:各种类型心律失常,心动过速和心功能不全。

3. 神经系统:意识改变、烦躁、昏迷、脑水肿。被救治成功后,恢复期可留有神经后遗症。

4. 低体温综合征:低氧血症,电解质紊乱,碳酸血症。

诊断

根据溺水史,诊断不难,应全面检查评估生命体征,进行血、尿、生化、血气分析、EKG、胸片、CT 等检查。应注意溺水时间长短,有无头、颈、头颅及四肢损伤。

治疗

1. 现场处理:迅速进行心肺复苏(CPR),见心血管疾病章节(心肺生命复苏链)。

2. 重症监护:呼吸支持、氧疗、保持呼吸道畅通,必要时气管切开,机械呼吸,呼吸末正压通气或间断正压通气。

3. 支持治疗及并发症处理:保暖,维持水、电解质、酸碱平衡;预防感染。

电击伤

病因

人体接触电流而致损伤,可危及生命。

临床表现

严重程度与下列因素有关:电流强度、电压、接触部位、接触时间等。低电压瞬间接触,除患者有触电感觉外,无其他损伤。

触电的全身性表现为:

轻型:仅出现短暂的惊恐反应,触电部位可有疼痛或灼伤表现,很快恢复。

重型:有意识障碍、心动过速、心律不齐、偶有房颤患者因触电而自动转律,抽搐,休克,经积极抢救或能生还。

危重型:常由高压电引起,表现为昏迷、瞳孔散大、呼吸心跳骤停,触电>3 秒可猝死。生还可能性小。

局部表现:可有不同程度皮肤、肌肉灼伤、骨关节损伤等。

诊断

根据电接触史和临床表现可诊断。

治疗

1. 迅速切断电源;评估生命体征,立即启动 CPR。

2. 加强监护,对症支持,处理并发症。

3.心理干预。

第二节　急性中毒

急性中毒起病急骤,病情凶险,系内科急症。抢救步骤为:

1.迅速确定诊断,立即终止毒物接触,评估中毒程度。

2.尽快排除尚未吸收的毒物。

3.迅速采取排毒和解毒措施。

4.积极对症支持治疗。

急性中毒一般处理原则

急性中毒处理程序:

1.一般处理:

(1)重症监护,评估生命指标:T、P、R、BP,必要时机械呼吸,呼吸末正压通气或间断正压通气。(2)氧疗。(3)液体复苏,维持水、电解质、酸碱平衡。(4)对症、支持及并发症处理,必要时抗生素应用预防感染。

2.催吐:阿扑吗啡 0.04—0.1mg/kg,注射后需观察血压、呼吸。

3.洗胃:

(1)适应证:口服毒物<1h(吸收缓慢毒物可延长 4—6h),神志清醒,毒物系水溶性,适宜洗胃。每次灌洗液量为 3000—4000ml。胃内容物要尽量抽净,反复灌洗,直至洗出胃液清晰为止。灌洗液温度应在 37℃左右。应避免洗胃后体温过低和水中毒。在洗胃过程中如发生惊厥或窒息,应立即停止洗胃,并予以相应治疗。

(2)禁忌证:深度昏迷;服毒时间>4 小时;强腐蚀剂中毒;挥发性烃类化学物,汽油口服中毒;休克,血压未纠正者。

(3)常用洗胃液:

①高锰酸钾:浓度为 1∶5000—1∶10000,一般毒物均可应用。

②生理盐水:常用于不明原因的毒物。

③活性炭混悬液:常用于有机及无机毒物。

④碳酸氢钠溶液:浓度为 2%—5%,用于重金属、有机磷杀虫农药。

⑤牛奶、蛋清与水:等量混合,用于腐蚀性化学物。

⑥米汤:对中和碘有用。

＊剖腹洗胃:对重度昏迷患者,必要时可进行剖腹洗胃,毒物易滞留于胃内者,尤为适用,无需麻醉。作者曾应用数例,患者均获得救治。

4.导泻及灌肠:洗胃结束后,立即用硫酸钠 15—30mg 加水 200ml 或 1% 硫酸镁 60ml 胃管注入;聚乙二醇、甘露醇、山梨醇口服导泻,以加速毒物从肠道排出。活性炭稀释搅拌后由胃管内灌入,以便吸附残留毒物。毒物已引起严重腹泻者,不必导泻。灌肠适用于毒物已服用数小时,而导泻尚未发生作用时,对抑制肠蠕动的毒物,灌肠尤为必要。常用1‰微温皂水约5000ml,用高位连续灌洗。大多数毒物吸收后由肾脏排泄,利尿是加速毒物排泄的重要措施。碳酸氢钠与利尿药合用,可碱化尿液,维生素C 8g/d,酸化尿液,晚期患者不宜使用。

5.血液净化疗法:血液透析、血液持续灌流、血浆置换,对某些重症、昏迷中毒患者应尽快给予血液净化疗法。

6.特效解毒剂应用。

铅中毒

病因

无论急性或慢性铅中毒都可引起全身多器官损害,中毒症状严重程度依据铅接触时间、铅摄入量、年龄、是否及时进行驱铅治疗和终止暴露源的不同而有很大差异。职业性中毒常为四乙基铅,儿童可见于不正确使用铅笔和含铅玩具。

临床表现

造血系统损害:溶血,血红素合成障碍,红细胞生成素产生不足和原始红细胞成熟障碍。

神经系统损害:导致铅毒性脑病。病理表现为脑水肿、神经细胞弥漫性病变,周围神经施万氏细胞肿胀,节段性脱髓鞘和轴索改变,神经传导速度减慢,周围神经麻痹。植物神经受累时,肠道平滑肌痉挛,引起腹绞痛,铅中毒可能是阿尔茨默病的病因之一。

肾脏和心血管损害:损害近曲小管重吸收功能,继而肾小球滤过率降低,可引起间质性肾炎。儿童急性铅中毒以损害肾近曲小管再吸收功能为主,表现为范可尼综合征。通过肾素—血管紧张素—醛固酮系统,使小动脉痉挛,导致血压升高,肠道缺血,导致腹绞痛。铅可使人体内氧自由基增多,导致心肌功能紊乱。

生殖器官效应:引起妇女早期流产、早产、死产等;男子精液量减少,精子数减少,精子活动和活力下降。铅对子代影响:铅可由母体经胎盘进入胎儿,或由乳汁进入新生儿体内,影响子代身体发育和智商发育。

急性铅中毒:服含铅化合物4—6小时后,个别长至1周出现恶心、呕吐、口内有金属味、腹胀、腹绞痛、便秘或腹泻以及血压升高,腹部无明显压痛点和肌紧张。少数患者发生消化道出血和麻痹性肠梗阻。严重中毒数日后出现贫血,嗜碱性点彩红细胞和网织红细胞明显增多、中毒性肝炎、中毒性肾炎、多发性周围神经病、中毒性脑病。

慢性铅中毒:头痛、头昏、乏力、失眠、多梦、健忘等神经衰弱综合征是早期较常见症状,腹绞痛或肠麻痹。轻度中毒可有食欲缺乏、腹胀、腹隐痛、便秘等消化道症状。亚临床患者的神经系统表现仅在神经肌电图检查时有周围神经感觉和运动神经传导速度减慢。早期肾脏损害经驱铅治疗可恢复,后期则可发生肾小管萎缩、间质纤维化、肾小球硬化,可导致肾功能不全。

诊断

根据职业史、临床表现和实验室检查结果,经综合分析,一般诊断并不困难。误诊原因主要是生活性服用含铅化合物引起的腹绞痛,应与内、外科急腹症鉴别。周围神经病变与肾功能损害要排除药物性、糖尿病、血管病变等疾病。EDTA 驱铅试验对诊断铅中毒有很大参考价值。

治疗

急性中毒:

1.清除毒物,立即用 1‰硫酸镁或硫酸钠溶液洗吸。

2.驱铅治疗。

3.对症支持治疗。

慢性中毒:驱铅治疗,依地酸钙钠(EDTA)、喷替酸钙纳应用,铅性脑病宜用二巯丙醇(BAL)和 EDTA 联合治疗。

急性酒精中毒

病因

因酒精过量摄入而引起,具有个体差异性。

临床表现

因人而异,中毒症状出现迟早也各不相同,与饮酒量、血中乙醇浓度呈正相关,也与个体敏感性有关,急性中毒的症状大致分为 3 期:

兴奋期:出现头昏、乏力、自控力丧失、自感欣快、言语增多、粗鲁无礼、感情用事,颜面潮红或苍白,呼出气带酒味。

共济失调期:步态蹒跚、动作笨拙、语无伦次、眼球震颤、躁动、复视。

昏迷期:表现为嗜睡,颜面苍白、体温降低、皮肤湿冷、口唇微绀,严重者昏迷,出现陈—施氏呼吸、心跳加快、二便失禁,由于呼吸、循环衰竭或因口腔分泌物吸入肺致窒息而死亡。

诊断

根据临床表现,诊断不难。进行酒精含量测定,中毒程度及生命体征评估。

治疗

1.轻度中毒:一般无须特效治疗。

2.重度中毒:(1)重症监护,氧疗,必要时机械呼吸。(2)催吐,禁用阿扑吗啡,必要时用 1‰碳酸氢钠洗胃。(3)烦躁不安或过度兴奋者,酌情使用小剂量地西泮,注意呼吸抑制。(4)补充维生素及能量:50‰G.S 60ml,静注,继即以 5‰—10‰G.S 500—1000ml 静滴;vit. B_1 100mg 肌注、vit. B_6 200mg＋烟酰胺 300mg/n.s 250ml 静滴,促进乙醇在体内氧化。(5)对症支持、并发症处理:呼吸衰竭、脑水肿、低血糖等并发症予以相应处理、支持治疗。(6)严重中毒时应及早进行血液透析。

3.纳洛酮:不同程度中毒均可应用,可肌肉或静脉注射。

急性一氧化碳中毒

病因

CO经呼吸道吸入后,立即与血红蛋白结合形成碳氧血红蛋白(HbCO),影响氧合血红蛋白(HbO₂)解离,导致低氧血症,引起组织缺氧。CO还可与肌球蛋白结合,影响细胞内氧弥散,损害线粒体功能。

临床表现

轻度中毒:血液HbCO浓度<20%,表现为头痛、眩晕、乏力。

中度中毒:血液HbCO浓度<40%,除上述症状外,出现心悸、恶心、呕吐及视力模糊、嗜睡。

重度中毒:血液HbCO浓度<60%,重症患者,皮肤、口唇黏膜、甲床可呈樱桃红色,呼吸及心率加快,四肢肌张力增强,意识障碍,甚至深昏迷或去大脑皮质状态,最终因呼吸衰竭而死亡。

诊断

根据CO接触史和中枢神经损害的症状和体征,诊断一般并不困难,应首先评估生命体征及中毒程度;血液HbCO浓度测定、血常规、生化、血气分析、脑电图、EKG、CT等检查。

治疗

1.一般治疗:立即使中毒者脱离现场,移至空气新鲜处,病情监护,保持呼吸道通畅,吸氧。

2.高压氧治疗:可缩短病程,降低病死率。

3.处理并发症:防治脑水肿等。

4.恢复期治疗:经抢救苏醒后,应绝对卧床休息,密切观察2周,加强护理,及时发现并治疗迟发性脑病。

精神药物中毒

苯二氮䓬类药物中毒

药物过量副作用有嗜睡、眩晕、运动失调,偶有中枢兴奋、锥体外系障碍及一时性精神错乱。老年体弱者易有晕厥。口服中毒可有昏迷、血压降低及呼吸抑制。

特异性解毒药可用苯二氮䓬类拮抗剂:氟马西尼应用,总剂量<3mg,稀释后静滴或微泵推注,苏醒后即停用,不用于颅内压增高及同时服用三环类抗抑郁药患者。

三环类抗抑郁药中毒

药物过量副作用有:抗胆碱能作用、谵妄、昏迷、瞳孔扩大、视力模糊、眼压升高、皮肤黏膜干燥、出汗减少、体温升高、心动过速、肠鸣音减少或消失、尿潴留,可出现肌肉痉挛或肌颤。心血管毒性,血压先升高后降低,可突然虚脱或心跳骤停。典型心电图改变为窦性心动过速伴P-R、QRS及Q-T时间延长,各种A-V传导阻滞和(或)多型性室性心动过速,可因心室颤动而发生猝死,癫痫样发作常见。治疗：无特效解毒药，以对症支持治疗为主。由于本类药物可使胃排空延迟，故摄入后12小时仍有积极洗胃和灌肠的必要。

吩噻嗪类抗精神病药物中毒

吩噻嗪类抗精神病药物：如氯丙嗪、奋乃静、氟奋乃静、三氟拉嗪等。大量服用时可发生急性中毒，表现为锥体外反应，震颤、静坐不能、抽搐，低温或高温，血压下降甚至休克，昏迷，呼吸停止，心律不齐及癫痫样发作。心电图见 Q-T 间期延长、ST—T 波改变，偶见 QRS 增宽。无特效治疗，对症处理。

急性有机磷农药中毒

急性有机磷农药中毒（AOPP）是一种非常凶险的危重症，因农药种类不同而毒性不同，双硫磷属剧毒；甲胺磷属高度毒性；乐果、敌百虫、属中度毒性；马拉硫磷属低度毒性。

病因

可由皮肤接触或内服引起。其毒性主要是抑制胆碱酯酶活性，使乙酰胆碱在体内过多蓄积，胆碱能神经受到持续冲动，导致先兴奋后衰竭的一系列毒蕈碱样、烟碱样和中枢神经系统症状，严重者出现昏迷和呼吸衰竭，甚至死亡。

临床表现

根据农药接触方式（口服严重）、毒性程度、摄入量多少，临床表现相差悬殊。症状包括急性胆碱能危象、中间型综合征、迟发性多发性神经病和局部损害。

1.急性胆碱能危象：

（1）毒蕈碱样表现（M）：恶心，呕吐物常有蒜臭味，腹痛、腹泻、多汗、流涎、视力模糊、瞳孔缩小、呼吸困难、支气管分泌物增多，严重者出现水肿。

（2）烟碱样表现（N）：骨骼肌兴奋出现肌纤维震颤。常由小肌群开始，如眼睑、颜面、舌肌等，逐渐发展至肌肉跳动，牙关紧闭，颈项强直，全身抽搐等。

（3）中枢神经系统表现：头痛、头昏、乏力、嗜睡、意识障碍、抽搐等。严重者出现脑水肿，或因呼吸衰竭而死亡。

2.中间型综合征：少数病例在急性中毒症状缓解后和迟发性神经病变发生之前（急性中毒后24—96小时）突然发生呼吸困难或死亡，称为"中间型综合征"。死亡前患者可先有颈、上肢和呼吸肌麻痹。累及脑神经者，可出现眼睑下垂、眼外展障碍和面瘫。

3.迟发性多发性神经病：少数病例在急性中毒症状消失后2—3周可发生迟发性神经损害，出现感觉、运动型多发性神经病变表现，主要累及肢体末端，且可发生下肢瘫痪、四肢肌肉萎缩等。

4.局部损害：敌敌畏、敌百虫、对硫磷，接触皮肤后可引起过敏性皮炎，并可出现水疱和剥脱性皮炎。有机磷杀虫药滴入眼中可引起结膜充血和瞳孔缩小。

诊断

1.有有机磷接触史，发病前12h内的接触有意义，＞1天无意义。

2.有典型的中毒症状与体征：流涎、大汗、瞳孔缩小和肌颤。

3.胆碱酯酶活力测定(CHE)降低，<70％。

【临床分级】

按照有机磷农药中毒的临床表现和胆碱酯酶活力指标，可将其分为轻、中、重三度。

轻度中毒：表现为头昏、头痛、恶心、呕吐、多汗、视物模糊、瞳孔缩小、以M样症状为主，CHE 50％—70％。

中度中毒：除上述症状外，还有肌纤维颤动、瞳孔缩小明显、呼吸困难、流涎、腹痛，M样症状加重并出现N样症状，CHE 30％—50％。

重度中毒：除上述症状外，还出现昏迷、肺水肿、呼吸麻痹、脑水肿，具有明显M样症状和N样症状，CHE<0—30％，通常为0。

治疗

1.一般处理：立即脱离现场，至空气新鲜处。皮肤污染者，脱去衣物，立即用肥皂水或清水洗清(包括头发和指甲，最少2—3遍)。如发生眼污染，可用生理盐水或清水彻底冲洗，催吐、洗胃、导泻。

2.特效解毒药应用原则：早期、足量、足疗程。

常用药物及剂量

解毒药/程度	轻	中	重
阿托品(mg)	2—4/1—2h	5—10 i. v. ;1—2/0.5h	10—20i. v. /以后2—5i. v. 10—20min/次
氯磷定*(g)	0.5—1.0 首剂后1.0 Q6h×2d	1.0—2.0 Qh×2,Q4h×2d	2.0—3.0 Qd×2,Q4h×3d
解磷(支)	1,i. m.	1—2 i. v.	2—3 i. v.
长托宁(mg)	1—2 i. m.	2—4 i. v.	4—6 i. v.

＊解磷/阿托品/长托宁通常与氯磷定联用；i. m. ＝肌肉注射；i. v. ＝静脉注射。

(1)复能剂氯/解磷定应用：复能剂应用足量的指标，当毒蕈碱样症状肌颤消失和胆碱酯酶活力为50％—60％时，可停药，如再次出现上述症状，应该尽快补充用药，再次给予首次用药的半量。一般情况下以肌肉注射给药为宜。一般在3—5分钟即可出现疗效。患者病情危重或出现休克时，应采取静脉注射给药，但不宜静脉滴注给药。特别是首次给药应禁用静脉滴注给药，因为这样药物不能在短时内达到有效浓度。

(2)阿托品应用：早期、足量、迅速达到"阿托品化"。足量用药不等于过量用药，所需剂量除与中毒程度相关外，个体耐受性差异甚大。＊作者曾抢救1例重型患者，服药8小时来院，呼吸停止7小时，阿托品总用量1159mg、东莨宕碱73.8mg、解磷定4g，获得成功救治。阿托品化可靠指标为口干、皮肤干燥、颜面潮红、瞳孔轻度散大和心率不低于正常值。毒蕈碱样症状消失(支气管痉挛解除和分泌物减少)。如病情一度好转，症状重又加剧，神志改变，躁动、谵妄，肌张力增高，不易约束，甚至昏迷，高热或超高热、心率加速，血压升高，瞳孔极度散大，脸面潮红，口腔无唾液、皮肤干燥、尿滞留，则可能为阿托品中毒现象，因此不能以瞳孔大小、颜面潮红和神志变化作为达到"阿托品化"的必须指标，此时可停用阿托品，观察病情变化。

阿托品停药指标：主要中毒症状消失，胆碱酯酶活力达正常的50%以上，可停药观察。停药12h以上，患者胆碱酯酶活力仍保持在60%以上时可考虑出院。

3.对症治疗：

(1)心肺复苏(CPR)：AOPP患者主要死因是肺水肿、呼吸肌麻痹、呼吸中枢衰竭。休克、急性脑水肿、中毒性心肌炎、心搏骤停也是重要死因。

(2)并发症处理：①脑水肿治疗，糖皮质激素、利尿剂、脱水剂应用。②纠正休克。③心律失常，按心律失常类型及时应用抗心律失常药物。

(3)对症支持治疗：①维持水、电解质、酸碱平衡。②护肝及抗生素预防感染等内科综合治疗。

(4)危重患者可输新鲜血浆，以促进血中毒素排出及胆碱酯酶活力恢复。

(5)血液净化治疗。

6.中间型综合征(IMS)治疗：多发生在重度中毒及早期胆碱酯酶复能剂用量不足的患者，即刻行人工机械呼吸，帮助患者度过呼吸衰竭难关。

7.迟发性神经病变的治疗：无特殊方法，早期治疗可使用糖皮质激素。其他药物包括营养神经药、大剂量B族维生素、三磷酸腺苷、甲钴胺、谷氨酸、地巴唑、加兰他敏、胞二磷胆碱等。使用阿托品及胆碱酯酶复能剂。可配合理疗、针灸，加强功能锻炼。

有机磷农药中毒与阿托品中毒鉴别

症状	有机磷中毒	阿托品中毒
神经精神症状	表情淡漠、萎靡、肌颤、抽搐、肌张力、肌力下降	极度兴奋、躁狂、谵妄、失定向力、肌张力、肌力增强
体温	多数<38℃	>39℃或超高热
瞳孔	瞳孔忽大忽小	极度扩大、不回缩
脸色	青紫	明显潮红
皮肤	可有出汗	皮肤极度干燥
口腔分泌物	增多，可呈泡沫状	无分泌物，舌干燥
尿滞留	无	明显

附 拟除虫菊酯类农药中毒

生产性及接触性中毒的潜伏期约4—6小时，主要表现为皮肤、黏膜刺激症状，皮肤表面麻木、烧灼感、刺痒感或蚁行感，少数患者皮肤接触部位出现红色丘疹，大疱样损害伴奇痒、流泪、结膜充血、咽喉不适、咳呛等，全身症状一般较轻。

口服中毒者多于10分钟至1小时发病，先为上腹部灼痛、恶心、呕吐等消化道症状，继而食欲缺乏、精神萎靡或肌束震颤，部分中毒患者可见四肢大块肌肉出现粗大的肌束震颤。重度中毒者意识模糊或昏迷，阵发性四肢抽搐、角弓反张、呼吸困难、肺水肿而致死。拟除虫菊酯与有机磷混合液中毒时，临床表现与有机磷农药中毒相同。无特效解毒药。

灭鼠药中毒

中毒方式以经口中毒为主。

敌鼠

属极毒类,化学结构与双香豆素相似,难溶于水,可溶于酒精等有机溶剂,稳定性好。

中毒早期有恶心、呕吐、腹痛、头晕、乏力等症状,1—3 天出现出血症状。轻者如创口、刷牙后出现渗血不止;重者呈自发性全身出血症状,可因内脏器官大出血,导致出血性休克或颅内出血甚至死亡。治疗:及早足量使用特效拮抗剂 $vit_1. K_1$ 10—20mg 肌注或静注,2—3 次/d,直到凝血酶原时间完全恢复正常。重度中毒者,$vit_1. K_1$,80—120mg/d,稀释后静脉滴注,新鲜血或凝血酶原复合物。

安妥

属极毒类,为 α-萘基硫脲,最早出现烧灼感、恶心、呕吐、口渴、胃灼热、头晕、乏力、躁动,数小时内血糖呈一过性升高。严重中毒时,刺激性咳嗽,咳出粉红色泡沫痰,呼吸困难、发绀、肺水肿、胸腔积液、抽搐、昏迷。部分患者出现肝肿大、黄疸、血尿及血红蛋白尿等,无特效解毒剂。

灭鼠优

属极毒类。口服中毒早期以胃肠道症状为主,恶心、呕吐、腹痛、食欲减退,数小时后出现体位性低血压、晕厥、尿潴留、四肢疼痛性感觉异常、感觉缺失、肌力减退、行走困难、小脑性共济失调、视觉障碍等神经系统症状。严重者可发生昏迷、癫痫样大发作,因呼吸、循环衰竭死亡。中毒早期出现短暂低血糖,以后出现高血糖,常伴发酮症酸中毒,并见血清淀粉酶和脂肪酶活性增高。治疗:控制高血糖。早期给予足量烟酰胺 400mg/n. s 500ml,静滴,1—2 次/d,禁用烟酸。

毒鼠强

潜伏期为 10—30 分钟,也有个别长达 10 小时以上。消化系统表现有恶心、呕吐、上腹部烧灼感、腹部胀痛;严重者发生呕血。神经系统表现为头痛、头晕、口唇麻木、躁狂等,严重中毒者可突然晕厥、癫痫样大发作,持续数分钟至 10 分钟,一天发作数次至数十次。频繁抽搐、昏迷、强直性惊厥,导致呼吸衰竭而死亡。循环系统表现有胸闷、心悸,窦性心动过缓,可并发阿—斯氏综合征。心电图示 ST—T 改变、Q-T 间期延长,心律失常,部分患者有不同程度心肌酶升高。肝肿大、肝损害,偶有肉眼血尿、无尿,尿素氮、肌酐升高,发生急性肾功能衰竭。呼吸衰竭是毒鼠强中毒死亡的主要原因。无特效解毒剂。

磷化锌

属极毒类,为无机磷,轻者表现胸闷、咳嗽、咽喉灼痛,呕吐物有蒜臭味、腹痛;重者表现为惊厥、抽搐、肌肉抽动、肺水肿、脑水肿、心律失常、休克、昏迷、多脏器功能衰竭而死亡,无特效解毒剂。

※ 灭鼠药中毒症状多数并无特异性,主要表现为消化道症状、循环系统和中枢神经系统症状以及肝、肾损伤。临床鉴别诊断困难,主要是索取毒物样品及毒物分析。

强酸、强碱类中毒

病因

强酸类主要指硫酸、硝酸、盐酸三种无机酸。强碱类以氢氧化钠、氢氧化钾、氧化钠、氧化钾、氨等腐蚀作用最强。

中毒方式：口服或误服；皮肤接触或致腐蚀性灼伤；眼灼伤；呼吸道吸入。

临床表现

症状与接触途径、毒物浓度、接触持续时间、是否及时处理有很大差异。

1.口服或误服：可致上消化道严重腐蚀性损伤，流涎，烧灼感，剧痛，吞咽困难。造成食管、胃糜烂性炎症，粘膜充血水肿、剥脱、凝固性坏死，甚至胃穿孔。后期疤痕形成，造成食管狭窄等。

2.皮肤接触或致腐蚀性灼伤：接触部位剧痛，皮肤剥脱，渗出，表面红肿。

3.眼灼伤：畏光，疼痛，视力模糊，充血性结膜炎、角膜炎。

4.呼吸道吸入：急性吸入性肺炎、肺水肿表现，刺激性咳嗽、憋气、呼吸困难、缺氧、窒息。

诊断

根据接触毒物、临床表现，诊断不难。

治疗

1.口服中毒：禁忌催吐及胃管洗胃。即刻口服10％氢氧化铝凝胶、2.5％氧化镁溶液、氢氧化镁混悬液。生蛋清60ml调水或牛奶200ml，再服植物油100—200ml。

2.皮肤灼伤：可立即用大量流动清水冲洗，时间要长要彻底。进一步由烧伤科处理。

3.眼灼伤：立即用大量流动清水或生理盐水冲洗，时间要长要彻底。进一步由眼科处理。

4.呼吸道吸入：保持呼吸道畅通，吸出气道分泌物及脱落坏死组织，吸氧、肺水肿患者，应及早气管切开，呼吸机应用。

5.对症支持治疗：纠正脱水，维持水、电解质、酸碱平衡，防止休克及肾功能衰竭。

毒蕈中毒

病因

毒蕈中毒常可导致多系统器官功能衰竭。毒蕈中毒的严重性取决于毒蕈的种类、毒性和摄入量。

临床表现

按中毒症状分：速发型中毒，一般在进食后0.5—6小时内出现中毒症状；迟发型中毒，发病较慢，一般在进食10小时后发病，有1—3天的假愈期。在临床上有4

型:胃肠炎型、神经精神型、肝炎型和溶血型。以后两者最为严重。

胃肠炎型:属速发型中毒。摄入后 0.5—1.0 小时发病,表现为恶心、呕吐、腹痛、腹泻。严重中毒时有腹绞痛、频繁水样腹泻,有时带血。患者可因失水、电解质紊乱、谵妄、昏迷、休克致死。

神经精神型:属速发型中毒。潜伏期为 1—6 小时,除有胃肠道症状外,出现毒蕈碱样症状,出汗、流涎、流泪、心动过缓、瞳孔缩小等。少数病情严重者出现头昏、谵妄、幻觉甚至被迫害妄想,类似精神分裂症表现,个别患者发生癫痫大发作。

中毒性肝炎型:属迟发型中毒。患者早期表现为中毒性胃肠炎,可有约 1—2 天的假愈期,此时患者几乎无症状或感觉轻微乏力,不思饮食。典型表现为恶心、呕吐、腹部不适、食欲缺乏、肝区疼痛、肝脏肿大和压痛,出现黄疸和出血倾向,凝血酶原时间延长,血清转氨酶升高。重症患者病程中出现"胆酶分离"(胆红素增高,而酶正常),提示预后不良。少数患者呈暴发性经过,因昏迷、呼吸衰竭而死亡。本型是毒蕈中毒中最严重的一型,常可导致多脏器功能不全,甚至衰竭。

中毒溶血型:属迟发型中毒。表现为红细胞溶血,肌溶症,偶有中毒性心肌炎,中毒后 1—2 天内出现进行性贫血、黄疸加深,伴蛋白尿,继发性肝脏损害、急性肾损伤而死亡,继发性血小板减少,出现出血倾向。

诊断

根据蘑菇进食史及临床表现诊断。进食蘑菇后出现呕吐和腹痛则是共同症状,其他特殊表现则与蘑菇不同种类有关。但要鉴别蘑菇种类困难较大。

治疗

1. 清除毒物:1∶5000 高锰酸钾、0.5% 活性炭混悬液或浓茶反复洗胃,继之予以口服活性炭和硫酸镁导泻,对中、重型中毒患者尽早采用血液灌流或血液透析。

2. 药物治疗:抗胆碱药以阿托品为主;巯基类络合剂,如二巯丙磺钠、二巯丁二钠等。

3. 对症治疗。

亚硝酸盐中毒

病因

亚硝酸盐中毒(肠原性青紫病)多数是进食较多含有亚硝酸盐的蔬菜和腌制品引起的肠源性发绀的原因,误将亚硝酸钠当作食盐使用而致中毒甚少,后者常为群体性中毒。亚硝酸盐吸收后使血红蛋白二价铁氧化为三价铁形成高铁血红蛋白。

临床表现

出现不同程度紫绀(高铁血红蛋白血症),重度中毒患者出现意识障碍和昏迷。一般在食后 1—3 小时起病,短者仅 10—15 分钟,长者可达 20 小时。

诊断

凡遇不明原因紫绀患者,有可疑食物接触史均应疑诊,实验室检查符合高铁血红蛋白血症。

治疗

1.病因治疗:亚甲蓝(美蓝)静注和肌注为主。

2.辅助治疗:vit. C 5—10g/n. s 500ml,静滴,意识障碍、昏迷者用纳洛酮治疗。

第十二章 肿瘤学概论

第一节 癌症流行情况

近年来我国癌症发病率和死亡率明显上升,呈现年轻化趋势,40 岁以后发病率和死亡率快速增长,50% 肿瘤患者年龄＞65 岁,中国每年约有 300 万新发病例,占总死因继心脑血管疾病后第 2 位。

近年来我国对某些癌症普查及早治工作已取得成果,宫颈癌发病率已大幅度下降,食管癌、胃癌、鼻咽癌死亡率也呈下降趋势。相反,肺癌、肝癌、结直肠癌和乳腺癌、甲状腺癌发病率却呈上升趋势。究其原因,认为与人口老龄化、环境污染、不合理生活方式有关。经统计,城市以肺癌、乳腺癌、结直肠癌等高发;农村地区以胃癌、食道癌、肝癌及结直肠癌为高发。癌症谱呈地理性分布,如河南省、河北省食管癌高发。

第二节 病 因

癌症一般指上皮细胞所产生恶性肿瘤,为细胞恶性变,如软组织产生的肿瘤称肉瘤;淋巴细胞所产生肿瘤则称淋巴瘤。

肿瘤是指人体器官组织细胞在各种有害环境因素(化学、物理、生物、病毒感染及慢性炎症)长期刺激下,促使细胞正常凋亡程序失控,免疫抑制,抑癌基因被抑制,促癌基因被激活,使正常基因和异常基因发生突变而致癌,部分与遗传相关,有家属聚集性,但这一过程是漫长的。基因异常而致突变者,发病年龄较早,通常在 40 岁以前发病;正常基因所产生的突变,发病年龄较晚,通常在 50 岁以后。以异常增殖为特征的新生物,表现为无规律生长、异常分化、并向局部组织浸润和远处转移。长期情绪压抑、过度疲劳是癌症发生的独立危险因素。

癌细胞在增殖过程中可逐渐产生大量基因变异,使其增殖速度加快,恶性程度增高及转移。这一演变形式是基因变异积累的结果,被称为癌症的"多步骤(阶段)发生"理论。

癌细胞复制时,不能像正常细胞那样将其遗传信息完美无缺地复制到下一代细胞,后代细胞的遗传信息常常改变,进而导致肿瘤细胞行为发生显著变化,分化出难以计数的不同细胞混合体。因此,仅针对某一亚型癌细胞或癌细胞上某一靶点的药物,常常不能消灭所有癌细胞。癌细胞可长期停留在血液、淋巴结、骨髓和腹腔内,处于"休眠"状态,可使临床症状暂时停止发展。

病毒是最小的寄生微生物,大小约 $0.02—0.3\mu m$。病毒复制完全依赖于细胞(细菌、植物或动物)。它含有蛋白质的外壳,或脂质外壳,核心则为 ENA 或 DNA 核酸。大多数 RNA 病毒在细胞质中进行复制,而大多数 DNA 病毒则在细胞核内进行复制;病毒复制导致宿主细胞凋亡,释放出新的病毒再去感染宿主其他细胞。病毒感染的后果有很大的不同。有些病毒具有致癌性并且容易导致相应的癌症。如乳头状瘤病毒,可引起子宫颈癌和肛门癌,人类嗜 T 淋巴细胞病毒,可引起白血病和淋巴瘤;EB(Epstein-Barr)病毒,可引起鼻咽癌、霍奇金淋巴瘤病;乙肝及丙肝病毒可引起肝细胞癌;人类疱疹病毒,可引起卡波西肉瘤、淋巴瘤等。

近年发现肿瘤一旦发生,在肿瘤部位即有大量新生血管生成,以供应肿瘤细胞繁殖时营养需要,从而促进肿瘤快速增长。抑制肿瘤血管生成药物以治疗肿瘤就是根据此原理设计的。肿瘤在成长发育过程中,其体积成倍增加所需时间称倍增时间(DT)。一个癌细胞经过 30 次的倍增时间可成长为约由 10 亿个癌细胞构成重约 1 克的癌组织。由此可见,在此倍增时间内,临床毫无症状,也无法查出,一般多需数年甚至十年以上时间,当出现肿瘤症状时,已处于自然病程的后 1/4 阶段,治疗也就棘手。

第三节 肿瘤三级预防

我国对癌症制订了"预防为主,防治结合"的方针。提倡"三早",早期发现、早期诊断、早期治疗。因癌症临床表现复杂、多样,早期并无症状,要全面做到早期发现,目前尚存在很多困难,应大力宣传,积极开展癌症三级预防。

【一级预防】

即预防为主。提倡平衡膳食、健康行为方式,减少和消除各种致癌因素以降低发病率。如不吸烟以减少肺癌;避免过度饮酒,预防乙肝和丙肝,减少霉变食物(黄曲霉菌)摄入,以预防肝癌;减少腌腊熏炸食物(亚硝酸盐)摄入以减少胃肠道癌等。

【二级预防】

我国有关专家正在对常见八大肿瘤(肺癌、肝癌、胃癌、结直肠癌、食道癌、胰腺癌、乳腺癌、鼻咽癌)的早期诊断、筛查技术、方法、对策与治疗措施制订统一标准和规范方案,以起指南共识作用,已逐步推行,有利于早期诊断和规范治疗。

【三级预防】

癌症治疗,强调早期治疗、规范治疗,治疗原则除为消灭肿瘤所采取措施外,还包括阻止转移、复发,规范止痛,营养支持,处理并发症,心理干预等内容,以延长生存期和减轻痛苦。肿瘤治疗目前推行个体化综合治疗,根据患者年龄、健康状况

（生活质量）、肿瘤组织学类型、病变范围、癌细胞分级、癌症疾病分期和可能的发展趋向，有计划、合理地进行分阶段治疗。

第四节　肿瘤诊断

【临床诊断】

1. 对高危人群应定期进行防癌体检，如血液肿瘤标致物测定、胸部 CT、胃镜、肠镜、B 超（前列腺、胰腺、肝脏、乳房、女性盆腔）、CT、MRI、PET 等，≥50 岁，有癌症家族史，应 3—5 年进行胃镜及肠镜检查。

2. 首先要警惕癌症"报警"症状：完整的病史和体格检查是早期诊断先决条件。在询问病史中，要了解癌症家族史、环境接触情况、既往疾病史；各系统问诊中要特别注意有无长期疲劳、体重减轻、头痛伴呕吐、食欲减退、吞咽困难、口腔黏膜及舌边缘难以愈合的溃疡或白斑、刺激性咳嗽、胸廓后灼痛、声音嘶哑、鼻出血、咯血、呕血、便血、大便习惯改变、血尿、贫血、持续性固定部位疼痛、骨骼痛、黑痣迅速增大、不明原因发热等情况。

3. 体检时要重点注意：浅表淋巴结有无肿大，老年人颈部淋巴结肿大，90％以上为恶性，要考虑是否为鼻咽癌、口腔内癌、肺癌等处转移；右锁骨上淋巴结肿大，要考虑为肺癌、乳腺癌转移；左锁骨上淋巴结肿大，可能为食道癌、胃癌、肝癌、肺癌、乳腺癌、睾丸癌的转移；腋下淋巴结肿大，1/4 左右为良性，转移癌有恶性淋巴瘤、乳房癌、肺癌、胰腺癌；腹股沟淋巴结肿大，多数为非特异性炎症，也可由盆腔、直肠、前列腺等处肿瘤转移而来。另外应仔细检查肺、乳房、腹部、直肠和盆腔等癌症高发部位情况。

【免疫诊断】

血清肿瘤标志物测定是指测定肿瘤在增殖和发展过程中产生的一类物质。血清肿瘤标志物在患者血液、体液及组织中均可用放射免疫、基因等技术定性或定量检测到。已广泛用于对肿瘤诊断和预后评估，但并无特异性，多项联合检测，能提高阳性率，阴性不能否定癌症之存在，阳性也要分析其滴度高低和动态观察，滴定值＞2 倍或持续上升才有意义。现介绍几种常用肿瘤标致物：

AFP（甲胎蛋白）：正常＜25ng/ml，＞500ng/ml，并持续增高，是诊断原发性肝癌重要依据，但阴性或滴度不高，不能否定肝癌。滴度＜500ng/ml，也见于重症肝炎急性期、胆道疾病、肝硬化、卵巢癌和消化道癌肝转移等情况。

CEA（癌胚抗原）：正常＜15ng/ml，乳腺癌、胰腺癌、结肠癌增高明显，肺癌、胃癌、肝癌也可增高。

CA-50（糖类抗原）：正常＜25Iu/ml，消化道肿瘤、肺癌、胰腺癌、肝癌、前列腺癌、膀胱癌、妇科肿瘤均可增高。

CA-199（糖类抗原）：正常＜37Iu/ml，胰腺癌最高，结肠癌、肝癌可增高。

CA-125（糖类抗原）：正常＜35Iu/ml，卵巢癌明显增高。

VCA-IgA(EB病毒抗体)：用于鼻咽癌诊断,滴度≥1∶10为异常。

PSA(前列腺特异抗原)：正常＜4.0ng/ml,前列腺癌时显著增高,常＞10ng/ml。

PAP(前列腺酸性磷酸酶)：正常＜4.0ng/ml,前列腺癌显著增高。

PSM(前列腺特异性膜抗原)：属基因诊断,对前列腺癌早期诊断有较高价值。

端粒酶：广泛存在于实体癌中,也存在于胸、腹水中,利用端粒酶活性检测技术,对消化道肿瘤、乳腺癌有诊断价值。

【影像学诊断】

超声检查：运用超声波反射原理对人体软组织(内脏)结构进行检查,为无创伤、且简便一种检查方法,应用范围广。对肝、胆、胰、脾、肾、膀胱、前列腺、卵巢等肿瘤诊断价值甚大。上腹部检查应空腹进行,检查胰腺及胆总管下端最好前日晚服用泻剂,因腹部胀气可影响检查,检查膀胱、前列腺及盆腔脏器,应在膀胱充盈情况下才能检查。

X线透视及摄片：利用X射线对人体不同组织其穿透性不同的原理,进行透视或摄片,可做平面、侧位、斜位或断层摄片,也可注射造影剂进行对比摄片。在检查方面如今仍占主要地位,肺部炎症、肿瘤、胃穿孔、肠梗阻、胃肠造影、钡灌肠、金属异物定位均需进行透视与摄片。胃肠道、心血管系,骨骼等检查,X线摄片均应常规进行。

计算机横断扫描成像(CT)：是将X线穿透人体组织做断层扫描,其图像通过机算机处理后获得人体内部结构的横断面主体观察,是定位诊断,不是定性诊断,比较适合对头颅、胸部、颈部、肝、脾、胰、盆腔、脊柱、四肢等检查。

螺旋CT(HCT)：是利用X线球管以螺旋形轨迹旋转与检查台按恒定速度移动的方式,同时获得的图象。检查时间比CT缩短1/4—1/6,图像更清晰,特别适用于肝、胰腺癌等检查。

核磁共振(MRI)：利用物理学上的磁性原理对人体结构进行三维显像(冠状切面、矢状切面、横断面),较CT、螺旋CT更清晰,分辨力高,能发现CT不能发现病变。骨骼检查受到限制,安装心脏起搏器及金属植入物时禁用此检查。

正电子发射计算机断层显象技术(PET)：属于分子水平的无创伤性检查,给患者静脉注射同位素后所取得的图像进行对疾病诊断。主要用于经CT、MRI等常用检查方法难以诊断的肿瘤检查,分辨力高,还可用于冠心病、癫痫、脑梗死、痴呆原因等检查。

单光子发射型断层摄影法(DHA、SPECT),用于心脑血流心肌显象。

【介入放射学】

注入造影剂以诊断疾病,注入药物以治疗疾病。可用于各种动、静脉造影、肿瘤栓塞化疗、消化道出血止血、动静脉畸形栓塞等。适应证范围日益扩大,但下列情况禁忌：全身衰竭,年龄过大,心、肺、肝、肾功能不良,甲亢,造影剂过敏等。

【其他】包括手术探查、组织活检、骨髓涂片及活检、免疫组织化学、基因诊断、分子学检测等。

第五节　肿瘤治疗原则

　　癌症如能及时发现,多数肿瘤已可治愈,某些晚期肿瘤经治疗也可获得长期缓解,但总体治愈率不高。对于某些晚期肿瘤患者,特别是老年或伴有其他基础疾病患者,姑息性治疗较积极性治疗对提高生活质量和生存期可能更为有益。过度治疗现象应予引起关注。

　　【抗肿瘤治疗】

　　1.手术。

　　2.化疗:包括介入治疗和静脉化疗。

　　3.放疗:有经典深度 X 光照射、鼻咽癌常用,直线加速器、伽玛刀(立体定向钴-60 放射科治疗系统),常用于脑肿瘤等。

　　4.生物免疫治疗:包括基因治疗、肿瘤疫苗、肿瘤基因治疗、各种生物制剂:如肿瘤坏死因子、集落刺激因子、白细胞介素、干扰素等。

　　5.药物靶向治疗。

　　6.其他特殊局部治疗:如纯酒精局部直接注入,深低温或超导冷冻微波消融等。

　　7.中草药辅助治疗。

　　8.对症支持治疗。

　　恶性肿瘤治疗近十年来无论是药物、手术方式及综合治疗模式已有极大发展和提高,尤其是分子靶向治疗和口服药治疗等方面。故肿瘤的治愈,生活质量和生存率已有显著提高。

　　【疼痛药物治疗】

　　WHO 推荐癌症患者三阶梯止痛方案,根据患者疼痛程度不同而分别使用不同等级止痛药物为治疗原则的止痛方法。具体要求是:

　　1.按癌痛程度分轻、中、重三级:轻度疼痛,指患者虽有痛,但可忍受,能正常生活(第一阶梯);中度疼痛,指患者疼痛明显,不能忍受,已影响睡眠(第二阶梯);重度疼痛,指患者疼痛剧烈,无法入睡,可转辗不安,被动体位或出汗、脸色苍白等表现(第三阶梯)。从而按三阶梯进行用药。

　　第一阶梯:给予非阿片类(非甾体类消炎药)加减止痛,具体药物见《骨关节炎》章。

　　第二阶梯:在非甾体类消炎药基础上加或单用弱阿片类药物加减,如强痛定、曲马多、可待因等药物。

　　第三阶梯:给予强阿片类药物,或加用前二阶梯药物,如吗啡羟考酮、美沙酮、右丙氧芬、度冷丁、美菲康(吗啡缓释片)、美施康定、奥斯康定(吗啡控释片)芬太尼透皮贴剂、芬太尼栓(可直肠给药)。

　　2.三阶梯止痛需掌握以下原则:应尽量口服给药、按时给药(一定要定时,不是出现疼痛时才给药），按上述三阶梯给药，用药种类、剂量、时间，以无痛为目的，不应对药量限止过严而导致用药不足、应个体化、使用过程中严密观察用药情况，及时处理副作用，及时调整药物剂量。

3.辅助用药：根据不同情况辅助使用下面一些药物可增加止痛药效果，减少止痛药剂量。有皮质类固醇激素（强的松、地塞米松）、抗抑郁药、（阿米替林、多塞平、美舒抑、百忧解、左洛复）、抗惊厥药（卡马西平、苯妥英钠）、抗组胺药（赛庚啶、苯噻啶）等。

【心理治疗】

恶性肿瘤易诱发抑郁症、自杀率高。情绪焦虑、恐惧和担忧等痛苦是癌症患者最常见的心理反应，而且贯穿于疾病始终，这种心理状态对癌症患者治疗效果和生活质量起不良作用。心理治疗有助于癌症患者康复是肯定的。有一种被称为"生活意义疗法"，最为简单、最有效，便于实行。它包括5个内容：自己做自己医师，用坚强意志跟疾病做斗争，积极配合医师；愉快地对待每一天，尽量投入力所能及工作和兴趣爱好活动中去；广交朋友，想办法做公益性好事，体验自己生存的价值；树立正确生死观，把生死置之度外；参加癌症俱乐部与争取心理热线帮助。

【姑息治疗】

社会、家庭照料（照料医学）、临终关怀（关怀医学）。

【肿瘤化疗副作用】

老年患者化疗比年轻患者可出现更严重毒副作用，常见有：

1.骨髓抑制：较多见。

2.消化道反应：口腔炎、恶心、呕吐、食欲不振、腹痛、腹泻等，最常见。

3.肝、肾毒性及出血性膀胱炎。

4.心肺及神经毒性等，不同化疗药物的毒性不一定相同，发现反应应及时处理或停药。

【肿瘤放疗副作用】

1.放射野皮肤反应：皮肤发红、色素沉着、毛囊扩张、脱发等。

2.耳、鼻、眼部刺激炎性反应：在面颈部联合照射时可出现。

3.全身放疗反应：主要是胃肠道反应。

主要参考资料

1.《The Merck Manual》第 19 版　主编：Robert S. Pener. MD

2.《实用内科学》第 14 版　主编：陈灏珠等

3.《中国医学论坛报》　国家卫生计生委国际交流与合作中心主办

4. Andreoli and Carpenter's Cecil Essentials of Medicine 9th edition

5.《中国精神障碍分类与诊断标准》(第三版)（CCMD-3）　中华医学会精神科分会编